이토록 위대한 장

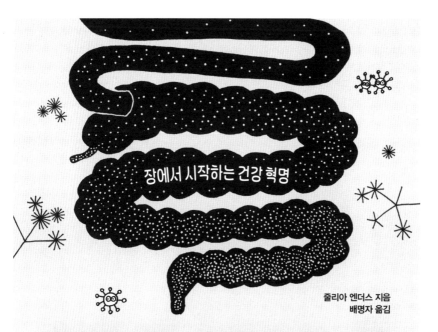

장에서 시작하는 건강 혁명

줄리아 엔더스 지음
배명자 옮김

이토록 위대한 장

DARM MIT CHARME

북라이프
booklife

옮긴이 | **배명자**

서강대학교 영문학과를 졸업하고 출판사에서 편집자로 8년간 근무했다. 이후 대안교육
에 관심을 가져 독일 뉘른베르크 발도르프 사범학교에서 유학했다. 옮긴 책으로 《호르몬
은 어떻게 나를 움직이는가》, 《세상은 온통 화학이야》, 《아비투스》, 《호르몬과 건강의 비
밀》 등 70여 권이 있다.

이토록 위대한 장

1판 1쇄 인쇄 2025년 1월 14일
1판 1쇄 발행 2025년 1월 21일

지은이 | 줄리아 엔더스
옮긴이 | 배명자
발행인 | 홍영태
발행처 | 북라이프
등 록 | 제2011-000096호(2011년 3월 24일)
주 소 | 03991 서울시 마포구 월드컵북로6길 3 이노베이스빌딩 7층
전 화 | (02)338-9449
팩 스 | (02)338-6543
대표메일 | bb@businessbooks.co.kr
홈페이지 | http://www.businessbooks.co.kr
블로그 | http://blog.naver.com/booklife1
페이스북 | thebooklife
인스타그램 | booklife_kr
ISBN 979-11-91013-83-2 03510

어머니가 나와 동생에게 하셨던 것처럼,
아이들에게 끝없는 사랑과 에너지를 쏟는
모든 싱글맘과 싱글대디에게 이 책을 바칩니다.

그리고 헤디에게도.

2014년에 출간한 이 책의 초판을 집필할 당시, 뇌와 장의 관계에 관해 써야 했는데 한 달이 지나도 한 줄도 쓰지 못했다. 당시에는 이 분야가 걸음마 단계였다. 동물 실험만 진행된 상태였고 확정된 사실보다는 추측이 많았다. 나는 뇌와 장의 관계를 설명하는 실험과 연구 결과를 꼭 책에 싣고 싶었다. 한편으로 독자에게 성급하게 잘못된 정보와 희망을 주게 될까 봐 두려웠다. 하루는 동생에게 원고를 못 쓰겠다고 한탄을 늘어놓았더니 동생이 명령조로 말했다.

"지금 알고 있는 것만 그냥 써! 나중에 확실한 정보가 생기면 추가할 기회가 분명히 있을 거야."

그대로 이루어졌다.

나는 제왕절개로 태어났고 모유도 먹지 못했다. 그리하여 내 장은 21세기형 장의 완벽한 표본이 되었다. 당시에 장에 관해 더 많이 알았더라면 내가 앞으로 어떤 병을 앓게 될지 예상할 수 있었을 텐데. 제일 먼저 유당 불내증을 앓았다. 다섯 살이 되자 아무 일 없었다는 듯 우유를 마셔도 괜찮았다. 언젠가부터 뚱뚱해졌고 그다음 다시 빼빼 말라졌다. 이후 한동안 건강하게 잘 지냈다. 그리고 어느 날 상처가 났다.

열일곱 살 때 오른쪽 다리에 원인을 알 수 없는 작은 상처가 생겼다. 한 달이 넘도록 아물지 않아 결국 병원에 갔다. 의사는 무슨 병인지 모른 채 연고를 처방해 주었다. 3주 후 오른쪽 다리 전체에 상처가 번졌고 얼마 지나지 않아 두 다리 전체와 팔 그리고 등까지 번졌다. 얼굴에도 가끔 나타났다. 다행히 겨울이어서 사람들은 내 얼굴에 물집이 생겼거나 단순히 긁혔다고 생각했다.

결국 아무도 내 병을 고치지 못했고 그저 아토피 피부염 같다는 추측만 남았다. 나는 스트레스를 많이 받는지 혹은 심적으로 힘든 일이 있는지 질문을 받았다. 코르티손(부신피질호르몬제)을 먹으면 약간 나아졌지만 끊으면 바로 원상태로 돌아갔다. 여름에도 겨울처럼 타이츠를 신어야 했다. 안 그러면 진물이 흘러 바지를 적셨다. 목마른 사람이 우물 판다고 나는 직접 정보를 수집하기 시작했다. 알아서 살길을 찾아야 했다. 그리고 나와 아주 비슷한 피부병을 앓는 어떤 남자 이야기를 우연히 접하게 되었다. 그는 항생제 치료를 받은 후 피부병이 생겼다고 했다. 나도 처음 상처가 생기기 몇 주 전에 항생제 치료를 받았었다.

이때부터 나는 피부병이 아니라 장에 탈이 난 것처럼 치료하기 시작했다. 유제품과 밀가루를 끊고 장에 좋은 다양한 유산균을 섭취하면서 전체적으로 건강하게 먹었다. 이 시기에 나는 여러 괴상한 실험도 했다. 당시 의학을 공부하고 있었더라면 그중 절반 정도는 하지 않아도 되었을 텐데. 몇 주 동안 아연을 과하게 섭취해서 몇 달간 후각이 너무 예민해져 고생한 적도 있었다.

몇몇 고비를 넘기며 마침내 내 병을 어느 정도 다스릴 수 있게 되었다. 이건 일종의 성공 경험이다. 아는 것이 힘이라는 걸 몸소 체험했다. 그 후 나는 의학 공부를 시작했다.

의대 첫 학기에 어느 파티에서 입냄새가 심한 남학생 옆에 앉았다. 괴팍한 할아버지 입에서 나는 불쾌한 침 냄새가 아니라 설탕을 많이 먹은 아줌마 입에서 나는 시큼들큼한 냄새였다. 잠시 후 나는 자리를 옮겼다. 그 남학생은 다음 날 죽었다. 자살이었다. 장이 병들면 악취가 나고 더 나아가 감정에까지 영향을 미치는 걸까? 이런 생각이 계속 머릿속을 맴돌았다.

일주일쯤 지나서 친한 친구와 이런 추측에 관해 얘기했다. 그리고 몇 달 뒤에 친구는 급성 장염에 걸려 심하게 고생을 했다. 병이 낫고 다시 만났을 때 친구는 내 추측이 어느 정도 맞는 것 같다고 말했다. 살면서 그렇게 정신적으로 힘들었던 적이 없었다면서. 그 일을 계기로 나는 장에 더욱 빠져들었고 장과 뇌의 관계를 연구하는 분야가 있다는 걸 알게 됐다. 이 분야는 최근 들어 빠르게 성장하고 있다. 10년 전만 해도 논문 몇 편이 전부였는데 그 사이 작성된 학술보고서만 수백 건에 달한다. 장이 건강과 감정에 미치는 영향은 우리 시대의 새로운 연구 방향이라 말해도 과언이 아니다. 유명한 미국 생화학자 롭 나이트Rob Knight도 이렇게 말했다. "이 분야는 최소한 줄기세포 연구만큼 유망하다." 나는 이 매력적인 분야를 향해 노를 저어갔다.

의대에서 경험한 바로 볼 때 이 분야는 의학계에서 과소평가 받는다. 그러나 장은 매우 독보적인 장기다. 장은 면역 체계의 3분의 2를 훈련시키고 음식물로 에너지를 만들며, 20개 이상의 호르몬을 생산한다. 그럼에도 장에 대해 자세히 배우려는 의사들이 별로 없다. 2013년 5월에 리스본에서 열린 '장 미생물과 건강' 학회에 참석했는데 참석 인원이 한눈에 셀 수 있을 정도로 적었다. 그중 절반이 하버드, 예일, 옥스퍼드, 하이델베르크 같은 일류 대학이라 불리는 재정이 넉넉한 기관 소속이었다.

학자들이 중요한 발견을 공개적으로 발표하지 않고 밀폐된 공간에 모여 자기들끼리 토론하는 모습을 볼 때마다 나는 적잖이 놀랐다. 물론 학문적 신중함이 성급한 발표보다 나을 때가 많다. 하지만 겁내며 머뭇거리다 중요한 기회를 놓칠 수도 있다. 그 사이 몇몇 소화 불량의 원인이 장 신경계의 장애 때문이라는 주장이 학계의 인정을 받았다. 불편한 감정을 처리하는 뇌 영역에 장 신경계가 신호를 보내면 그 사람은 이유도 모른 채 기분이 나쁘고 불편함을 느끼게 된다! 그런데 의사가 불편한 감정의 원인을 단순히 정신적 문제로 취급하면 증상이 나아지기는커녕 악화될 수 있다. 이 사례는 연구 결과를 더 빨리 발표하고 확산시켜야 하는 수많은 이유 중 하나에 불과하다.

내가 이 책을 쓴 까닭이 바로 이것이다. 많은 사람이 답을 찾아 헤매는 동안 학자들은 연구 결과를 밀폐된 회의실에 모여 토론하거나 논문에만 기록한다. 나는 장을 이해하기 쉽게 설명하고 널리 알리고자 한다. 장 질환을 앓는 많은 환자가 의학에 실망하는 걸 충분히 이해한다. 그렇지만 나는 기적의 묘약을 팔 수 없고, 건강한 장이라고 모든 질병을 낮게 하는 것도 아니다. 그럼에도 나는 장에서 무슨 일이 벌어지고 있고 어떤 새로운 발견이 있으며, 이 새로운 지식으로 우리의 생활을 어떻게 개선할지 친절하게 설명할 수 있다.

의대에서 배운 지식과 미생물학연구소에서 쓴 박사 논문이 연구 결과를 분석하고 분류하는 데 많은 도움이 되었다. 또한 나의 개인적인 경험이 있었기에 지식을 쉽게 전달할 수 있었다. 무엇보다 동생 덕분에 겉도는 설명을 피할 수 있었다. 원고를 써서 동생에게 먼저 읽어 주면 동생은 나를 빤히 보다가 씨익 웃으며 이렇게 말하기 일쑤였기 때문이다.

"다시 써!"

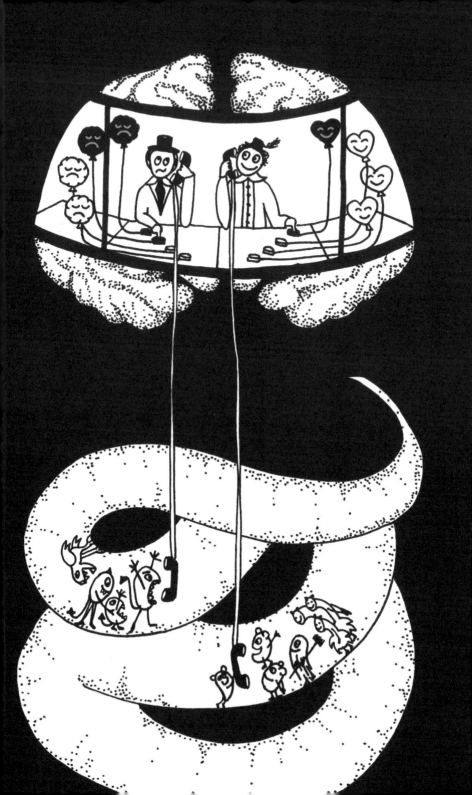

제1장
내 몸의 건강 감시국 소화기관

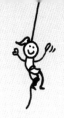

제3장

백세 건강은 장 박테리아가 결정한다

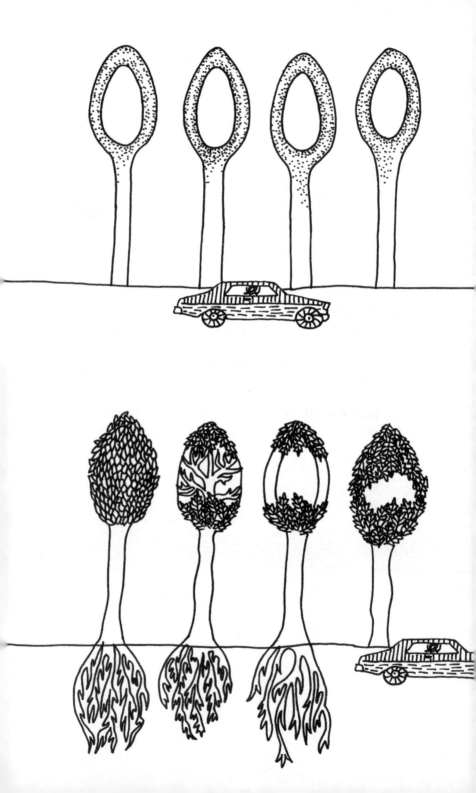

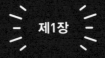

제1장

내 몸의
건강 감시국
소화기관

만약 눈에 보이지 않는 것까지 볼 수 있게 된다면 어떨까? 아마 세상은 훨씬 재밌어질 것이다. 나무를 한번 떠올려 보자. 우리는 대부분 나무를 긴 막대 위에 둥근 원이 꽂힌 숟가락 모양으로 인식한다. 이는 눈에 보이는 모습만 단순화한 형태다. 하지만 실제 나무는 눈에 보이는 가지만큼이나 많은 뿌리가 땅속에 뻗어 있다. 뿌리까지 생각하면 나무는 숟가락이 아닌 아령처럼 생겼다. 그러나 우리는 나무를 아령 모양이라고 인식하지 않는다. 뇌는 정보 대부분을 눈에서 얻기 때문이다. 마찬가지로 책에서 뿌리까지 묘사된 나무 그림을 봤다고 한들 나무를 아령 모양으로 인식하기는 힘들다. 길에서 스쳐 지나가는 가로수를 보면서 뇌는 눈이 보여 주는 대로 착실하게 나무를 인식한다. "숟가락, 숟가락, 숟가락, 숟가락…."

나무를 숟가락 모양으로 인식하며 사는 우리는 보지 못하는 것들이 있다. 우리 몸속에서는 끊임없이 많은 일이 벌어진다. 매 순간 흐르고, 펌프질하고, 빨아들이고, 짓누르고, 잘게 부수고, 뜯어내고, 새로 짓는다. 절묘하게 고안된 신체기관의 모든 일꾼이 완벽하고 효율적으로 협력한 결과, 성인 한 명의 시간당 신진대사 에너지 소비량은 100와트 백열전구와 맞먹는다. 신장은 평생 쉬지 않고 초 단위로 커피 필터보다 더 꼼꼼하게 혈액을 걸러낸다. 아주 영리하게 설계된 폐는 숨을 들이쉴 때만 에너지를 소비하고, 내쉴 때는 에너지 소비 없이 자동으로 진행된다. 우리의 몸이 투명하다면 폐가 얼마나 아름다운지, 얼마나 작고 귀여운지 그리고 얼마나 말랑말랑하고 매끄러운지 볼 수 있을 텐데. 때때로 우리는 맥없이 앉아 아무도 나를 좋아하지 않는다며 우울해한다. 그때 심장은 우리를 위해 24시간 동안 지치지 않고 17,000번 펌프질하며 서운함을 느낄지도 모른다. 심장이라면 충분히 서운할 자격이 있다.

만약 우리가 눈에 보이지 않는 것까지 모두 볼 수 있다면 자궁에서 세포 덩어리가 인간으로 변하는 과정도 볼 수 있다. 그 과정을 지켜보며 사람의 몸이 대략 세 개의 호스로 이루어져 있다는 사실을 알게 된다. 첫 번째 호스는 우리 몸 중앙을 관통하여 몸 한복판에서 뒤엉킨다. 이 호스가 바로 혈관계이고 여기에서 심장이 생긴다. 두 번째 호스는 등을 따라 평행하게 형성되며 호스 끝부분에 둥근 풍선이 생긴다. 이 풍선은 몸의 가장 윗부분으로 이동해 그곳에 머문다. 이 호스를 중추 신경계라고 하며 여기에서 뇌가 발달하고 신체 곳곳으로 신경이 뻗어 나간다. 세 번째 호스는 몸을 위에서 아래로 일직선으로 관통하는 소화계다.

소화계는 우리의 내부 세계를 형성한다. 우선 좌우로 팽창하는 꽃망울을 만들어 폐가 형성된다. 그런 다음 폐의 약간 아래에서 호스가 뒤집히면서 간이 만들어지고 쓸개와 췌장도 생긴다. 소화계는 점차 더 정교해져 마침내 까다로운 입 건축에 참여한다. 브레이크댄스를 추며 음식물을 삼키고 위로 전달하는 식도를 만들고, 음식을 몇 시간가량 저장할 수 있는 위를 만든다. 그리고 마지막으로 '장'이라 불리는 걸작을 만들어 낸다.

앞에 설명한 두 호스의 걸작인 심장과 뇌는 명성이 드높다. 심장은 혈액을 신체에 공급하기 때문에 생명의 핵심으로 여겨진다. 뇌는 순식간에 놀라운 생각을 고안한다는 점에서 감탄을 자아낸다. 그러나 장은 어떤가. 두 걸작과 달리 기껏해야 배설이나 담당한다고 혹은 뱃속에서 게으름을 피우다 방귀나 뀐다고 무시당한다. 장의 특별한 능력을 알아주기는커녕 우리는 장을 얕잡아 본다. 솔직히 말하면 얕잡아 볼 뿐 아니라 심지어 창피하게 생각한다.

이 책이 지금까지의 인식을 바꿔놓길 바란다. 우선 책으로 멋지게 해낼 수 있는 것부터 시작하고자 한다. 눈에 보이는 세계에 도전장을 내미는 것이다. 나무는 숟가락 모양이 아니다! 그리고 장은 매력덩어리다!

똥은 어떻게 나오는 걸까?

옆방 친구가 나에게 물었다. "의대생이니까 물어보는데, 똥은 어떻게 나오는 거야?" 처음부터 똥 얘기를 하는 것이 그다지 좋은 생각은 아닐 테지만 이 질문은 내게 많은 변화를 가져다주었다. 나는 방바닥에 앉아 두꺼운 의학 서적 세 권을 뒤졌다. 그리고 대답을 찾고는 깜짝 놀랐다. 아주 일상적인 '화장실 비즈니스'가 생각했던 것보다 훨씬 기발하고 영리했기 때문이다.

배변을 위해서는 놀라운 능력이 필요한데 음식물 찌꺼기를 가능한 한 깔끔하게 분리하고 위생적으로 처리하기 위해 두 신경계가 긴밀하게 협력한다. 단언하건대 인간만큼 모범적이고 질서정연하게 이 일을 해내는 동물은 없다. 배변을 위해 우리의 몸은 각종 규칙과 요령들을 개발했다. 괄약근의 오묘한 메커니즘만 해도 그렇다. 대부분의 사람은 '괄약근' 하면 의식적으로 열고 닫을 수 있는 외괄약근을 떠올린다. 하지만 몇 센티미터 안쪽에는 비슷한 괄약근이 하나 더 있다. 내괄약근이라 불리는 이 비밀스러운 괄약근은 우리가 마음대로 조종할 수 없다.

화장실 비즈니스 규칙

두 괄약근은 각각 다른 신경계통에 소속되어있다. 외괄약근은 의식의 지시를 따르는 충직한 일꾼이다. 뇌가 화장실에 갈 적당한 때가 아니라고 판단하면 외괄약근은 의식의 지시대로 최선을 다해 항문을 꼭꼭 닫아둔다. 반면 내괄약근은 무의식의 자율 신경계통을 위해 일한다. 내괄약근은 베르타 아줌마가 방귀를 뀌고 싶은지 아닌지에 관심이 없다. 관심을 두는 것은 오로지 단 하나 '속이 편안한가'이다. 방귀를 참으면 내괄약근은 온갖 불편함을 온몸에 전달한다. 반대로 내괄약근의 지시를 따르면 베르타 아줌마는 속을 편안하게 하기 위해 더 자주 방귀를 뀔 것이다.

두 괄약근은 서로 협력해야 한다. 음식물 찌꺼기가 도착하면 내괄약근은 자동 반사로 열려 찌꺼기를 외괄약근으로 보낸다. 이때 모든 찌꺼기를 한꺼번에 보내지 않고 일단 샘플을 보낸다. 내괄약근과 외괄약근 사이 공간에는 수많은 센서가 있는데 이 센서가 전달된 샘플을 분석한다. 고체인가 기체인가. 그리고 분석한 정보를 뇌에 보낸다. 그러면 뇌는 '똥이 마렵다!' 혹은 '방귀가 나오려 한다!' 등 상태를 확인한다. 이제 깨어 있는 의식이 특기를 발휘해 주변 상황을 파악할 때다. 뇌는 눈과 귀로부터 정보를 받고 기억 창고에서 경험 자산을 꺼내와 추가한다. 눈 깜짝할 사이에 판단이 내려지고 메시지는 외괄약근에게 전달된다. "우리는 지금 베르타 아줌마네 거실에 있다. 조심해서 작게 뀐다면 방귀 정도는 괜찮을 것이다. 똥은 참는 게 좋겠다."

충직한 외괄약근은 지시를 받고 더욱 세게 항문을 닫는다. 그리고 이 결정을 내괄약근에게도 알린다. 내괄약근은 일단 동료의 결정을 존중한다. 둘은 협정을 맺고 샘플을 대기시킨다. 언젠가는 밖으로 나가겠지만 지금 여기서는 아니다. 얼마 후에 내괄약근이 다시 샘플을 보낸다. 그사이 우리는 집에 왔고 느긋하게 소파에 앉아 있다. 돌격 앞으로!

내괄약근의 성품은 강직하다. 나가야 하는 것은 반드시 내보내고 특별히 해석할 것도 많지 않다. 반면 외괄약근은 늘 복잡한 세계를 다룬다. '아무 화장실이나 써도 상관없다. 아닌가? 아무래도 내 집 화장실이 편할까? 서로 방귀를 터도 될 만큼 친한 사이가 아닌데 굳이 내가 먼저 벽을 허물어야 할까? 지금 화장실에 가지 않으면 저녁에야 갈 수 있을 테고 그러면 종일 속이 불편할 텐데….'

괄약근의 이런 고민은 노벨상 후보가 될 정도는 아니지만 인간다 움에 대한 근본적인 질문에 해당한다. 우리의 내부 세계는 얼마나 중요하며 외부 세계와 잘 지내기 위해 어디까지 타협해야 할까? 어 떤 사람은 방귀를 억지로 참다가 아픈 배를 움켜쥐고 집으로 돌아 가고, 어떤 사람은 가족 모임에서 할머니를 웃기기 위해 방귀를 크 게 뀌는 퍼포먼스를 보인다. 아마도 최고의 타협점은 두 사람의 중 간 어디쯤이 될 것이다.

똥이 아주 급한데도 계속해서 화장실에 가지 않으면 내괄약근은 심하게 당황해 그동안 배운 것을 잊어버릴 수 있다. 그러면 내괄약 근과 주변 근육은 외괄약근의 기에 눌려 결국 강직한 성품을 잃고 만다. 두 괄약근의 자유로운 소통이 막히면 변비가 생길 수 있다.

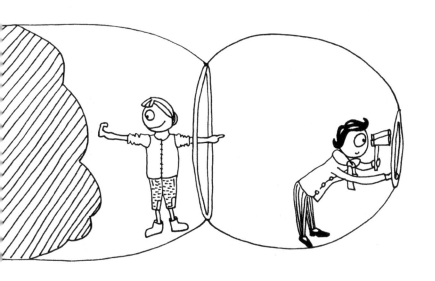

일부러 참지 않더라도 여성에게는 이런 일이 생기기도 한다. 아기를 낳을 때 두 괄약근의 소통을 담당하는 미세한 신경 조직이 손상될 수 있다. 다행히 신경 조직은 다시 자라날 수 있으며 분만 때문이든 다른 이유에서든 이런 손상은 이른바 '바이오피드백'Biofeedback(심장 박동처럼 의식적인 제어가 안 되는 체내 활동을 전자 장치로 측정하고 그 결과를 이용하여 의식적인 제어를 훈련하는 방법 — 옮긴이)으로 치료할 수 있다. 그러면 불통 관계에 있던 두 괄약근이 다시 소통하고 협력하는 법을 배운다. 이 치료는 엄선된 소화기학과 병원에서 이루어진다. 특수 기계로 외괄약근과 내괄약근이 얼마나 생산적으로 협력하는지 측정해 잘 협력하고 있으면 '딩동' 소리나 녹색불로 축하해 준다. 정답을 맞히면 조명이 반짝반짝 켜지는 텔레비전 퀴즈쇼와 비슷하다. 다만 텔레비전이 아니라 병원이고 조명이 아니라 엉덩이에 붙은 센서인 점이 약간 다르다. 바이오피드백 치료는 받아볼 만하다. 내괄약근과 외괄약근이 다시 원활히 협력하면 훨씬 활기찬 기분으로 변기에 앉을 수 있다.

나에게 질문했던 옆방 친구는 답변으로 괄약근, 센서 세포, 의식, 엉덩이 전극 퀴즈쇼 같은 세부적인 내용을 기대하진 않았을 것이다. 친구의 생일을 축하하기 위해 식탁에 둘러앉은 경영학과 모범생들도 마찬가지였을 터. 그럼에도 이날 저녁은 매우 유쾌했고 나는 사람들이 장에 관심이 많다는 걸 확신하게 되었다. 그 밖에도 신선하고 좋은 질문이 많이 나왔다. "똥 누는 자세가 잘못되었다는 얘기가 있던데 정말이야?", "어떻게 하면 트림을 쉽게 할 수 있어?", "자동차는 한 가지 연료만 소화할 수 있는데 어떻게 우리는 스테이크, 사과, 구운 감자 등 온갖 음식에서 에너지를 만들 수 있지?", "맹장은 왜 있는 거야?", "똥은 왜 비슷한 색이야?"

옆방 친구는 이제 내 표정만 봐도 내가 장 이야기를 하고 싶어 입이 근질거리는 걸 안다. 쪼그려 앉아야 하는 변기나 빛나는 똥 같은 이야기 말이다.

똥이 잘 나오는 바른 자세

우리는 습관을 점검해 볼 필요가 있다. 매일 버스정류장까지 가는 길이 정말 가장 빠르고 좋은 길일까? 휑한 정수리를 남은 옆머리로 덮는 것이 과연 멋진 선택일까? 나의 배변 자세는 올바를까?

모든 물음에 항상 명확한 답이 있는 건 아니지만, 이것저것 시험하다 보면 낡은 습관에 신선한 바람을 일으킬 수 있다. 이스라엘 의사인 도브 시키로브Dov Sikirov도 그런 생각을 했나 보다. 시키로브는 28명의 피험자에게 세 가지 다른 자세—일반 좌변기에 허리를 펴고 꼿꼿하게 앉기, 유아용 변기에 몸을 웅크리고 앉기, 들판에서처럼 쪼그려 앉기—로 매일 배변하도록 요청했다. 실험 대상자가 볼일을 보는 동안 시간을 재고, 일을 마치고 나오면 설문지를 건넸다.

실험 결과는 명확했다. 웅크린 자세 혹은 쪼그려 앉은 자세에서는 볼일을 보는 데 평균 50초가 걸렸고, 시원하게 다 비운 느낌이라고 답했다. 반면 좌변기에 꼿꼿하게 앉은 자세에서는 평균 130초가 걸렸고 뭔가 남은 듯 찜찜한 기분이라고 했다.

왜 그럴까? 꼿꼿하게 앉은 자세에서는 배변 통로가 완전히 열리지 않도록 설계되었기 때문이다. 꼿꼿하게 앉거나 섰을 때 장을 올가미처럼 묶어 한쪽 방향으로 꺾이게 하는 근육이 있다. 이 메커니즘은 괄약근을 위한 특별 서비스라고 할 수 있는데, 어렸을 때 물장난치던 정원 호스를 떠올리면 쉽게 이해할 수 있고 물을 틀었는데 호스에서 물이 나오지 않는다. 호스를 살펴보니 꺾인 부분이 있고 꺾인 부분을 풀자 물이 쏟아진다.

대장 끝의 꺾이는 부분에 도착한 대변은 고속도로에서 나갈 때처럼 속도를 줄인다. 그 덕분에 꼿꼿하게 앉거나 섰을 때 괄약근은 대변을 잡아두기 위해 힘을 덜 써도 된다. 만약 통로가 꺾이도록 잡아당기고 있는 근육이 느슨해지면 꺾임이 없어지게 되고 대변은 직선 도로를 따라 거침없이 가속 페달을 밟는다.

쪼그려 앉기는 선사시대 때부터 썼던 자연스러운 배변 자세다. 지금의 좌변기는 18세기 후반 화장실이 실내로 들어오면서 생겼다. "석기시대에는 항상…" 방식의 설명은 어쩐지 의학자와 어울리지 않는다. 그러나 의학자가 아니면 누가 '쪼그려 앉으면 근육이 이완되어 배변 통로가 직선으로 열린다'라는 설명을 하겠는가. 일본의 한 연구팀이 피험자에게 빛을 내는 약을 먹이고 다양한 자세로 대변을 보게 한 후 엑스레이를 찍었다. 이 실험에서 알게 된 첫 번째 사실, 쪼그려 앉았을 때 정말로 배변 통로가 직선이 되고 한 번에 말끔하게 싹 비워졌다. 그리고 두 번째 사실, 연구를 위해 기꺼이 빛을 내는 약을 먹고 대변 보는 모습의 엑스레이를 찍을 만큼 친절한 사람들이 있다. 둘 다 굉장히 인상적이다.

게실염 같은 대장 질환이나 치질 혹은 변비도 거의 좌변기를 사용하는 나라에서만 볼 수 있다. 그 이유는 특히 젊은 사람의 경우 장에 가해지는 압력이 너무 크기 때문이다. 어떤 사람들은 스트레스를 받으면 자기도 모르게 계속 배에 힘을 주고 있다. 이 압력을 피해 장 조직이 엉덩이 밖으로 나와 흔들흔들 그네를 타면 그것이 치질이다. 게실염에 걸리면 장 내벽의 조직이 점막 밖으로 불거져 나온다. 그러면 장 내벽에 백열전구 모양의 작은 혹이 생긴다.

물론 오로지 잘못된 배변 자세 때문에 치질과 게실염에 걸리는 건 아니다. 그러나 지구상에서 쪼그려 앉아 대변을 보는 12억 명은 거의 게실염에 걸리지 않고 치질 환자 또한 확실히 적다는 사실을 무시할 수 없다. 12억 명에 속하지 않는 사람은 장 조직을 엉덩이 밖으로 밀어내고 병원에 가서 잘라내야 한다. 쪼그리고 앉는 것보다 귀족처럼 꼿꼿하게 앉는 것이 더 멋지기 때문에 이 모든 걸 감내해야 할까? 대변을 자주 참으면 정맥류, 뇌졸중 혹은 배변 불능의 위험이 확실히 높아진다는 것이 의학계의 정설이다.

프랑스를 여행 중인 친구가 이런 문자를 보낸 적이 있다. "프랑스 사람들 완전히 미쳤나봐. 주유소 화장실에서 좌변기를 죄다 훔쳐 갔어!" 나는 큰소리로 웃을 수밖에 없었다. 그 이유는 첫째, 이 친구가 정말 진지하게 하는 말임을 알기 때문이고 둘째, 내가 프랑스에서 처음 쪼그려 앉는 변기 앞에 섰을 때가 생각났기 때문이다. 아무것도 없는 텅 빈 공간에 놀라 약간 울먹이며 이런 생각을 했다. '좌변기 하나 놔주면 될 걸 왜 굳이 쪼그려 앉게 하는 거야!' 아시아, 아프리카, 남유럽 대부분의 사람은 잠깐 동안 변기 위에서 무술 자세 혹은 스키 출발 자세를 취한다. 반면 좌변기를 사용하는 우리는 화장실 비즈니스가 끝날 때까지 신문을 읽고, 화장지로 종이접기를 하고, 청소가 필요한 구석을 찾아내거나 인내심을 가지고 벽을 노려보며 시간을 보낸다.

부모님께 이 글을 읽어드리자 두 분의 표정이 난감해졌다. 그럼 이제부터 좌변기 위에 쪼그려 앉아 아슬아슬하게 구멍을 맞춰가며 볼일을 봐야 하나? 아니다. 좌변기에 쪼그려 앉아 속을 시원하게 비우는 것도 분명 재밌겠지만 치질이 있든 없든 굳이 그럴 필요가 없다. 좌변기에 그냥 앉아서도 쪼그려 앉은 효과를 낼 수 있기 때문이다. 손이 엉덩이에 잘 닿지 않는 사람들에게도 추천할 만한 자세인데, 상체를 살짝 앞으로 숙이고 양발을 작은 받침대에 올리면 된다. 짜잔~ 장이 직선으로 펴지면서도 우리는 여전히 편안하게 읽고 접고 노려볼 수 있다.

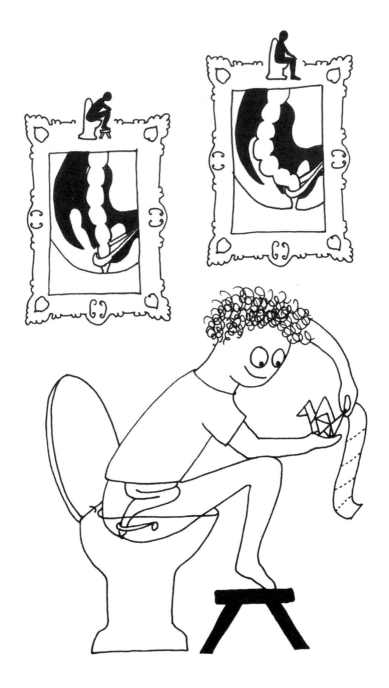

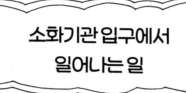

소화기관 입구에서
일어나는 일

그동안 장에 큰 관심을 두지 않았던 덕분에 우리는 장에서 놀라운 사실들을 발견할 수 있다. 비단 장에만 해당하는 이야기는 아니다. 양치질할 때마다 보는 소화기관 입구, 즉 입안에도 우리가 미처 발견하지 못한 놀라운 사실이 숨겨져 있다.

침 진통제

첫 번째 비밀 장소는 혀로 찾을 수 있다. 네 개의 작은 구멍인데 두 개는 윗니의 좌우 어금니와 맞닿는 볼 안쪽에 하나씩 있다. 이 부분을 혀로 만져보면 작은 융기가 느껴진다. 언제 깨문 적이 있나 생각하는 사람이 많은데 그렇지 않다. 모두가 정확히 그 자리에 그런 융기를 가지고 있다. 나머지 두 개는 혀 밑에 있는 설소대 좌우에 하나씩 있다. 이 네 구멍에서 침이 나온다.

볼 안쪽 침구멍에서는 가령 음식 같은 어떤 원인이 있을 때 침이 나온다. 반면 설소대 좌우의 두 구멍에서는 항상 침이 나온다. 이 구멍 안으로 들어가 침을 거슬러 헤엄쳐 가면 침샘에 도달한다. 이곳에서 매일 약 0.7~1리터의 침이 만들어진다. 아래턱과 목이 만나는 부분을 만져보면 부드럽고 둥글게 솟아오른 곳이 느껴지는데 이것이 바로 침샘이다.

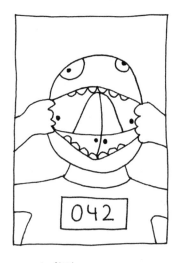

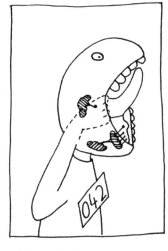

● = 침구멍   ⟨⟨⟨⟩⟩⟩ = 침샘

침이 계속 나오는 설소대 좌우의 두 구멍이 아래 송곳니 바로 뒤편에 있기 때문에 이곳에 특히 치석이 빨리 낀다. 침에는 칼슘이 많이 들어 있다. 칼슘의 역할은 치아를 튼튼하게 하는 것이지만 계속해서 물대포를 맞아야 하는 치아의 입장을 상상해 보라. '꽃노래도 한두 번'이라는 말이 있듯이 아무리 좋은 것도 지나치면 해가 되는 법이다. 결국 무심하게 돌아다니던 작은 분자들이 쉽게 굳어 치석으로 변한다. 문제는 치석 자체가 아니라 치석이 치아의 표면을 거칠게 만든다는 점이다. 치주염과 충치를 유발하는 박테리아는 매끄러운 표면보다 거친 표면에 훨씬 잘 달라붙는다.

치석을 만드는 칼슘이 어떻게 침으로 들어왔을까? 믿기 어렵겠지만 침은 걸러진 혈액이다. 침샘이 혈액을 걸러 침을 만든다. 적혈구는 혈관에 필요하므로 침샘에서 걸러져 입으로 들어오지 않는다. 반면 칼슘, 호르몬, 항체 등은 혈액에서 침으로 들어간다. 이 때문에 사람마다 침의 성분이 조금씩 다르고 침을 통해 면역 질환이나 특정 호르몬을 검사할 수 있다. 또한 침샘은 필터 역할뿐만 아니라 침에 칼슘이나 진통제 같은 특정 물질을 추가로 섞어 넣을 수 있다.

침에는 모르핀보다 훨씬 강한 진통제가 들어 있다. 2006년에 처음 발견된 성분으로 오피오르핀opiorphin이라 불린다. 당연히 극소량만 들어 있다. 침에 취해선 안 되니까. 극히 소량이어도 입은 워낙 예민하기 때문에 진통 효과가 충분하다. 입안에는 우리의 몸 어디와도 비교할 수 없을 만큼 아주 많은 말초 신경이 있다. 작은 딸기

씨 하나에 불같이 화를 내거나 샐러드에 섞인 모래 알갱이 하나를 즉시 찾아낼 수 있는 이유이다. 팔꿈치였으면 다쳤는지도 모를만한 작은 상처가 입안에서는 죽을 것처럼 아프다.

침샘이 생산한 진통제가 없으면 통증은 더욱 끔찍할 것이다. 음식을 씹을 때 이런 진통제가 분비되기 때문에 식사 후에 인후 통증이 가라앉고 입안에 상처도 덜 아프다. 꼭 뭔가를 먹어야 하는 건 아니다. 껌만 씹어도 입안 전용 진통제를 얻을 수 있다. 진통 효과에서 더 나아가 오피오르핀의 항우울증 효과를 증명하는 새로운 연구들이 속속 발표되고 있다. 어쩌면 스트레스를 받았을 때 폭식이 정말로 도움이 될지도 모른다. 통증 및 우울증 연구들이 앞으로 이것에 답을 주리라.

침은 예민한 입안을 극심한 통증에서 구해줄 뿐 아니라 나쁜 박테리아로부터 보호해 준다. 나쁜 박테리아를 막는 영웅의 이름은 뮤신mucine이다. 아이들이 입으로 침방울을 만들어 몇 시간씩 놀 수 있는 것은 뮤신에 점성이 있기 때문이다. 뮤신은 치아와 잇몸을 그물처럼 감싸서 보호한다. 스파이더맨의 손목에서 그물이 발사되듯 침구멍에서 뮤신이 발사된다. 나쁜 박테리아가 치아를 공격하려다 이 그물에 걸리면 침에 있는 항균 성분이 출동해 그물에 잡혀있는 적을 몰살한다.

그러나 항균 성분도 침 진통제와 마찬가지로 극히 소량이다. 침은 입안을 무균 상태로 만들 생각이 없다. 입안에는 우리에게 필요한 좋은 미생물도 살기 때문이다. 침이 무해한 박테리아를 살려두면 그들은 위험한 균이 발붙일 곳 없도록 입안의 모든 자리를 차지한다.

또 한 가지 흥미로운 점은 잠을 자는 동안에는 침이 거의 만들어지지 않는다는 것이다. 침을 흘리며 자는 사람에게는 좋은 일이 아닐 수 없다! 밤에도 낮과 똑같이 0.7~1리터의 침을 만들어 낸다면 베개가 어떻게 되겠는가. 상상만으로도 얼굴이 찌푸려진다. 대신 밤에 침이 적게 생산되기 때문에 많은 경우 아침에 입냄새가 나고 목이 아프다. 약 여덟 시간의 극단적인 침 생산량 감소는 입안의 미생물들에게 '폭풍이 잠들었다!'라는 공표와 같다. 그러면 말썽꾸러기 박테리아들이 활개를 치며 돌아다니고, 입안의 점막과 목구멍은 스프링클러가 간절해진다.

그러므로 아침저녁으로 양치질하는 것은 좋은 습관이다. 취침 전 저녁 양치질로 입안의 박테리아 수를 줄여 미생물의 밤 파티를 조촐하게 축소한다. 그리고 아침 양치질로 간밤의 파티 잔해를 청소한다. 다행히도 우리가 잠에서 깰 때 침샘도 같이 깨어나 침을 만들기 시작한다. 아무리 늦어도 아침 식사나 양치질을 할 때면 침샘이 깨어나 미생물을 제거하거나 위로 운송한다. 그러면 위산이 나머지를 처리한다.

낮에도 입냄새가 나는 사람은 퀴퀴한 박테리아를 충분히 제거하지 않았기 때문일 수 있다. 종종 교활한 녀석들이 항균 성분이 잘 닿지 않는 뮤신 그물 밑에 숨는다. 이런 경우 혓바닥을 닦거나 껌을 오래 씹으면 도움이 된다. 껌을 씹으면 침이 골고루 잘 퍼져 뮤신 그물 밑에 숨어 있는 박테리아까지 씻어낼 수 있기 때문이다. 혓바닥을 닦고 껌을 씹어도 입냄새가 여전하다면 다른 곳에서 원인을 찾을 수 있다. 이것에 대해서는 입안의 두 번째 비밀장소를 소개한후 얘기하기로 하자.

면역 훈련소인 혀뿌리와 편도

두 번째 비밀장소는 서프라이즈 장소 중 하나다. 누군가를 잘 안다고 생각했는데 어느 날 그에게서 생각지도 못했던 괴상한 면을 발견하면 우리는 충격을 받는다. 예를 들어 프랑크푸르트 금융가에서 일하는 세련된 여비서가 놀랍게도 주말마다 험난한 산을 누비며 야생 족제비를 돌본다거나, 헤비메탈 밴드의 기타리스트를 털실 가게에서 만난다거나. 그는 뜨개질이 긴장을 풀어주고 손가락 운동에도 좋아서 뜨개질을 즐긴다고 한다! 첫인상과 다른 모습은 충격적이다. 혀도 마찬가지다. 혀를 내밀고 거울을 보면 혀의 안쪽은 보이지 않는다. 어떻게 생겼는지 보고 싶어 혀를 이리저리 움직여도 제대로 볼 수 없다. 바로 거기서 혀의 괴상한 면, 즉 혀뿌리가 시작된다.

이곳은 선홍색 돌기로 가득한 전혀 다른 풍경이 펼쳐진다. 구역

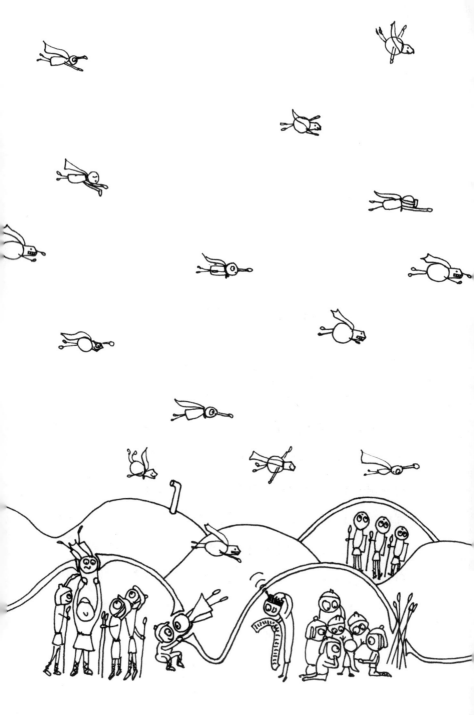

| 입 안쪽 혀뿌리에 작은 돌기가 있다. 이곳은 '설편도'라고 부르는 면역 조직이다.

질 반응이 무딘 사람이라면 손가락으로 조심스럽게 혓바닥 안쪽을 만져보라. 오돌토돌한 감촉을 느낄 수 있다. 이곳에 모여 있는 작은 돌기는 우리가 삼키는 모든 것을 점검한다. 맡은 업무를 수행하기 위해 음식, 음료, 공기 중에 있는 작은 입자를 붙잡아 돌기 안으로 끌어들인다. 돌기 안에는 면역 세포 병사들이 기다린다. 병사들은 바깥 세계에서 들어온 낯선 물질과 싸우기 위해 훈련을 받고 있다. 사과 입자는 그냥 통과시키고 목감기 병원균은 즉시 낚아챈다. 이 구역은 우리 몸에서 가장 호기심이 많은 조직 중 하나인 면역 조직에 속한다.

면역 조직에는 호기심 많은 핫스폿이 있다. 정확히 말하면 면역 조직이 목 주위 전체를 둘러싸고 있는데 이 영역을 발다이어 편도고리Waldeyer's Tonsillar Ring라고 한다. 혀뿌리의 돌기, 좌우 편도선 그리고 입천장 안쪽의 연구개에서 귀와 코로 연결되는 목젖 부위가 여기에 속한다. 수술을 받아 현재 편도가 없다고? 잘못 알고 있다. 발다이어 편도고리 전체가 편도이다. 혀뿌리의 돌기, 연구개 그리고 우리가 잘 알고 있는 편도선 모두가 같은 일을 한다. 다시 말해 이들은 모두 호기심을 가지고 낯선 물질을 조사하며 면역 세포 병사에게 방어 훈련을 시킨다.

우리가 잘 아는 편도선은 다소 어리석은 방법으로 업무를 수행하다가 제거되기도 한다. 편도선은 돌기를 만들지 않고 도랑을 파서 표면을 넓힌다. 도랑을 깊게 판 나머지 표면에 낯선 물질이 너무 많이 매달려 쉽게 떨어지지 않게 되고 여기에 염증이 생긴다. 편도의 과도한 호기심이 낳은 부작용인 셈이다. 그러니 입냄새가 혀나 치아에서 나는 게 아니라고 확신할 수 있는 사람은 한 번쯤 편도를 살펴보는 것이 좋다. 아직 제거하기 전이라면 말이다.

편도에 끔찍한 냄새가 나는 작은 하얀 알갱이 '편도결석'이 숨어 있을 수 있다! 편도결석을 모르면 입냄새나 이상해진 입맛과 싸우느라 헛되이 시간을 보낼 수 있다. 가글을 하고 혓바닥까지 열심히 닦아도 소용이 없다. 언젠가 이 알갱이가 저절로 빠져나오면 모든 것이 다시 정상으로 돌아온다. 다행히 저절로 나올 때까지 오래 기다리지 않아도 된다. 약간만 연습하면 알갱이를 편도에서 밀어내 입냄새를 즉시 없앨 수 있다.

불쾌한 냄새가 여기서 나는 게 맞는지 확인하는 제일 좋은 방법은 손가락이나 면봉으로 편도를 긁어 냄새를 맡아보는 것이다. 악취가 나면 알갱이를 찾아 나선다. 이비인후과에 가면 훨씬 편하고 확실하게 제거할 수 있다. 징그러운 동영상을 즐기는 사람이라면 알갱이를 빼내는 다양한 요령을 유튜브에서 배울 수 있고 덤으로 극단적인 알갱이 샘플도 볼 수 있다. 그러나 비위가 약한 사람이라면 안 보는 게 낫다.

편도결석을 제거하는 민간요법도 많다. 어떤 사람은 매일 소금물로 가글을 하고 어떤 사람은 양배추를 소금에 절여 발효시킨 양배추 절임을 열심히 먹는다. 또 어떤 사람은 유제품을 먹지 않으면 알갱이 걱정 없이 살 수 있다고 주장한다. 그러나 이런 민간요법 중 과학적으로 입증된 것은 하나도 없다. 하지만 편도절제 수술을 해도 되는 나이는 과학적으로 충분히 연구가 되었다. 몇 살부터 괜찮을까? 적어도 일곱 살이 지나야 한다.

우리의 면역 세포는 일곱 살까지 모든 중요한 경험을 한다. 엄마가 입을 맞출 때, 정원이나 숲에서 동물을 만질 때, 연달아 감기를 앓을 때, 학교에서 수많은 낯선 사람들을 만날 때 면역 세포는 완전히 낯선 세계를 마주한다. 일곱 살이 되면 이런 낯선 경험은 끝난다. 이때부터 면역 세포는 이른바 공부를 마치고 우리의 남은 삶을 위해 일꾼으로 살아간다.

일곱 살 전까지 편도는 중요한 교육 기관이다. 감기를 위해서만 면역 체계의 교육이 필요한 게 아니다. 심장이나 체중에도 중요하다. 일곱 살 이전에 편도절제 수술을 받은 아이는 비만이 될 위험이 상당히 높다. 그 까닭은 아직 정확히 밝혀지지 않았다. 그러나 면역 체계와 체중의 관계는 인기 있는 연구 주제다. 심한 저체중 아이는 편도절제 수술 후 체중이 증가해 정상 체중이 되기도 한다. 이 외의 모든 사례에서는 편도절제 수술 후 비만이 되지 않기 위해 식생활에 각별히 주의를 기울여야 한다.

그러므로 일곱 살 전에 편도절제 수술을 하려면 반드시 합당한 이유가 있어야 한다. 예를 들어 편도가 너무 부어서 잠을 설치거나 숨쉬기가 곤란한 경우라면 수술을 고려한다. 편도가 의욕적으로 우리를 지키는 것은 감동적이지만, 너무 커져서 수면과 호흡을 방해한다면 도움보다 해가 더 크다. 이런 경우 편도 전체를 없애지 않고 방해가 되는 일부분만 레이저로 없앨 수 있다. 그러나 편도에 만성 염증이 생기면 이야기가 달라진다. 염증이 만성화되면 면역 세포가 쉴 틈이 없고 장기적으로 면역 세포에 좋지 않다. 네 살이든 일곱 살이든 혹은 쉰 살이든 상관없다. 편도를 제거하면 과민한 면역 체계에도 이롭다.

예를 들어 건선을 앓는 사람은 편도를 제거하기도 한다. 건선 환자들은 과민하게 경보음을 울리는 면역 체계 탓에 (종종 머리에서 시작되는) 가려움증이나 관절통에 시달리며 대부분이 자주 인후통을 앓는다. 건선의 원인 중 하나는 오랫동안 편도에 숨어 면역 체계를 괴롭히는 박테리아다. 30년 넘게 많은 의사가 편도절제 수술 후 건선이 개선되거나 치료된 사례들을 보고했다. 2012년에는 아이슬란드와 미국의 연구팀이 편도와 건선의 관련성을 조사했다. 인후통이 잦은 건선 환자 29명을 두 그룹으로 나눠 절반은 편도를 제거하고 절반은 하지 않았다. 그 결과 편도를 제거한 15명 중 13명의 증상이 명확히 호전됐으며 재발하지도 않았다. 반면 편도를 제거하지 않은 사람은 아무 변화가 없었다. 요즘은 류머티즘 환자들도 편도 때문이라는 의심이 들면 절제 수술을 받기도 한다.

"편도가 있어야 한다!", "아니다, 없어야 한다!" 양쪽의 주장에는 모두 타당한 근거가 있다. 편도를 일찍 떼어 내서 면역 세포가 입에서 배워야 할 중요한 공부를 못 했을까 봐 걱정되는가? 걱정할 필요 없다. 다행히 아직 혀뿌리 돌기와 연구개가 있다. 편도 뒤에 박테리아가 숨어 있을까 봐 걱정되는가? 이것 또한 걱정할 필요 없다. 대부분의 편도는 적당한 수준으로 고랑을 파기 때문에 쉽게 염증이 생기지 않는다. 참고로 혀뿌리 돌기와 연구개에는 박테리아가 숨을 곳이 없다. 이 둘은 편도와 다른 설계로 지어졌고 정기적인 청소 시스템을 갖추고 있다.

우리의 입안에서는 매초 많은 일이 벌어진다. 침구멍이 뮤신 그물을 발사해 치아를 보호하고 진통제를 분비해 과민한 통증을 막는다. 발다이어 편도고리가 낯선 입자를 검문하고 면역 세포 병사에게 방어 훈련을 시킨다. 이 모든 일은 낯선 입자들이 목을 타고 우리의 내부 세계로 들어오기 때문이다. 외부에서 들어온 것이 우리의 일부로 변하는 곳, 외부 세계와 내부 세계를 잇는 유일한 입구가 바로 입이다.

소화기관의 내부 구조

속속들이 알고 나면 실망하게 되는 것들이 있다. 광고에 나오는 초콜릿 와플은 농부의 착한 아내가 사랑으로 구운 게 아니라 형광등 불빛 아래 컨베이어 벨트가 놓인 공장에서 만들어진다. 학교는 입학 첫날 생각했던 것만큼 재밌지 않다. 인생의 무대 뒤에서는 모두가 맨얼굴이다. 이렇듯 가까이에서 보는 것보다 멀리 떨어져서 봐야 더 멋져 보이는 것들이 많다.

소화기관은 그렇지 않다. 소화기관은 멀리서 보면 오히려 징그럽다. 입을 지나 지름 2센티미터의 식도가 목을 따라 내려가 위와 연결된다. 위의 오른쪽은 왼쪽보다 훨씬 짧아서 반달 모양의 기울어진 주머니처럼 굽어 있다. 소장의 길이는 7미터로 방향 없이 오른쪽 왼쪽으로 구불구불 이어지다가 마지막에 대장으로 연결된다. 이 지점에 염증을 일으키는 것 말고는 할 줄 아는 게 없어 보이는 맹장이 달려있다. 대장은 진주 목걸이를 흉내 내려는 듯한 모습으로 울퉁불퉁 부풀어 있다. 이렇듯 장은 볼품도 매력도 체계도 없는 호스 같다.

이제 가까이에서 하나씩 다시 살펴보자. 클로즈업하면 할수록 점점 더 매력적으로 보이는 신체기관이 장 말고 또 있을까! 먼저 소화기관의 독특하고 흥미로운 부분들을 자세히 살펴보자.

꿈틀거리는 식도

식도에서 처음 눈에 띄는 것은 최단 거리를 중시하지 않는다는 점이다. 식도는 가장 짧은 길을 택해 곧장 위의 한가운데로 가지 않고 비스듬히 기울어 위의 오른쪽 측면에 도달한다. 이것은 식도의 아주 기발한 묘수다. 외과에서는 이런 연결을 단측 문합술End-to-side Anastomosis이라 부른다. 먼 길을 가는 것은 그럴 만한 가치가 있다. 걸을 때만 보더라도 발을 뗄 때마다 복근에 힘이 들어가기 때문에 배에 가해지는 압력이 두 배가 된다. 웃거나 기침할 때는 심지어 몇 배씩 높아진다. 이런 압력이 위를 누르기 때문에 식도가 곧장 위의 윗부분에 닿는 건 좋지 않다. 옆으로 슬쩍 물러남으로써 식도는 압

Valera Ekimotchev
Birth Date: 1/16/1983
ID: 3782953
Acc No: 7722536

Radiology
Acq. time: 23:13:11

엑스레이 사진에서 위에 찬 공기가 잘 보이도록 일부러 흑백 대비를 조정했다.
실제 엑스레이 사진에서는 밀도가 높은 물질(치아나 뼈)은 하얗게 보이고,
밀도가 낮은 부분(위나 폐 속의 가스)은 까맣게 보인다.

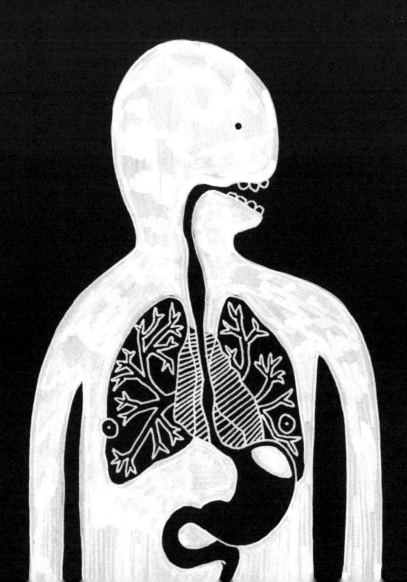

력을 피하고, 그 덕에 식사 후에 걸어도 발을 뗄 때마다 트림이 나지 않는 것이다. 갑자기 웃음보가 터지더라도 식도의 영리한 연결 덕분에 우리는 기껏해야 한 번씩 웃음방귀(웃다가 나오는 트림)로 다 같이 웃을 수 있을 뿐 웃다가 토하는 일은 없으니 이 얼마나 고마운 일인가.

그러나 식도가 위의 오른쪽 꼭지와 연결된 바람에 위에 가스가 차는 부작용이 생긴다. 엑스레이 사진을 보면 위의 윗부분에 떠있는 공기 방울을 볼 수 있다. 가스는 공중으로 떠오를 뿐 옆에 있는 출구를 바로 찾아가지 못한다. 그래서 트림을 하려면 먼저 약간의 공기를 삼켜야 한다. 공기를 삼키면 식도 입구가 가스에 조금 더 가까워지고 '꺼억' 소리와 함께 가스가 밖으로 올라온다. 누워서 트림할 때는 왼쪽으로 누우면 쉽다. 엎드려서 자거나 오른쪽으로만 누워서 자는가? 그렇다면 돌아누우시라.

식도의 꿈틀거리는 모습도 자세히 보면 더 귀엽다. 일부 근육 섬유가 스프링 모양으로 식도를 감싸고 있는데, 이것 덕분에 식도가 브레이크 댄스를 추듯 꿈틀거린다. 이 근육은 세로로 길게 당겨도 찢어지지 않고 전화선처럼 길게 늘어났다가 다시 줄어든다. 식도는 섬유 다발을 통해 척수와 연결되어 있다. 꼿꼿하게 앉아 고개를 뒤로 젖히면 식도가 세로로 늘어나면서 좁아져 위아래 구멍을 쉽게 막을 수 있다. 그래서 과식을 한 후 구부정하게 앉는 것보다 똑바로 앉는 것이 위산 역류를 예방하는 데 도움이 된다.

기울어진 위

위는 우리가 생각하는 것보다 훨씬 더 위쪽에 있다. 왼쪽 가슴 바로 아래에서 시작해 오른쪽 갈비뼈 아래에서 끝난다. 위통을 호소하는 많은 사람들이 배꼽 윗부분이 아프다고 말하는데 사실 그것은 위가 아니라 장이 문제일 경우가 많다. 위 위에는 심장과 폐가 있다. 그래서 과식을 하면 숨을 깊게 들이쉬기 어렵다.

의사들이 종종 못 보고 지나치는 증상 중 하나가 룀헬드 증후군 Roemheld Syndrome 또는 박테리아 불균형 증후군이다. 두 증후군 모두 위에 너무 많은 가스가 차서 아래에 있는 심장과 장 신경에 압박이 가해져서 생기는 증상이다. 환자들의 반응은 다양하다. 현기증이 나는 사람도 있고 속이 메스꺼운 사람도 있다. 호흡 곤란을 일으키기도 하고 심장 마비 때처럼 가슴 부위에 강한 통증을 느끼기도 한다. 종종 의사들이 룀헬드 증후군을 상상 통증이나 건강 염려에 의한 병으로 잘못 진단하는 경우가 있다. "트림을 하거나 방귀를 뀌려고 해 보셨나요?" 이렇게 물었더라면 좋았을 텐데. 그랬다면 장기적으로 가스가 차는 음식과 술을 끊고 위와 장 미생물을 되살리라는 처방을 내렸을 것이다. 술을 많이 마시면 가스를 생산하는 박테리아가 수천 배로 늘어난다. 다시 말해 어떤 박테리아들에게는 알코올이 (썩은 과일 맛이 나는) 먹이가 된다. 뱃속에 이런 부지런한 가스 생산자들이 살면 간밤의 디스코 파티는 아침의 트럼펫 콘서트로 바뀐다(밤에 알코올이나 음식의 영향으로 박테리아가 활발하게 활동하여 가스가 생성되고, 아침에 방귀 등의 형태로 분출되는 상황을 재미있게 표현한 말이다. — 옮긴이).

이제 위의 신기한 모양을 살펴보자. 위는 한쪽이 다른 쪽보다 월등히 길어서 휠 수밖에 없고 그로 인해 안쪽에 주름이 많이 생긴다. 이렇게 말할 수도 있겠다. 노트르담 대성당에 콰지모도라는 꼽추가 있다면 소화기관에는 위라는 꼽추가 있다! 그러나 위의 괴상한 모양에는 깊은 뜻이 담겨 있다. 물을 한 모금 마시면 물은 식도를 타고 곧장 위의 오른쪽 좁은 면을 지나 소장으로 통하는 문에 도달한다. 반면 음식물은 위의 왼쪽 넓은 면으로 떨어진다. 이런 식으로 위는 잘게 쪼개야 하는 것과 빨리 내보내도 되는 것을 아주 노련하게 분리한다. 그냥 삐딱하기만 한 게 아니라 액체 전문, 고체 전문으로 각기 다른 전문 분야 두 곳을 갖춘 셈이다. 위 두 개가 하나로 합쳐진 것으로 생각해도 좋겠다.

털투성이 소장

뱃속에는 3~6미터 길이의 소장이 아주 느슨하게 구불구불 말아져 있다. 트램펄린을 뛰면 소장도 같이 들썩거리고 비행기가 이륙할 때는 몸과 같이 등받이 쪽으로 쏠린다. 춤을 추면 소장도 신나서 이리저리 흔들리고 배가 아파 얼굴을 찡그리면 비슷한 형태로 근육을 수축한다.

장 내시경을 해도 주로 대장만 살피기 때문에 자신의 소장을 본 사람은 아마 거의 없을 것이다. 목으로 삼키는 카메라의 도움으로 소장을 관찰한 사람은 대부분 깜짝 놀란다. 상상했던 어둠침침한 호스가 아닌 촉촉하게 윤이 나고 벨벳처럼 부드러워 보이는 분홍색 호스를 만나기 때문이다. 많은 사람들이 추측하는 것과 달리 대변은 대장의 끄트머리하고만 관련이 있다. 그 외 부분은 놀랍도록 깨끗하고 당연히 냄새도 없다. 소장은 우리가 삼킨 모든 음식물에 입맛을 다시며 성실하게 일한다.

언뜻 보면 소장은 다른 장기보다 뒤죽박죽 닥치는 대로 일하는 것 같다. 심장에는 방이 네 개나 있고, 간은 간엽(좌엽와 우엽)으로 구분되며, 정맥에는 판막이, 뇌에는 담당 구역이 정해져 있다. 반면 소장은 구불구불 아무렇게나 놓여 모든 음식물이 지나간다. 소장의 진면목은 현미경으로 봐야 비로소 드러난다. 자세히 들여다보면 소장은 섬세한 일을 몸소 실천하는 존재임을 알게 된다.

소장은 가능한 한 넓은 면적을 확보하기 위해 주름을 만든다. 이런 주름 없이 충분한 소화 면적을 확보하려면 소장의 길이가 18미터는 되어야 할 것이다. 그러니 존경심을 담아 주름을 향해 경례! 그러나 소장 같은 완벽주의자가 여기서 끝낼 리가 없다. 소장 점막의 가로세로 1밀리미터 안에 약 30개의 작은 융모들이 걸쭉해진 음

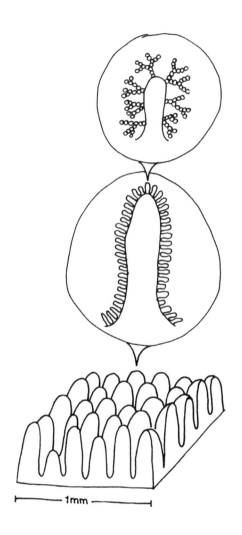

| 소장의 융모. 융모를 확대해서 보면 사슴뿔을 닮은 글리코칼릭스가 붙어 있다.

식물을 향해 뻗어있다. 이 융모는 너무 작아서 정말이지 아주 겨우 겨우 볼 수 있다. 현미경으로 보면 융모는 세포로만 구성된 큰 파도처럼 보인다. 벨벳 천과 아주 비슷하다. 더 좋은 현미경으로 보면 세포 하나하나가 다시 털투성이다. 털에 털이 난 셈이다. 융모 하나하나에는 사슴뿔을 닮은 당 구성물 글리코칼릭스_{glycocalyx}가 수없이 붙어 있다. 주름, 융모, 융모에 난 융모를 모두 평평하게 펴면 소장은 약 7킬로미터가 된다.

소장은 왜 이렇게 거대한 걸까? 우리가 소화를 하려면 피부보다 40배 넓은 면적이 필요하다. 감자튀김 몇 개와 사과 하나를 소화하기 위해 그렇게 넓은 면적이 필요하다니 비율적으로 전혀 맞지 않아 보인다. 그러나 뱃속 세계가 그렇다. 내부를 최대한 크게 확장시키고 외부에서 들어온 음식물을 최대한 작게 분해한다. 음식물이 아주 작아졌을 때 흡수하여 몸의 일부가 되게 만든다.

우리는 이 일을 입에서부터 시작한다. 사과를 씹을 때 수백만에 달하는 사과 세포를 풍선 터트리듯 치아로 터트리기 때문에 아삭아삭 소리가 난다. 신선한 사과일수록 살아 있는 세포가 많다. 그래서 우리는 아삭거리는 사과를 좋아한다.

단백질이 풍부한 잘 익은 음식도 사랑한다. 스테이크, 달걀프라이, 두부구이가 날고기, 날달걀, 생두부보다 맛있다. 어쩌면 본능적으로 익힌 음식이 소화에 좋다는 걸 알고 있기 때문일지도 모른다. 가령 날달걀을 먹으면 위가 프라이팬 역할을 해 흰자가 하얘지고 노른자가 파스텔 노랑으로 바뀌면서 응고한다. 날달걀을 먹고 얼마 후에 토를 하면 시각적으로 완벽한 스크램블에그를 보게 될 것이다. 불 없이 달걀이 익다니! 단백질은 불에 달궈진 프라이팬과 위산에서 똑같이 반응해 응고한다. 단백질은 익으면 더 이상 몸을 숨기지 못하고 흰 덩어리로 자신의 정체를 드러내며 이에 따라 위와 소장에서 훨씬 쉽게 분해된다. 그러니 단백질을 익혀 먹으면 위가 단백질을 응고하기 위해 소모하는 에너지를 아낄 수 있다. 익히지 않고 먹으면 위가 그 일을 대신해야 하므로 요리는 소화 사업의 '아웃소싱'이나 마찬가지다.

섭취한 음식물을 최종적으로 잘게 쪼개는 일은 소장이 맡는다. 소장 앞부분의 내벽에 소화샘이라는 작은 구멍이 있다. 입에 있는 침샘과 비슷한데 그보다 더 크다. 우리가 무언가를 먹으면 간과 췌장이 소화액을 생산해 소화샘으로 보내고, 소화샘이 음식물에 소화액을 뿌린다. 소화액에는 소화 효소와 지방 용해제라는 세탁 세제나 주방 세제에 있는 것과 유사한 성분이 들어 있다. 옷은 세탁기 안에서 물에 젖어 얽히고설키는 동안 세탁 세제가 옷에 묻은 기름이나 단백질 등을 마치 소화하듯 떼어 내어 세탁수로 흘려 보낸다. 소장에서도 이와 흡사한 과정이 진행된다. 소장에서는 단백질, 지방, 탄수화물 같은 비교적 큰 덩어리가 분해되고 혈액으로 흡수될 형태로 변환된다. 이 과정에서 사과 조각은 더 이상 조각이 아니라 에너지가 풍부한 수십억 수십조 개의 분자로 구성된 자양액이 된다. 소장에서 이 모든 분자들을 하나씩 흡수하려면 아주 넓은 면적이 필요하다(7킬로미터가 적당하다). 그만큼 소장에는 안전 장치가 마련되어 있어 염증이 생기거나 장염에 걸렸을 때도 일정한 보호가 이루어진다.

소장 융모 하나하나에 아주 작은 혈관이 있는데 혈관은 융모가 흡수한 분자들을 먹고 산다. 소장의 모든 혈관은 해로운 물질과 독을 검사하는 간을 통과한다. 이를 통해 혈액 순환계로 들어가기 전에 간에서 모든 위험 요소가 제거된다. 만약 필요 이상으로 많이 먹으면 간이 잉여분을 에너지 창고에 저장한다. 영양분이 가득한 피는 간에서 곧장 심장으로 흐른다. 그리고 심장에서 다시 강력한 펌프를 받아 여러 체세포로 전달된다. 예를 들어 설탕 분자가 오른쪽 젖꼭지에 있는 어느 피부 세포에 도달하는 식이다. 세포가 분자를 흡수해 산소로 태우면 에너지가 만들어지고 부산물로 열과 소량의 물이 생긴다. 온몸의 수많은 작은 세포에서 이 과정이 동시에 진행되는 결과 우리의 몸은 꾸준히 36~37도의 체온을 유지한다.

에너지 대사 과정의 기본 원리는 단순하다. 자연은 사과를 빨갛게 익히기 위해 에너지를 쓰고 인간은 사과를 분자 수준까지 잘게 부수고 태운다. 이때 다시 자유로워진 에너지를 인간이 이용한다. 소화기관을 구성하는 모든 장기는 세포를 위한 연소 물질을 조달할 수 있다. 폐 또한 숨을 쉴 때마다 분자를 흡수한다. 말하자면 '숨을 들이쉰다'는 '기체형의 음식물을 섭취한다'와 같은 뜻이다. 치즈

버거만 체중에 한몫하는 게 아니다. 들이마신 원자들도 체중의 상당 부분을 차지한다. 심지어 채소는 땅에서가 아니라 공기에서 가장 많은 무게를 얻는다. 여기에서 여성잡지에 소개될 만한 다이어트 아이디어를 소개하고 싶진 않으므로 체중 이야기는 끝.

우리 몸은 모든 장기에 에너지를 저장한다. 이 에너지를 처음 얻게 되는 곳이 바로 소장이다. 그러므로 음식을 먹는 것은 감사한 일거리다. 그렇다고 음식을 먹은 직후 바로 에너지가 솟기를 기대해선 안 된다. 음식을 먹고 나면 오히려 피곤해진다. 음식은 아직 소장에 도달하지 않고 소화 준비 단계에 있다. 위에 음식물이 찼으니 일단 배고픔은 사라졌지만 음식을 먹기 전과 똑같이 기운이 없는 데다가 음식물을 섞고 잘게 쪼개려면 에너지를 추가로 써야 할 판이다. 그래서 식사 후에는 많은 피가 소화기관으로 몰린다. 음식을 먹고 피곤해지는 까닭이 뇌에 피가 부족하기 때문이라고 믿는 과학자들도 많다.

이에 대해 어떤 교수는 이렇게 반박했다. "머리에 있는 피가 모두 배로 간다면 우리는 죽거나 기절할 것이다." 사실 식곤증의 원인은 따로 있다. 포만감을 느낄 때 분비되는 특정 신호 물질이 피로감을 담당하는 뇌 영역을 자극한다. 피로감이 뇌의 작업을 방해하겠지만 소장 입장에서는 그보다 좋은 일이 없다. 우리가 편하게 쉬면 대부분의 에너지가 소장에 투입되고 혈액에는 스트레스 호르몬이 없기 때문에 소장은 가장 효율적으로 일할 수 있다. 계속 긴장을 늦추지 않고 일하는 최고 경영자보다 느긋하게 책을 읽는 사람이 적어도 소화 비즈니스에서는 더 성공적이다.

철저한 검수자 대장

과거에는 맹장염이 의심되면 체온계를 입에 하나, 엉덩이에 하나 끼우고 병원 진료실에 누워 있어야 했다. 그땐 그랬다! 그래서 엉덩이 체온이 입안보다 월등히 높으면 맹장염으로 판정했다. 오늘날

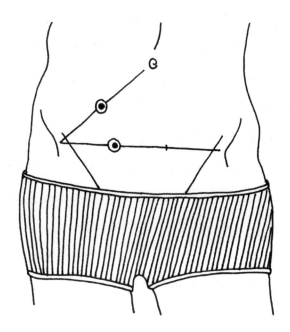

의사들은 체온계를 들지 않는다. 배꼽 오른쪽 아래에(여기에 맹장이 있다) 통증과 열이 있으면 맹장염을 의심한다.

맹장이 있는 배꼽 오른쪽 아래가 아플 때 배꼽의 왼쪽을 누르면 이상하게 통증이 사라지지만 누르고 있던 손을 치우면 곧바로 "아이고 배야!" 소리가 나온다. 장이 보호 액체에 둘러싸여 있기 때문이다. 왼쪽을 누르면 보호 액체가 오른쪽으로 쏠려 염증이 난 맹장이 그 속에 잠기고 그동안은 아프지 않다. 오른쪽 다리를 힘주어 들어 올릴 때(누군가 다리를 눌러 줘야 한다) 배에 통증이 있다면 맹장염 증상일 수 있고, 어떨 땐 밥맛이 없거나 구역질이 날 수도 있다.

맹장은 종종 쓸모없는 장기 취급을 받는다. 하지만 전 세계 어떤 의사도 끔찍한 복통을 호소하는 환자의 맹장을 떼어 내진 않는다. 맹장은 누가 뭐래도 대장의 중요한 일부분이다. 흔히 말하는 맹장 수술에서 의사들이 실제로 떼어 내는 것은 맹장이 아니라 그 밑에 달린 '충수'다. 충수는 장의 일부라기보다는 가느다란 풍선처럼 생겼다. 아무도 그 이름을 불러 주지 않고 그냥 맹장이라 부르는 게 당연할 정도로 보잘것없다. 프랑크푸르트에 붙어 있는 작은 도시 로스바흐에 살고 있는데 누가 어디 사냐고 물으면 그냥 "프랑크푸르트에 살아요."라고 대답하는 것과 같다.

충수는 너무 작아서 걸쭉해진 음식물을 처리할 수 없을뿐더러 음식물이 거의 도달할 수 없는 곳에 달려 있기도 하다. 때문에 소장은 충수를 지나쳐 대장과 연결된다. 충수는 그 밑에 숨어 자기 위로 무엇이 지나가는지 살핀다. 앞서 설명한 입안의 선홍색 돌기를 기억하는 사람은 아마 이 독특한 관찰자에게 어떤 능력이 숨어 있는지 눈치챘을 것이다. 비록 충수는 동료들과 멀리 떨어져 있지만 엄연히 편도의 면역 조직 소속이다.

대장은 소장에서 흡수할 수 없는 것을 처리한다. 그래서 대장에는 소장과 달리 융모가 없다. 소장 융모가 포기한 것을 대장에서 또다시 융모로 흡수하려 애쓰는 것은 헛된 수고일 테니까. 대신 대장은 마지막 음식물 찌꺼기를 잘게 부수는 박테리아를 가지고 있다. 그리고 우리의 면역 체계는 이 박테리아에게 관심이 많다.

그러므로 충수의 위치 선정은 매우 탁월하다! 음식물 찌꺼기를 처리하지 않아도 될 만큼 멀찍이 떨어졌지만 낯선 미생물을 자세히 살필 수 있을 만큼 가까운 곳에 자리를 잡았다. 대장에 나쁜 균이 지나가면 충수가 그 주변을 포위한다. 이 말은 충수가 포위한 전체, 즉 360도 파노라마로 염증이 생길 수 있다는 뜻이기도 하다. 염증 때문에 작은 충수가 심하게 부풀어 오르면 제 몸에서 나쁜 균을 쓸어버리는 일은 더 어려워진다. 그래서 독일에서만 매년 맹장수술이 수십만 건 이상이다.

여기서 끝이 아니다. 충수가 좋은 박테리아만 살리고 나쁜 박테리아는 모두 쓸어버린다면, 결국 건강한 충수에는 엄선된 좋은 박테리아만 모여 있다는 결론을 내릴 수 있다. 바로 이것이 2007년에 미국의 윌리엄 파커William Parker와 랜디 볼링거Randy Bollinger 연구팀이 발표한 연구 결과다. 예를 들어 심한 설사 후에는 충수가 진가를 발휘한다. 대장에 살던 박테리아들이 설사와 함께 대거 쓸려나간 후 넓은 땅에 새로운 미생물이 정착하기는 식은 죽 먹기다. 그러나 우리의 몸은 미생물의 정착을 우연에 맡기지 않는다. 파커와 볼링거에 따르면 바로 이때 충수에서 미생물 팀이 출동하여 대장을 보호하고 널리 퍼져 정착한다.

독일 사람에게는 설사 병원체가 많지 않다. 때때로 장염에 걸리긴 하지만 인도나 스페인에 비하면 독일 사람의 장 환경은 비교적 무해한 미생물로 이루어져 있다. 그러므로 독일 사람은 인도나 스페인 사람보다 상대적으로 충수가 덜 필요하다고 말할 수 있겠다. 이미 맹장 수술을 받았다고 걱정할 필요는 없다. 대장의 면역 세포가 촘촘하진 않지만 충수에 있는 것보다 몇 배는 많고 대장을 지키기에 충분한 능력을 갖췄다. 설사를 한 후 확실히 해두고 싶으면 약국에서 좋은 박테리아를 구입해서 먹고 대장의 새로운 주민으로 정착시키면 된다.

맹장과 충수가 왜 있는지는 이제 확실해졌다. 그렇다면 대장은 왜 있을까? 영양소는 이미 소장이 흡수했고 대장에는 융모도 없다. 대장은 도대체 소화되지 않은 찌꺼기로 뭘 하려는 걸까? 대장은 소장처럼 구불구불 늘어져 있지 않고 두터운 액자처럼 소장을 둘러싸고 있다. 대장을 뚱뚱하다고 놀려선 안 된다. 맡은 업무를 수행하려면 뚱뚱할 수밖에 없으니까.

"어려울 때를 대비해 있을 때 아끼고 저축하자!" 대장의 좌우명이다. 대장은 헌신적으로 마지막까지 철저히 소화한다. 그사이 소장에서 벌써 두 번째 혹은 세 번째 음식물의 소화를 시작하더라도 대장은 조급해하지 않고 꿋꿋하게 제 할 일을 한다. 대장은 소장에서 넘어온 음식물 찌꺼기를 약 16시간 동안 철저하게 검수한다. 소장이 급하게 서두르느라 미처 흡수하지 못했을 영양소들, 예를 들어 칼슘 같은 중요한 미네랄이 여기서 비로소 흡수된다. 또한 대장과 미생물의 꼼꼼한 협력 덕분에 우리는 에너지가 풍부한 지방산, 비타민 K, 비타민 B_{12}, 티아민(비타민 B_1), 리보플래빈(비타민 B_2)을 추가로 얻는다. 이 영양소들은 정상적인 혈액 응고, 건강한 신경, 편두통 예방 등 모든 면에서 도움이 된다. 대장 끝에 있는 직장은 수분과 염분의 균형을 정확하게 잡는다. 직접 맛을 볼 사람은 없겠지만 아무튼 대변은 늘 똑같이 짭짤하다. 이런 섬세한 작업 덕분에 물 1리터는 족히 절약할 수 있다. 만약 직장이 이 일을 제대로 하지 않으면 우리는 매일 물 1리터를 더 마셔야 한다.

대장에서 흡수된 모든 수확물은 소장에서처럼 혈액을 타고 간으로 운송되어 검사를 받은 후 대순환계로 전달된다. 하지만 대장 끄트머리 몇 센티미터의 혈관에서는 해독 작용을 하는 간을 통하지 않고 곧장 대순환계로 간다. 이미 앞에서 영양소 흡수를 모두 끝냈기 때문에 기본적으로 이곳에서는 흡수할 일이 없다. 그러나 예외가 하나 있다. 바로 좌약이다. 먹는 약은 성분이 효력을 낼 곳에 도달하기 전에 간에서 많은 부분을 해독하기 때문에 약 성분이 높게 제조된다. 병을 낫게 하려고 일부러 복용한 독성분을 간이 해독해 버리니 서로에게 피곤한 일이 아닐 수 없다. 하지만 좌약으로 넣으면 간을 거치지 않고 목표 지점으로 이동하기 때문에 먹는 약보다 약 성분이 적고 효력을 빨리 낼 수 있다. 해열제나 여타 약으로 간을 힘들게 하고 싶지 않은 사람은 대장 끄트머리에 좌약을 넣어 지름길을 택하면 된다. 특히 어린아이와 노인에게 좋다.

음식물의 실체

최대 면적으로 음식물을 잘게 쪼개는 소화라면 단연 소장이 가장 중요한 단계를 담당한다. 많은 것이 소장에서 결정된다. 유당을 소화할 수 있는지, 무엇이 건강한 음식인지, 어떤 음식물이 알레르기를 일으키는지. 이때 소화 효소가 작은 가위처럼 작동한다. 소화 효소는 음식물과 체세포가 공통분모를 가질 때까지 음식물을 잘게 쪼갠다. 자연의 모든 생명체는 동일한 기본 물질인 당 분자, 아미노산, 지방으로 이루어져 있다. 우리가 먹는 모든 음식은 생명체에서 나온다. 생물학적 정의에 따르면 사과나무와 소도 이에 포함된다.

탄수화물(당)

당 분자는 복잡한 사슬 구조로 연결되어 있다. 연결된 상황에서는 더 이상 단맛이 나지 않으며 빵, 국수, 쌀 같은 음식에 들어 있는 이른바 탄수화물이 된다. 한 조각의 토스트를 소화하면 효소의 분해 과정을 거쳐 흰 설탕 몇 숟가락을 먹었을 때와 동일한 양의 당 분자가 남는다. 유일한 차이점은 흰설탕은 이미 잘게 분해된 상태로 소장에 도달해 효소의 노동 없이 곧장 혈액에 흡수된다는 점이다. 몸으로 대량의 설탕이 한 번에 들어오면 우리의 혈액은 잠시 달콤해진다.

새하얀 토스트에 들어 있는 당은 비교적 빨리 소화된다. 반면 통밀빵에 들어 있는 당은 하나씩 일일이 떼어 내야 하는 복잡한 사슬로 구성되어 훨씬 느리게 소화된다. 그래서 통밀빵은 설탕 폭탄이 아니라 몸에 좋은 당 공급원이다. 덧붙이자면 혈액에 갑자기 당분이 많아지면 다시 건강한 균형을 맞추기 위해 몸이 매우 격렬하게 반응한다. 대량의 호르몬 특히 인슐린이 분비되는데 인슐린은 투입되고 나면 급속도로 몸이 피곤해지는 부작용이 나타난다. 당은 혈액에 너무 빨리 흡수되지만 않으면 우리 몸에 매우 중요한 원료가 된다. 당은 세포 활동을 위한 연료로 사용할 수 있고, 장 세포 위에 존재하는 사슴뿔 모양의 글리코칼릭스 같은 당 구조를 스스로 만드는 데 활용할 수 있다.

당은 소화 효소의 노동을 줄여주고 익힌 단백질처럼 빨리 흡수되기 때문에 우리 몸은 당을 좋아한다. 게다가 당은 굉장히 빨리 에너지로 바뀐다. 이런 성공적인 에너지 공급의 대가로 뇌에서는 좋은 기분을 상으로 준다. 그러나 오늘날 우리는 당의 덫에 걸렸다. 인류 역사상 지금처럼 당 공급이 과도했던 적이 없다. 미국의 경우 마트에서 파는 가공식품의 약 80퍼센트에 당이 첨가되어 있다. 우리 몸은 진화 과정에서 당을 효율적으로 처리하는 기술을 익힌 덕분에 지나치게 달콤한 음식을 먹어 대고 있다. 혈당 급증과 복통으로 소파에 쓰러질 때까지.

군것질을 많이 하면 건강에 안 좋은 건 알지만 감탄스러울 만큼 본분에 충실한 본능을 뭐라 탓할 수는 없다. 당을 많이 먹으면 우리 몸은 힘들 때를 대비해 저장한다. 이것은 사실 실용적인 선택이다. 우리 몸은 당 분자를 다시 길게 연결해 글리코겐으로 간에 저장하거나 지방으로 바꿔 지방 조직에 보관한다. 당은 적은 비용으로 지방을 생산할 수 있는 최고의 원료다.

글리코겐은 조깅만 해도 금세 소비된다. 정확히 말하면 숨이 차고 힘들기 시작하는 그 순간부터 글리코겐이 소비된다. 식이생리학자는 지방을 태우고 싶으면 운동을 최소한 한 시간은 해야 한다고 조언한다. 우리 몸은 힘이 들어야 마침내 소중한 저장품을 내놓는다. 뱃살이 빨리 안 빠져서 화가 나겠지만 지방을 소중히 여기는 우리의 몸은 화에 개의치 않는다.

지방

지방은 모든 영양소 중에서 가장 효율적이고 소중한 물질이다. 원자들이 아주 정교하게 서로 붙어 있어서 지방은 탄수화물이나 단백질과 비교했을 때 1그램 당 두 배의 에너지를 축적할 수 있다. 지방은 전선을 감싼 고무처럼 우리의 신경을 감싸고 있다. 이 보호막 덕분에 우리는 빠르게 사고할 수 있다. 중요한 호르몬들이 지방으로 만들어지고 세포를 둘러싸고 있는 막도 지방이다. 이렇게 특별하고 소중한 지방을 어찌 저장하지 않고 흥청망청 탕진할 수 있겠는가. 기아 위기에서는 (지난 수백만 년 동안 기아 위기가 수없이 있었다) 뱃살이 곧 생명 보험이다.

소장에게도 지방은 아주 특별한 존재다. 다른 영양소와 달리 지방은 소장에서 간단히 혈액으로 흡수되지 않는다. 지방은 수용성이 아니다. 만약 소장에서 지방이 흡수된다면 소장 융모의 작은 혈관이 금방 막히고 물 위에 뜬 기름처럼 큰 혈관을 떠다닐 것이다. 그래서 지방은 혈관이 아닌 림프관을 통해 흡수된다. 림프관과 혈관은 배트맨과 로빈처럼 일명 '다이내믹 듀오'다. 몸 안의 모든 혈관은 림프관과 동행한다. 소장에 있는 아주 작은 혈관도 예외가 아니다. 힘찬 펌프질로 영양소를 조직에 공급하는 혈관은 굵고 붉지만 림프관은 가늘고 투명한 백색이다. 림프관은 펌프질 된 액체를 다시 조직 밖으로 꺼내 필요한 곳곳에 면역 세포를 운송한다.

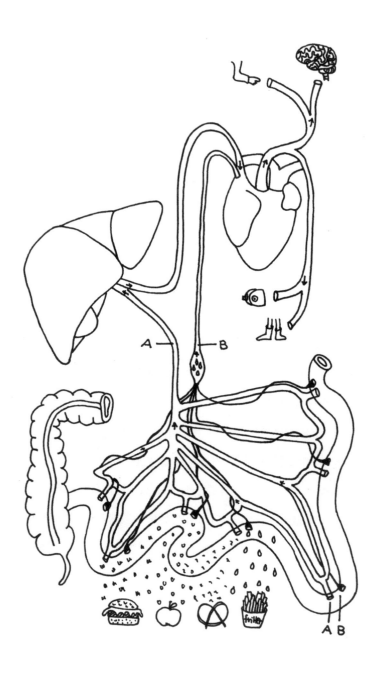

A = 혈관은 간을 거쳐 심장으로 흐른다.
B = 림프관은 심장으로 직접 연결된다.

림프관은 근육질의 혈관과 달리 아주 가냘프기 때문에 종종 중력의 힘을 빌려 일하기도 한다. 그래서 아침에 일어났을 때 눈이 부어 있는 것이다. 누워있을 때는 중력의 작용이 약해 얼굴의 작은 림프관이 열려 있어도 액체의 운송이 원활하지 못하다. 일어나 똑바로 서야 밤새 혈액에서 림프관으로 운송된 액체가 비로소 림프관을 따라 아래로 흘러간다. 림프관은 어딜가나 얕잡아 볼 만한 약골에 속한다. 그러나 소장에서만은 다르다. 여기서 림프관은 막중한 역할을 한다! 모든 림프관이 아주 굵은 관으로 모이기 때문에 막힐 위험 없이 소화된 지방을 모두 수집한다.

이 굵은 관은 이름부터가 벌써 어마무시하다. '덕투스 토라시쿠스'Ductus Thoracicus 한국어로 흉관이라고 부르는데 이름에서 그 역할을 상상할 수 있다. 흉부에 있는 이 관은 좋은 지방이 왜 중요하고 나쁜 지방이 왜 나쁜지 알려 준다. 기름진 식사를 하면 흉관에 지방 방울이 많이 모여서 림프액이 우유처럼 탁해진다. 그래서 '우유 흉관'이란 별명이 붙기도 한다. 다리, 눈꺼풀, 소장에서 수집된 지방이 흉관에 모이면 복부에서 횡격막을 지나 짧은 정맥을 통해 곧장 심장으로 향한다. 말하자면 고급 올리브유나 저렴한 튀김 기름은 우리가 소화시킨 다른 영양소와 달리 간을 통과하지 않고 곧장 심장으로 들어간다.

나쁜 지방의 해독은 심장이 한번 세게 펌프질을 해야 시작된다. 심장의 펌프질로 지방 방울이 혈액을 타고 전신에 퍼지면서 간의 혈액에 도달하고 비로소 해독된다. 이런 일이 비일비재하기 때문에 간은 늘 많은 혈액을 은닉해 둔다. 그러나 나쁜 지방이 간에 도달하기 전까지는 심장과 혈관이 패스트푸드에서 싼값에 얻은 나쁜 지방에 무방비로 노출되어 있다.

나쁜 지방이 나쁜 효과를 내는 것과 마찬가지로 좋은 지방은 좋은 효과를 낸다. 신선한 엑스트라 버진 올리브유에 바게트를 적셔 먹는 사람은 심장과 혈관에 좋은 향유를 바르는 것과 같다. 올리브유가 동맥경화증, 세포 스트레스, 알츠하이머, 황반변성 같은 질병을 예방할 수 있다는 연구 결과가 많다. 또한 류머티즘 관절염 같은 염증 질환에도 좋으며 특히 암을 예방하는 효과도 있다. 지방 덩어리를 걱정하는 모두에게 좋은 소식이 있다. 올리브유는 달갑지 않은 지방 덩어리에 맞서는 잠재력을 갖는다! 올리브유가 남은 탄수화물을 지방으로 바꾸는 효소인 지방산 생성효소fatty acid synthetase, FAS를 차단해 원치 않은 지방 덩어리를 퇴치할 수 있다. 마지막으로 올리브유는 장에 사는 좋은 박테리아들에게도 유익하다.

좋은 올리브유는 당연히 가격도 더 비싸다. 맛이 신선하고 풍부하며 기름지거나 느끼하지 않다. 그리고 탄닌tannin이 들어 있어 삼킬 때 까끌까끌한 느낌이 있다. 설명이 너무 추상적이라 잘 모르겠으면, 병에 붙은 다양한 품질 인증 마크를 믿어도 된다.

올리브유를 프라이팬에 붓는 것은 그다지 괜찮은 생각이 아니다. 올리브유에 들어 있는 좋은 성분이 열에 의해 파괴되기 때문이다. 뜨거운 프라이팬은 스테이크와 달걀 요리에는 더할 나위 없이 좋지만 열에 의해 화학 변화가 일어날 수 있는 불포화지방산에는 적합하지 않다. 볶음요리를 할 때는 일반 식용유를 쓰는 것이 좋고 버터나 코코넛오일 같은 고체 기름이 올바른 선택이다. 이런 기름에는 몸에 해롭다고 알려진 포화지방산이 많지만 적어도 열에 있어서는 올리브유보다 안정적이다.

좋은 올리브유는 열에 민감할 뿐만 아니라 공기 중의 활성산소를 잘 흡수한다. 활성산소는 자유를 싫어하고 강하게 구속되는 걸 좋아해서 우리 몸에 많은 해를 입힌다. 활성산소는 혈관, 피부, 신경 세포 등 어디에든지 닥치는 대로 달라붙어서 혈관 염증, 피부 노화, 신경 질환을 유발한다. 활성산소가 굳이 오일에 붙으려 한다면 우리 몸속에서만 해야지 주방에서는 안 된다. 그러므로 기름을 사용한 후에는 뚜껑을 잘 닫아 냉장고에 보관하는 것이 좋다.

육류, 우유, 달걀 등의 동물성 지방은 식물성 지방보다 더 많은 아라키돈산arachidonic acid을 함유한다. 우리 몸은 아라키돈산으로부터 통증을 유발하는 신호 물질을 생산한다. 반면 유채유, 아마씨유 같은 기름의 알파 리놀렌산α-linolenic acid이나 올리브유의 올레오칸탈oleocanthal 성분은 염증을 막는 효과가 있다. 이런 지방은 해열 진통제로 유명한 이부프로펜, 아스피린과 비슷한 효과를 낸다. 양이 아주 적기 때문에 심한 두통에는 도움이 안 되겠지만 염증 질환이 있거나 두통, 생리통이 잦은 사람이 꾸준히 섭취하면 도움이 될 수 있다. 평소 통증이 심한 사람은 동물성 지방을 줄이고 식물성 지방을 주로 섭취하는 것만으로도 통증이 줄어들기도 한다.

그렇다고 올리브유가 피부나 머리카락에 만병통치약인 건 아니다. 올리브유가 피부를 살짝 자극한다는 임상 실험 결과도 있고, 올리브유 때문에 머리카락에 유분이 많아져 자주 머리를 감다 보면 오히려 보호 효과를 파괴한다는 연구 결과도 있다.

몸에서도 마찬가지다. 좋은 지방이든 나쁜 지방이든 너무 많으면 우리 몸이 감당할 수 없게 된다. 이 상태는 흡사 얼굴에 로션을 너무 많이 발랐을 때와 비슷하다. 식이생리학자들은 하루 권장 열량의 25~30퍼센트를 지방에서 얻으라고 권한다. 이 말은 지방을 하루 평균 55~ 66그램 섭취하라는 뜻이다. 운동을 많이 하는 건장한 사람은 이보다 약간 더 섭취해도 되고 움직임이 적거나 왜소한 사람은 약간 덜 섭취해야 한다. 참고로 햄버거 하나면 권장 지방 섭취량의 절반을 거뜬히 채운다. 다만 어떤 지방으로 권장량을 채울지는 스스로 선택해야 한다. 패스트푸드 체인에서 치킨데리야끼 샌드위치를 먹으면 지방 2그램을 섭취한다. 나머지 53그램을 어떻게 보충할지는 각자의 몫이다.

단백질(아미노산)

3대 기본 영양소 중 탄수화물과 지방에 대해 이야기했다. 이제 남은 것은 상대적으로 덜 알려진 아미노산이다. 이상하게 들리겠지만 두부나 고기는 작은 산성 분자로 구성되어 있다. 탄수화물과 마찬가지로 작은 분자들이 사슬처럼 연결되어 있어 신맛이 나지 않고 궁극적으로는 완전히 다른 단백질이 된다. 소장에서는 소화 효소가 이 사슬을 끊고 소장 융모가 쪼개진 조각들을 흡수한다. 이러한 아미노산은 20가지가 있으며 아미노산끼리 결합하여 수많은 단백질이 만들어진다. 예를 들어 매일 새로 태어나는 모든 세포가 아미노산의 도움을 받아 DNA를 만든다. 식물이든 동물이든 모든 생물이 마찬가지다. 그러므로 우리가 자연에서 얻는 모든 음식에는 단백질이 들어 있다.

그럼에도 불구하고 채식만으로 모든 영양소를 넉넉히 섭취하려면 머리를 좀 써야 한다. 식물성 단백질은 동물성 단백질과 달리 아미노산이 적기 때문에 '불완전 단백질'이라 불리기도 한다. 식물에서 얻은 아미노산으로 우리에게 필요한 단백질을 만들려고 할 때 아미노산이 부족하면 단백질 합성이 중단된다. 미완성된 단백질은 분해되어 다시 아미노산으로 변환되고, 해당 아미노산은 소변으로 배출되거나 어떤 방식으로든 재활용된다. 우리 몸에 꼭 필요한 필수 아미노산을 기준으로 콩에는 메티오닌methionine이 없고, 쌀과 밀에는 라이신 lysine이 없다. 옥수수에는 심지어 두 개, 라이신과 트립토판 tryptophan이 없다. 그렇다고 이것이 채식에 대한 육식의 완승을 뜻하진 않는다. 고기를 먹지 않는 사람은 그냥 골고루 먹기만 하면 된다.

콩에는 메티오닌이 없지만 대신 라이신이 아주 많다. 밀가루로 만든 또띠아에 맛있는 콩으로 속을 채우면 우리에게 필요한 아미노산을 모두 섭취할 수 있다. 달걀과 치즈를 먹는 락토오보 베지테리언은 상대적으로 불완전 단백질을 넉넉히 보완할 수 있다. 사람들은 수백 년째 본능적으로 불완전 단백질이 보완되도록 식사를 해왔다. 콩과 쌀을 함께 먹고, 스파게티에 치즈를 더하고, 토스트에 땅콩버터를 바른다. 예전에는 한 끼 식사 안에 다양한 음식을 조합해서 먹어야 한다고 믿었다. 그러나 우리는 이제 꼭 그러지 않아도 된다는 걸 안다. 일상에서 다양하게 잘 섞어 먹으면 우리의 몸이 알아서 살림을 한다. 콩, 퀴노아, 아마란스, 스피룰리나, 메밀, 치아시드 등의 식물은 모든 주요 아미노산을 함유한다. 따라서 두부가 육류 대체 음식으로 큰 명성을 누리는 것이 당연하다. 그러나 애석하게도 최근 들어 두부 알레르기가 늘고 있다.

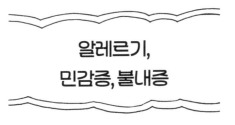

알레르기,
민감증, 불내증

알레르기의 기원론은 소장에서 시작된다. 소장이 단백질을 아미노 산으로 분해하지 않으면 알갱이로 남아 혈액에 흡수되지 못한다. 평소 있는 듯 없는 듯 존재감 없는 아이가 어느 날 예기치 못한 엄청난 일을 벌이는 것처럼 소장에서 림프관이 그렇다. 분해되지 못한 단백질 알갱이가 지방 방울에 갇혀 림프관으로 들어가고 거기서 주의력 깊은 면역 세포에 발각된다. 이 알갱이를 땅콩 알갱이라고 치자. 면역 세포는 땅콩 알갱이를 림프액에서 발견하고 당연히 이 낯선 존재를 공격한다.

만약 다음에 또 땅콩 알갱이를 만나면 이미 훈련이 된 면역 세포들이 더 강력하게 공격할 수 있다. 그러다 언젠가는 땅콩을 입에 넣기만 해도 벌써 면역 세포가 보고를 받고 즉시 무기를 든다. 그 결과 얼굴과 혀가 퉁퉁 부어오르는 등 점점 강력한 알레르기 반응이 나타난다. 우유, 달걀, 땅콩처럼 지방과 단백질이 모두 풍부한 음식물의 알레르기 반응이 이렇다. 그런데 어째서 아침에 먹는 기름진 베이컨에 알레르기 반응을 보이는 사람은 드물까? 그 이유는 간단하다. 우리 몸이 어차피 육류이기 때문에 기본적으로 잘 맞을 수밖에 없다.

글루텐 민감증과 불내증

소장의 알레르기 유발원이 지방만은 아니다. 알레르기 단골 메뉴인 새우, 꽃가루, 글루텐은 지방과 별 상관이 없고 지방이 많은 음식을 먹는다고 해서 알레르기가 더 많이 생기는 것도 아니다. 알레르기의 기원론이 하나 더 있다. 우리의 장벽에는 잠시 동안 투과성이 생기는데, 이때 음식물 찌꺼기가 장 조직과 혈액으로 들어갈 수 있게 된다. 과학자들은 이 이론을 글루텐, 즉 밀 같은 곡물에서 나오는 단백질 혼합물과 연관 짓는다.

곡물 입장에서는 누구에게든 먹히고 싶지 않을 것이다. 먹히지 않고 번식하기 위해 씨앗에 살짝 독을 섞는다. 독이라고 하니까 언뜻 오싹한 느낌이 들지만 그렇게 극단적이진 않다. 곡물의 낱알 약간 먹는 정도는 아직은 양쪽 모두에게 괜찮다. 인간은 날알을 먹으며 잘 살아갈 수 있고 곡물도 아직은 견딜만하다. 번식이 힘들수록 식물은 씨앗에 독을 더 많이 섞는다. 밀은 씨앗이 자라서 번식할 수 있는 시간이 아주 짧기 때문에 걱정이 이만저만이 아니다. 그래서 곤충들의 소화 효소를 억제하는 '글루텐 독'을 섞는다. 메뚜기가 밀 이파리를 많이 먹으면 속이 부대낄 것이고 이때 멈추면 둘 모두에게 좋다.

글루텐은 인간의 장에서 부분적으로 소화되지 않은 채 세포 사이를 비집고 다니면서 세포의 연결을 느슨하게 만든다. 그 결과 밀 단백질이 가지 말아야 할 곳에 가게 되고 면역 체계는 이 행동을 용납하지 않는다. 100명 중 1명이 유전적으로 글루텐 불내증을 앓고 있지만, 그보다 훨씬 더 많은 사람들이 글루텐 민감증을 앓고 있다.

글루텐 불내증인 경우 밀가루 음식을 먹으면 강한 염증이 발생하고, 소장 융모가 파괴되거나 신경계가 약해질 수 있다. 이로 인해 복통과 설사가 잦고 어린이의 경우 성장 발육이 늦거나 겨울에 얼굴이 창백해지기도 한다. 사람마다 이런 증상이 강할 수도 약할 수도 있다. 염증이 약하면 몇 년 동안 아무것도 눈치채지 못할 수도 있다. 그러다 때때로 배가 아프거나 아주 우연히 병원에서 혈액 부족 진단을 받게 된다. 글루텐 불내증이면 밀가루 음식을 완전히 끊는 방법밖에는 없다.

글루텐 민감증인 경우에는 심각한 소장 손상 없이 밀가루 음식을 먹을 수는 있지만 그래도 많이 먹지 않는 편이 좋다. 메뚜기처럼 조금만! 밀가루 음식을 끊는다고 단번에 속이 부대끼거나 더부룩한 느낌이 없어지지는 않는다. 두통이나 관절통이 즉시 사라지지도 않는다. 최소 2주 정도 밀가루 음식을 끊으면 속이 편안한 것을 느낄 수 있다. 종종 밀가루 음식을 끊는 즉시 집중력이 좋아지거나 피로를 덜 느끼는 사람들도 있다. 글루텐 민감증에 대한 연구가 시작된 지 오래되지 않아서 현재로서는 대략 다음과 같이 말할 수밖에 없다. 글루텐 불내증이 음성으로 나왔더라도 글루텐 민감증을 앓는 사람이라면 밀가루 음식을 완전히 끊는 것이 좋다. 소장 융모에 염증이 생기거나 손상되지 않더라도 밀가루 음식이 면역 체계를 괴롭힐 수 있다.

소장의 투과성은 항생제 복용 직후나 과음, 스트레스 때문에 아주 잠깐 높아질 수 있다. 이럴 때만 글루텐 민감증을 보이는 사람이라면 그 증상이 글루텐 불내증처럼 나타날 수 있다. 그러면 얼마 동안은 밀가루 음식을 완전히 끊는 것이 좋다. 글루텐 불내증은 혈구에서 특정 분자가 발견되어야 확진된다. 일반적으로 잘 알려진 혈액형 A, B, AB, O형 외에 이른바 DQ형이 있는데, DQ2형 혹은 DQ8형에 속하지 않으면 글루텐 불내증이 아닐 확률이 높다.

유당 불내증과 과당 불내증

유당 불내증은 알레르기나 민감증이 아니다. 그러나 불내증을 앓으면 몸속에서 음식물이 완전히 분해되지 못한다. 우유의 성분인 유당은 당 분자 두 개로 구성되는데 이 둘을 쪼갤 수 있는 소화 효소는 융기에서 분비되지 않고 소장 세포가 직접 만들어 미세 융모 끝에 발라 놓는다. 유당이 소장 벽에 닿아야만 쪼개져서 흡수될 수 있는 것이다. 몸속에 유당 소화 효소가 없으면 유제품을 먹었을 때 복통, 설사, 복부 팽만감 등 글루텐 불내증 및 민감증의 경우와 비슷한 어려움을 겪게 된다. 그러나 글루텐과 달리 소화되지 않은 유당 알갱이는 소장 벽을 통과해 돌아다니지 않고 계속해서 대장으로 밀려가 대장에서 가스를 만드는 박테리아의 먹이가 된다. 만약 배에 가스가 찼다면 그것은 충분한 먹이에 만족한 박테리아의 감사 인사다. 가스가 차면 불편하지만 유당 불내증은 진단되지 않는 셀리악병(글루텐 자가면역질환)만큼 건강에 해롭지는 않다.

대부분의 사람은 유당을 소화하는 유전자를 가지고 있지만 아주드물게 선천적으로 유당을 소화하지 못하는 사람이 있다. 그런 아기는 엄마 젖을 먹으면 심하게 설사를 한다. 전 인류의 약 75퍼센트는 나이가 들면서 서서히 유당 소화 유전자가 없어진다. 모유나 분유를 더 먹을 필요가 없기 때문이다. 서유럽, 오스트레일리아, 미국을 제외하면 어른이 되어서도 우유를 소화하는 사람은 희귀한 사람에 속한다. 독일과 비슷한 수준의 국가에서는 그사이 유당 없는 유제품이 마트에 등장했다. 최근 조사에 따르면 독일 국민 5명 중 1명이 유당 불내증이기 때문이다. 나이가 많을수록 유당 불내증확률도 높다. 그러나 지긋한 나이에 배에 가스가 차거나 설사가 난다고 해서 그 원인을 습관처럼 마시는 우유에서 찾는 사람은 흔치 않다.

하지만 오해는 금물! 앞으로 우유를 마시지 말라는 말이 아니다. 활동성이 다소 낮아졌을 뿐 아직 소장에는 유당을 분해하는 효소가 남아 있다. 아기 때 유당을 100퍼센트 소화했다면 지금은 10~15퍼센트로 줄었다고 보면 된다. 평소 우유를 먹고 속이 불편한 사람은 본인이 어느 정도까지 괜찮고, 얼마나 마시면 문제가 생기는지 알아낼 수 있을 것이다. 치즈 한 조각, 커피에 올리는 휘핑크림, 과자에 들어 있는 크림 정도는 전혀 문제가 되지 않는다.

독일에서 가장 흔한 음식 불내증도 비슷하다. 독일인의 3분의 1이 과당 불내증으로 불편함을 겪는다. 독일인 3명 중 1명이 과당 소화에 문제가 있다. 공놀이 노래 〈체리 먹기〉의 가사도 과당 불내증에서 유래했다. "체리 먹고 물을 마시면 배가 아파요." 아주 적은 양의 과당에도 거부 반응을 보이는 선천적인 과당 불내증도 있지만 대부분은 과당을 너무 많이 섭취하기 때문에 문제가 생긴다. 많은 사람들이 순진하게도 과당 함유가 설탕 함유보다 더 건강하다고 생각한다. 그래서 식료품 생산자는 기꺼이 정제한 과당을 식품에 사용하고 버젓이 자랑한다. 과당 함유량 증가!

매일 한 개씩 먹는 사과 정도는 아무 문제가 없다. 감자튀김과 케첩, 단맛을 첨가한 요구르트나 통조림 음식을 먹지 않았다면 말이다. 어떤 토마토는 특별히 과당이 많게 재배된다. 게다가 요즘은 세계화와 운송의 발달 덕분에 어디서도 본 적 없는 전 세계의 과일을 마트에서 쉽게 구할 수 있다. 열대 지방에서 온 파인애플이 겨울에 네덜란드 비닐하우스에서 재배된 신선한 딸기 옆에 진열되어 있고, 모로코에서 온 건조 무화과도 있다. 우리가 음식 불내증으로 분류하는 증상은 어쩌면 인간이 수백만 년 동안 경험하지 못한 음식을 한 세대 만에 적응해야 하는 몸이 보이는 정상적인 반응일지도 모른다.

과당 불내증이 일어나는 메커니즘은 글루텐이나 유당과는 다르다. 선천적으로 불내증을 가진 사람은 세포 안에 과당을 처리하는 효소가 부족하다. 이로 인해 과당이 세포 안에 서서히 축적되어 세포의 다른 활동들을 방해할 수 있다. 반면 나이가 들어서 불내증이 생기는 경우는 장의 과당 흡수에 문제가 생긴 것으로 볼 수 있다. 이때 장벽에는 과당을 운반하는 당수송단백체GLUT-5 화물선이 다닐 운하가 별로 없다. 가령 배 한 개를 먹어도 화물선이 과부하에 걸리게 되고 과당은 운반되지 못한 채 대장에 사는 장 박테리아에게 넘어가게 된다.

일부 연구자들은 당수송단백체의 부족이 문제의 근원인지 여전히 논의 중이다. 증상이 없는 사람도 과당을 많이 먹으면 일부를 소화하지 않은 채로 대장으로 보내기 때문이다. 원인은 장 박테리아 구성에 있을 수 있다. 배를 먹은 후 남아있는 과당이 특정 장 박테리아에게 전달되면 이 박테리아는 더 불쾌한 증상을 유발할 수 있다. 여기에 케첩, 통조림 음식, 과일 요거트 등을 많이 먹을수록 불쾌한 증상은 더 심해진다.

과당 불내증은 기분에도 영향을 미칠 수 있다. 당은 여러 영양소가 혈액으로 흡수되도록 돕는 역할을 한다. 특히 필수 아미노산인 트립토판은 소화 과정에서 과당과 결합한다. 만약 우리가 과당을 너무 많이 먹으면 소장에서 과당을 제대로 흡수하지 못하고, 과당과 결합한 트립토판도 흡수하지 못한 채 배출된다. 그런데 세로토닌을 만들려면 트립토판이 필요하다. 세로토닌은 행복 호르몬으로 알려진 신호 물질이다. 결과적으로 세로토닌이 부족하면 우리의 기분이 우울해진다. 평생 모르고 살았던 과당 불내증이 우울함의 원인일 수 있는 것이다. 이 발견이 병원에서 활용되기 시작한 것은 불과 얼마 되지 않았다.

과당이 많은 음식이 기분을 우울하게 할까? 당연하다! 과당 섭취량이 하루 50그램(배 5개 혹은 바나나 8개 혹은 사과 6개)을 넘으면 보통 사람의 절반 이상이 벌써 영양소 운송에 문제를 겪는다. 그보다 더 많이 먹으면 설사와 복통, 배에 가스가 차며 장기적으로 우울증을 앓을 수 있다. 오늘날 미국인의 하루 평균 과당 섭취량이 80그램이다. 우리 부모 세대는 차에 설탕 대신 꿀을 탔고, 인스턴트 음식을 거의 먹지 않았으며 제철 과일로 과당을 하루 16~24그램 섭취했다.

세로토닌은 행복감뿐만 아니라 포만감도 담당한다. 복통 같은 불편한 증상 외에 과당 불내증의 부작용으로 폭식 및 군것질 습관이 생길 수 있다. 다이어트를 위해 샐러드를 먹는 사람에게도 흥미로울 좋은 정보 하나! 마트나 패스트푸드점에서 파는 드레싱에는 액상 과당 시럽이 들어 있다. 과당 불내증이 없는 사람도 이 시럽을 먹으면 포만감을 느끼게 하는 신호 물질이 제 기능을 하지 않는다는 연구 발표가 있다. 같은 열량의 샐러드라도 액상 과당 시럽 대신 직접 만든 올리브유 식초 드레싱이나 요구르트 드레싱과 함께 먹을 때 포만감이 오래 간다.

삶의 모든 영역이 그렇듯 식료품 산업도 계속 변한다. 새로운 변화는 긍정적인 효과와 동시에 부정적인 효과를 내기도 한다. 가령 염장법은 한때 부패한 육류로 인한 식중독을 막아주는 혁신적인 방법이었다. 그래서 수 세기 동안 고기와 소시지를 소금에 절여 저장했다. 이렇게 절인 고기는 빛나는 붉은색을 띤다. 그래서 햄, 살라미, 스팸, 소시지 등을 구우면 생고기를 구웠을 때처럼 갈색이 되지 않고 선명한 붉은 색이 된다. 1980년부터 건강을 위해 소금 사용이 엄격히 제한되었다. 이제 소시지는 1킬로그램당 소금 100밀리그램(1,000분의 1) 이상을 함유할 수 없다. 이후 위암 발병률이 확실히 줄었다. 한때 매우 유용했던 혁신적인 방법을 수정함으로써 많은 것이 개선됐다. 오늘날 현명한 정육점 주인은 소금을 줄이고 비타민 C를 섞어 육류를 안전하게 저장한다.

밀, 우유, 과당의 사용에서도 이런 현대적인 변화가 필요하다. 이런 음식이 식단에 포함되는 것은 좋은 일이다. 그 속에도 우리 몸에 필요한 성분이 있기 때문이다. 그러나 섭취하는 양은 줄여야 한다. 수렵 채집을 했던 우리의 조상들은 매년 자신들의 고장에서 나는 500종에 달하는 다양한 뿌리, 허브, 식물을 먹었다. 그러나 오늘날 우리가 먹는 음식 대부분은 17개 정도의 채소에서 나온다. 우리의 장이 변화에 어려움을 겪는 게 당연하다.

소화 문제는 우리 사회를 두 집단으로 나눈다. 한 집단은 건강에 주의하며 음식을 꼼꼼히 신경 쓰고, 다른 집단은 각종 건강 보조제를 챙겨 먹는 깐깐한 친구 때문에 짜증을 낸다. 두 집단 모두 옳다. 어떤 사람은 불내증 진단을 받은 음식을 먹지 않으면 증상이 호전되는 것을 경험한 후 마치 독이라도 든 것처럼 과일, 곡물, 유제품을 절대 먹지 않는다. 그러나 선천적 불내증이 아닌 이상 이런 행동은 너무 과한 반응이다. 그들에게는 약간의 생크림 소스, 빵 한 조각, 과일 후식 정도는 먹어도 될 만큼의 충분한 소화 효소가 있다.

그러나 음식을 꼼꼼히 신경 쓸 필요도 분명히 있다. 음식 문화의 모든 새로운 변화를 그대로 받아들일 필요는 없다. 아침에도 밀가루, 점심에도 밀가루, 저녁에도 밀가루, 과당이 안 들어간 가공식품이 없다. 과장이 아니다. 수유기가 한참 지났고 몸에 맞지 않는데도 불구하고 계속 우유를 마신다. 정기적인 복통, 잦은 설사, 심한 피로감이 그냥 생기는 게 아니다. 이 증상을 참고 견뎌야 할까? 말도 안 된다! 의사가 셀리악병이나 과당 불내증 진단을 내리지 않았더라도 먹지 않았을 때 속이 편하다면 되도록 먹지 말아야 한다.

항생제 섭취, 과도한 스트레스, 장염 등은 몸이 한동안 특정 음식을 민감하게 받아들이는 전형적인 요인이다. 충분한 휴식으로 건강을 되찾으면 예민한 장도 즉시 정상으로 돌아온다. 해답은 문제의 음식을 평생 끊는 게 아니라 몸이 받아들일 수 있을 만큼 적당히 먹는 것이다.

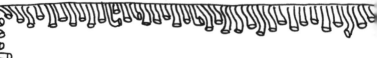

똥에 대해 알아볼까요?

독자 여러분! 드디어 우리의 작품을 다룰 시간이 되었습니다. 자세를 바르게 고쳐 앉고 안경을 썼다면 콧등 위로 바짝 밀어 올리세요. 그리고 차를 크게 한 모금 마시세요! 이제 안전거리를 유지하며 미스터리한 덩어리로 접근해 볼까요?

성분

똥의 대부분이 음식물 찌꺼기라고 생각하는 사람이 많은데 그렇지 않다.

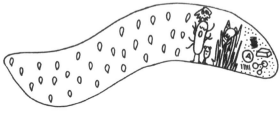

똥은 4분의 3이 물이다. 우리는 똥을 눌 때마다 약 100밀리리터의 수분을 잃는다. 장은 소화 과정에서 약 8.9리터의 물을 흡수한다. 그러므로 우리가 오줌으로 버리는 수분은 절대적인 최대 효율의 결과다. 수분을 약간 남겨서 똥에 보태는 것 역시 최대 효율에 해당한다. 최적화된 수분 함량 덕분에 부드럽게 음식물 찌꺼기를 밖으로 운송할 수 있다.

수분을 뺀 나머지 고체 성분 중 3분의 1이 박테리아다. 그들은 장에서 복무를 마쳤으므로 퇴직하여 밖으로 나온다. 또 다른 3분의 1은 소화되지 않은 식이섬유다. 채소나 과일을 많이 먹을수록 똥이 커진다. 평균 똥 무게가 100~200그램인데 많으면 하루 500그램도 만들어 낼 수 있다. 나머지 3분의 1은 몸이 버리는 잡다한 혼합물이다. 약, 색소, 콜레스테롤 같은 찌꺼기가 포함된다.

색

정상적인 똥색은 갈색에서 황갈색이다. 이런 색의 음식을 전혀 먹지 않아도 똥은 언제나 이런 색이다. 오줌도 마찬가지다. 노란 물을 마시지 않아도 언제나 노란색을 띤다. 이것은 우리가 매일 새롭게 만들어 내는 중요한 생산물인 혈액 때문이다. 초당 240만 개 혈구가 생산되지만 동시에 그만큼 많은 혈구가 버려진다. 이때 붉은색이 먼저 푸른색으로 변하고 그다음 노란색으로 바뀐다. 멍이 들었을 때도 시간이 지남에 따라 이렇게 색이 바뀌는 걸 볼 수 있다. 노란 혈액의 일부가 곧장 오줌에 섞여 밖으로 나온다. 나머지 대부분은 간을 거쳐 대장에 도달하고 박테리아들이 노란색을 갈색으로 바꾼다. 똥 색깔을 보고 건강을 체크할 수 있으니 이 얼마나 고마운 일인가.

밝은 갈색에서 노란색까지: 길버트 증후군Gilbert's Syndrome 때문이다. 혈액을 분해하는 효소가 실력 발휘를 30퍼센트만 해서 대장으로 들어오는 색소가 적다. 독일 국민의 약 8퍼센트가 길버트 증후군인데 이것은 전혀 문제 되지 않는다. 게다가 최근 연구에 따르면 길버트 증후군이 노인의 동맥경화증을 막아준다고 한다. 다만 아세트아미노펜 진통제에 거부 반응을 보이는 부작용이 생길 수 있으므로 가능하면 아세트아미노펜을 먹지 않는 것이 좋다.

박테리아 때문에 노란색 똥이 되기도 한다. 항생제나 설사 때문에 박테리아가 제대로 일을 못 하면 노란색이 갈색으로 바뀌지 않는다.

밝은 갈색에서 회색까지: 간과 대장의 연결 통로가 꺾이거나 (대개 쓸개에) 눌리면 혈액 색소가 똥에 섞이지 못한다. 꺾인 통로는 결코 좋지 않다. 그러므로 똥 색깔이 회색에 가깝다 싶으면 꼭 병원에 가야 한다.

검은색 혹은 붉은색: 응고된 혈액은 검은색이고 신선한 혈액은 붉은색이다. 검은색이나 붉은색 똥이라면 갈색으로 변하는 노란색 피만 섞인 게 아니다. 이런 경우에는 혈구 전체가 섞인 것이다. 치질일 때 보는 밝은 붉은색 똥은 크게 고민하지 않아도 된다. 검은색에 가까우면 병원에서 검사를 받아야 한다(전날 빨간 비트를 먹은 경우는 제외하고).

밀도

1997년에 브리스톨 대변 도표Bristol Stool Chart가 만들어졌다. 인류가 수백만 년 전부터 똥을 눈 걸 생각하면 한참 늦은 감이 있다. 브리스톨 대변 도표는 똥의 일곱 가지 밀도를 보여 준다. 사람들이 대부분 자신의 똥이 어떻게 생겼는지 말하기를 창피해하기 때문에 이 도표는 매우 유용하다. 굳이 자신의 똥 얘기를 널리 떠벌릴 필요는 없다. 모든 얘기를 다 해야 하는 건 아니니까. 그러나 똥 얘기를 꺼리다 보니 건강하지 않은 똥을 누는 사람들조차 자신의 똥이 정상일 거라고 착각하는 문제가 생긴다. 어차피 남의 똥이 어떻게 생겼는지 모르니까. 건강한 사람의 똥은 최적의 수분이 포함되어 아래 표의 형태 3 혹은 4가 된다. 그 외의 형태는 정상이 아니다. 그러면 의사를 찾아가서 몸에 안 맞는 음식물이 있는지 진찰을 받아보거나 변비 치료를 받는 게 좋다. 브리스톨 대변 도표의 오리지널 버전은 영국 브리스톨대학의 켄 히튼Ken Heaton 박사가 만들었다.

형태1: 견과류처럼 분리된 단단한 덩어리들(배변이 어렵다)

형태2: 소시지 모양이지만 덩어리들이 뭉쳐 있음

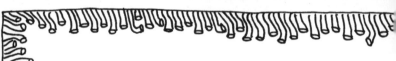

형태 3 : 소시지 모양이지만 표면에 균열이나 갈라짐이 있음

형태 4 : 소시지나 뱀 같고 매끄러우며 부드러움

형태 5 : 가장자리 윤곽이 뚜렷한 부드러운 덩어리들(배변이 쉽다)

형태 6 : 가장자리가 너덜너덜한 조각들, 걸쭉한 죽 같은 변

형태 7 : 단단한 고형물 없이 전체가 묽은 액체

똥의 형태를 보면 소화되지 않은 음식물 찌꺼기가 얼마나 느리게 대장에서 밖으로 나오는지 짐작할 수 있다. 형태 1은 찌꺼기가 밖으로 나오는 데 약 100시간이 걸리고(변비), 형태 7은 10시간이 걸린다(설사). 수분과 고체의 비율이 최적인 형태 4가 가장 좋다. 형태 3이나 형태 4의 똥을 누는 사람은 추가로 똥이 얼마나 빨리 물에 가라앉는지 관찰할 수 있다. 곧장 가

라앉지 않는 것이 좋은데, 만약 곧장 가라앉는다면 소화가 제대로 되지 않아 너무 많은 영양소가 똥에 들어 있다는 뜻이다. 똥이 천천히 가라앉으면 그 안에 가스가 들어 있다는 뜻이다. 장 박테리아가 일을 제대로 한 덕분이고 평소 방귀 때문에 괴롭지만 않다면 좋은 징조다.

독자 여러분! 똥에 대한 얘기는 여기까지입니다. 이제 다시 편안하게 자세를 바꾸고 안경을 익숙한 위치로 내려도 돼요. 대장의 끝, 직장의 업무를 끝으로 첫 장도 끝이 납니다. 이제 생명의 전기, 신경으로 눈을 돌려볼까요?

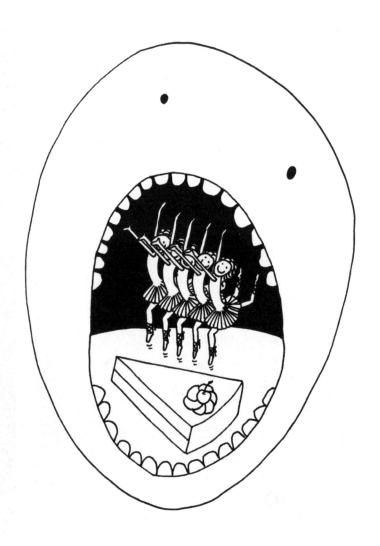

제2장

모든 병은
장에서
시작된다

무의식과 의식이 맞닿아 있는 경계가 있다. 식탁에 앉아 점심을 먹을 때 우리는 불과 몇 미터 떨어진 이웃집에서도 누군가 음식을 먹고 있다는 사실을 의식하지 않는다. 어쩌다 삐걱대는 낯선 소리가 들리면 그제야 벽 너머를 의식한다. 마찬가지로 우리는 몸속에서 온종일 일하는 신체기관을 의식하지 못한다. 케이크 한 조각을 먹는다고 상상해 보자. 입에서 맛을 느끼고 목구멍으로 넘어갈 때만 잠깐 의식할 뿐 그 뒤로는 '펑!' 마술처럼 케이크가 사라진다. 케이크가 사라지는 이 구역을 의학자들은 평활근(식도, 위, 소장, 대장 등 소화기관의 벽에 존재하며 음식물을 이동시키고 소화액 분비와 흡수를 돕는다. ― 옮긴이)이라고 부른다.

우리는 팔뚝에 있는 이두박근에 맘대로 힘을 줬다 풀었다 할 수 있다. 이두박근처럼 맘대로 조종할 수 있는 가로무늬근에는 미세섬유조직이 마치 자를 대고 그린 것처럼 질서정연하다. 반면 평활근 같은 민무늬근은 의식적으로 조종할 수 없다.

민무늬근의 미세섬유조직은 그물처럼 유기적으로 엮여있고 규칙적인 파동으로 움직인다. 혈관은 민무늬근으로 둘러싸여 있기 때문에 창피하면 자신도 모르게 얼굴이 빨개진다. 창피함을 느끼는 순간 민무늬근이 느슨해지면서 모세혈관이 넓어지는 것이다. 스트레스를 받으면 민무늬근이 오그라들어 혈관이 좁아지고, 혈액이 좁아진 혈관을 통과하기 위해 큰 압력이 필요하므로 혈압이 오른다.

장은 세 겹의 평활근 외투를 입고 있다. 그래서 장은 각기 다른 위치에서 믿을 수 없을 만큼 다양한 안무에 따라 움직일 수 있다. 평활근의 안무가는 바로 장 신경계다. 장 신경계는 자립적으로 소화 과정 전체를 조종한다. 그래서 뇌와 연결이 끊겨도 아무렇지 않게 소화 절차에 따라 움직인다. 우리 몸 어디에도 이렇게 자립적인 기관은 없다. 만약 뇌와 연결이 끊어지면 다리는 마비되고 폐는 숨을 쉬지 못할 것이다. 트림이나 방귀 소리가 웃기게 들릴지 모르지만 평활근의 움직임은 발레리나의 동작처럼 섬세하고 우아하다.

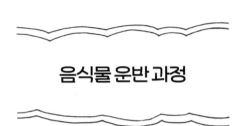

음식물 운반 과정

'펑' 하고 실종된 케이크의 사라지기 전과 후의 과정을 추적해 보자.

눈

케이크 조각에서 튕겨 나오는 빛 입자가 눈의 시신경을 자극한다. 첫인상이 일단 뇌를 통과하여 시각을 담당하는 영역으로 전달된다. 이 영역은 머리를 포니테일로 높게 묶는 지점의 바로 아래에 위치한다. 여기에서 뇌는 신경 신호를 기반으로 케이크 이미지를 만든다. 이제야 비로소 케이크 조각이 제대로 보인다. 이 맛있는 정보는 계속 전달되어 침 센터로 정보가 들어가고 입안에 침이 고이기 시작한다. 위는 보는 것만으로도 벌써 맛있는 케이크에 설레며 위산을 분비한다.

코

코에 손가락을 넣어보면 콧구멍이 안쪽으로 계속 이어진 걸 알 수 있다. 손가락을 넣을 수 없는 안쪽에 후각 신경이 있다. 후각 신경은 점액으로 된 보호막에 덮여 있는데, 우리가 맡은 모든 냄새 분자가 먼저 점액에서 녹는다. 녹지 않으면 후각 신경에 닿을 수 없다.

후각 신경은 전문가들이다. 많은 개별적인 냄새에는 각각의 고유한 수용체가 있는데, 어떤 수용체는 수년간 코안에서 아무런 역할 없이 대기하다가 특정한 냄새 분자가 코안으로 들어왔을 때 역할을 수행한다. 은방울꽃 냄새 분자가 기다리고 있던 수용체에 결합하면, 이 수용체는 자랑스럽게 뇌를 향해 외친다. "은방울꽃!" 그후 수용체는 다시 몇 년 동안 아무 일도 하지 않는다. 참고로 사람은 매우 많은 후각 세포를 가지고 있지만, 개는 우리보다 훨씬 많은 후각 세포를 가지고 있다.

케이크 냄새를 맡으려면 케이크의 각 냄새 분자가 공기에 떠다니다 숨과 함께 콧구멍으로 빨려 들어가야 한다. 달콤한 바닐라 향

분자, 일회용 포크의 플라스틱 분자, 케이크에 첨가된 럼주의 알코올 분자일 수도 있다. 후각기관은 화학적으로 능숙한 냄새 감별사다. 케이크를 포크에 찍어 입으로 가까이 가져올수록 더 많은 냄새 분자가 코안으로 들어간다. 그러다 마지막 순간 알코올 향이 느껴지면 팔이 잠깐 멈칫하고 눈은 다시 점검한다. 그리고 입이 묻는다. "케이크에 술이 들었나? 혹시 상했나?" 괜찮다는 결론이 나면 입을 벌리고 포크를 넣는다. 이제부터 발레 공연이 시작된다.

입

입은 극단적인 특성을 지닌다. 몸에서 가장 강한 근육이 턱 근육이고 가장 움직임이 자유로운 근육이 혀다. 턱과 입이 협력하면 웬만한 음식을 모두 분쇄할 수 있고 민첩한 조작도 할 수 있다. 이들의 가장 좋은 동료는 치아인데, 치아는 인간이 생산할 수 있는 가장 단단한 물질로 이루어져 있다. 그럴 수밖에 없는 것이 턱은 어금니에 최대 80킬로그램의 압력을 가할 수 있다. 80킬로그램이면 성인 남성 한 명의 몸무게와 맞먹는다. 아주 딱딱한 음식을 만나면 입, 턱, 치아가 협력하여 축구팀 전체가 리드미컬하게 뛰는 것처럼 씹어서 목으로 넘긴다. 케이크 조각이면 큰 힘을 들이지 않아도 된다. 어린이 발레리나 몇 명이 폴짝폴짝 뛰는 정도면 충분하다.

씹는 동안에는 혀가 중요한 구실을 한다. 혀는 감독과 같다. 케이크 조각이 비겁하게 현장에서 도망쳐 숨으면 혀가 찾아내서 현장으로 밀어 넣는다. 그러다 걸쭉하게 곤죽이 되면 혀가 케이크 죽 20밀리리터를 낚아채서 식도 무대로 가는 커튼 앞, 즉 연구개(입천장) 쪽으로 민다. 연구개는 스위치처럼 작동한다. 혀로 연구개를 누르면 삼키는 프로그램이 시작되고 입을 다문다. 삼킬 때는 호흡이 방해되기 때문이다. 이제 케이크 죽은 뒤쪽 멀리 인후에 닿는다. 무대 위로 그리고 공연 시작!

인후

연구개와 인두수축근(목구멍 근육)은 이른바 쌍두마차다. 둘은 코로 통하는 출구를 완전히 차단하는 역할을 한다. 그 동작이 어찌나 박력 넘치는지 멀리 밖에서도 문 닫히는 소리를 들을 수 있다. 꼴깍! 이때 성대는 문을 꼭 닫고 잠자코 있어야 한다. 후두덮개가 지휘자처럼 위엄 있게 일어서고(목에서 느껴진다) 입바닥 전체가 내려가며, 강력한 파도가 케이크를 폭풍처럼 밀어내어 식도로 보낸다.

식도

케이크는 식도를 통과하는 데 대략 5초에서 10초가 걸린다. 식도는 케이크가 도착하면 넓어지고 지나가면 다시 좁아지는 식으로 파도 타기 응원처럼 움직인다. 그래서 아무것도 거꾸로 올라갈 수 없다. 자동으로 전진하기 때문에 물구나무를 서도 음식을 삼킬 수 있다.

케이크는 중력에 아랑곳없이 꿋꿋하게 꿀렁꿀렁 제 갈 길을 간다. 브레이크 댄서라면 이 동작을 '뱀 동작' 혹은 '지렁이 동작'이라고 부를 테지만 의학자들은 '연동 운동'이라고 부른다. 식도의 첫 3분의 1은 가로무늬근이다. 즉, 식도의 첫 부분은 아직 우리가 의식할 수 있다는 얘기다. 의식할 수 없는 내부 세계는 양쪽 쇄골이 만나는 작은 홈 뒤에서 시작된다. 여기서부터 식도는 민무늬근이다.

식도와 위 사이에는 고리 모양의 수축근이 막고 있는데 음식을 삼키면 8초 후에 수축근이 열린다. 그리하여 케이크가 거침없이 위 속으로 떨어지면 수축근은 다시 닫히고 인후도 숨을 들이쉰다.

케이크가 입을 통해 위로 가는 길은 최고의 집중력과 좋은 팀워크가 필요하다. 팀워크를 발휘할 주인공은 의식할 수 있는 중추 신경계와 의식할 수 없는 자율 신경계이다. 합동 공연을 위해서는 역시 연습이 필요하다. 그래서 우리는 태아 때부터 삼키는 연습을 한다. 연습을 위해 태아는 매일 양수를 500밀리리터씩 삼킨다. 어쩌다 실수하더라도 문제 될 건 없다. 어차피 완전히 물에 잠겨있기 때

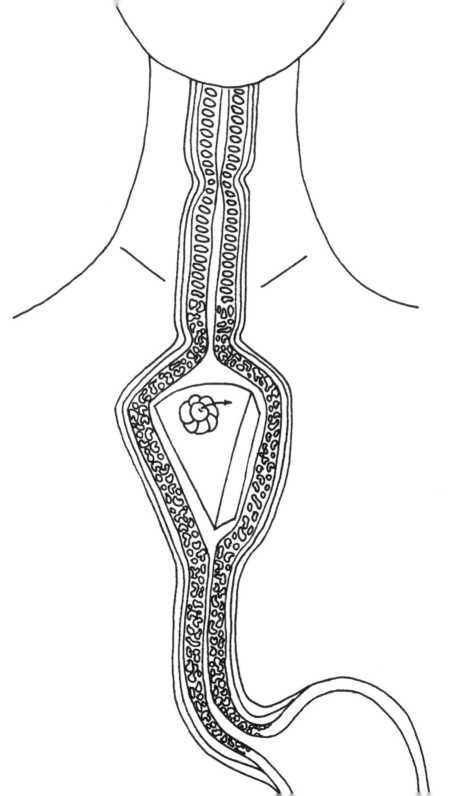

문에 태아의 폐도 물로 가득하다. 양수를 잘못 삼켜 목에 걸릴 일은 없다.

성인이 되면 매일 600번에서 2,000번까지 삼킨다. 이때 20개 이상의 근육이 짝을 지어 일하고 대부분 문제없이 진행된다. 노인이 되면 잘못 삼켜 목에 걸리는 일이 잦아진다. 합동 공연을 해야 하는 근육들이 젊었을 때만큼 정확히 보조를 맞추지 못하기 때문이다. 인두수축근이 엄격하게 시간을 지키지 못하거나 후두덮개 지휘자가 일어서려면 지팡이가 필요하다. 이때 옆 사람은 좋은 의도로 등을 두드리겠지만 그저 늙은 인후를 쓸데없이 놀라게 할 뿐이다. 잦은 기침으로 진을 빼기 전에 미리 전문의를 찾아가 삼키는 근육을 관리하는 것이 좋다.

위

위는 사람들이 생각하는 것보다 훨씬 더 활동적이다. 케이크가 '풍덩' 하고 빠지기 전까지 위는 느긋하게 여유를 즐긴다. 그러다 음식물이 들어오면 다 들어올 때까지 계속 팽창한다. 들어오는 모든 음식을 위해 자리를 만들기 때문에 케이크 1킬로그램과 우유 1리터도 거뜬히 들어간다. 음식의 양에 맞춰 늘어나는 인심 후한 주머니다. 그러나 스트레스나 두려움 같은 감정이 위의 팽창을 방해할 수 있다. 그러면 조금만 먹어도 금세 배가 부르거나 구역질이 난다.

케이크가 위에 도착하면 위벽은 마치 달리기 준비를 하는 다리처럼 빠르게 움직이며 케이크를 밀어낸다. 그러면 케이크는 아름다운 곡선을 그리며 위벽에 부딪히고 다시 튕겨 나오며 아래로 떨어진다. 달려가 밀치는 동작이 합쳐져 꾸르륵 소리를 만들어 내는데, 명치에 귀를 대면 이 소리를 들을 수 있다. 위가 활발하게 흔들리기 시작하면 소화기관 전체가 움직인다. 그러면 장의 내용물도 앞으로 밀려가며 새로운 음식을 위한 공간을 만든다. 그래서 배불리 먹은 뒤 종종 금방 화장실에 가고 싶어지는 것이다.

케이크 한 조각으로 뱃속이 아주 바빠진다. 위는 대략 두 시간 동안 케이크를 이리저리 흔든다. 입에서 씹어서 보낸 음식이 위에서 작은 알갱이로 쪼개져 대부분이 0.2밀리미터 이하의 크기가 된다. 작은 부스러기들은 더는 위벽에 부딪히지 않고 위 끝에 있는 작은 구멍으로 미끄러져 나간다. 이 구멍에도 문지기 역할을 하는 수축근이 있어 위의 출구와 소장의 입구를 지킨다.

빵, 밥, 국수 같은 단순 탄수화물은 금세 소장으로 이동해 피에 흡수되고 즉시 혈당 수치를 높인다. 반면 단백질과 지방은 확실히 위에 오래 머문다. 가령 스테이크 한 조각은 여섯 시간을 위에서 이리저리 부딪히다가 소장으로 넘어간다. 그래서 육류나 기름진 튀김을 먹으면 달콤한 디저트가 간절해지는 것이다. 혈당은 기다리는 걸 싫어하기 때문에 디저트로 얼른 혈당 수치가 높아지길 원한다.

탄수화물이 많은 식사는 빠르게 에너지를 공급해 주지만 단백질이나 지방만큼 포만감이 오래가지는 않는다.

소장

케이크를 위에서 작은 알갱이로 쪼개 소장으로 보내면 소장에서 본격적인 소화가 진행된다. 알록달록 케이크 죽이 소장을 통과하면서 대부분 감쪽같이 소장 벽으로 사라진다. 해리포터가 $9\frac{3}{4}$ 승강대에서 사라지는 것처럼. 소장은 케이크 죽을 주무르고 다지고 융모로 휘저으면서 계속 앞으로 밀어낸다. 현미경으로 보면 소장의 미세 융모들도 종종거리는 작은 발처럼 위아래로 움직이며 일을 거든다. 한마디로 소장에 있는 모든 것이 움직인다.

　누구의 지시인지와 상관없이 소장은 오로지 한 가지 기본 규칙을 따른다. "쉬지 않고 앞으로 전진!" 그리고 이 일은 연동 운동이 책임진다. 한 연구자가 소장 일부를 떼어 내 작은 구멍으로 바람을 불어 넣었더니 소장이 화답하듯 되돌려 뿜어냈다. 이것이 연동 운동의 최초 발견이다. 식이섬유가 풍부한 음식을 먹으면 연동 운동이 활발히 이루어진다. 소화되어 흡수되지 않는 식이섬유가 소장 벽을 밀면 소장 벽은 반갑게 화답하여 반대 방향으로 민다. 이런 소장의 연동 운동으로 음식물이 쑥쑥 앞으로 이동한다.

주의 깊은 케이크 죽이라면 아마 '찌릿' 소리도 들을 것이다. 소장에는 리듬 메이커 세포가 특히 많다. 이 세포가 표정 하나 바뀌지 않고 소장에 전기 충격을 보낸다. 소장 근육은 찌릿할 때마다 몸서리를 치고 클럽에서 음악에 맞춰 춤추듯 '찌릿'에 맞춰 움찔거린다. 그리하여 케이크 죽과 그 찌꺼기가 목적지를 향해 계속 전진한다.

소장은 매우 부지런하고 업무에 철저해서 명확히 예외적인 상황인 토할 때만 업무 중단을 허용한다. 소장은 또 철저한 원칙주의자다. 우리 몸에 안 좋은 것은 절대 받아들이지 않는다. 유해한 것이 소장으로 들어오면 단호하게 돌려보낸다.

이제 케이크 죽은 약간의 찌꺼기를 남기고 모두 혈액 속으로 사라진다. 찌꺼기를 쫓아 대장으로 이동할 수 있지만 그러면 우리는 소리도 내고 종종 오해를 받기도 하는 미스터리한 피조물을 놓치게 된다. 그러니 잠시만 더 소장에 머물도록 하자.

소화를 마치고 나면 위와 소장에는 찌꺼기들만 여기저기 흩어져 있다. 씹히지 않은 옥수수씨, 위산에 녹지 않는 약, 음식물에 섞여 들어온 박테리아, 실수로 삼킨 껌. 소장은 깔끔한 성격으로 만찬 후에 바로 부엌을 청소하는 그런 부류다. 소화 후 두 시간 뒤에 소장을 방문하면 깨끗하게 청소되어 윤이 나고 아무 냄새도 나지 않는다.

소화시킨 후 한 시간이면 소장은 청소를 시작한다. 의학 교재에서는 이 과정을 '이동성 운동 복합체'MMC라고 칭한다. 소장이 청소를 시작하면 위 문지기도 협조해 문을 열고 위에 남은 찌꺼기를 소장 쪽으로 쓸어낸다. 그러면 소장은 강한 파동을 일으켜 찌꺼기를 청소한다. 이 장면이 어찌나 감동적인지 까칠한 과학자들조차 이동성 운동 복합체라는 말 대신 '집안 청소부'라는 표현을 쓰기도 한다.

우리 모두 소장이 집안 청소하는 소리를 들은 적이 있다. 배에서 나는 꼬르륵 소리가 그것인데 이 소리는 위뿐 아니라 소장에서도 난다. 다시 말해 배에서 꼬르륵 소리가 나는 건 배가 고파서가 아니라 소화를 마치고 마침내 청소할 시간이 되었기 때문이다. 위와 소장이 비어 있을 때만 문이 열리고 청소가 시작된다. 위에서 오랜 시간 동안 소화된 스테이크를 먹었다면 아주 오래 기다려야 청소를 시작할 수 있다. 위에서 여섯 시간, 소장에서 여섯 시간, 총 열두 시

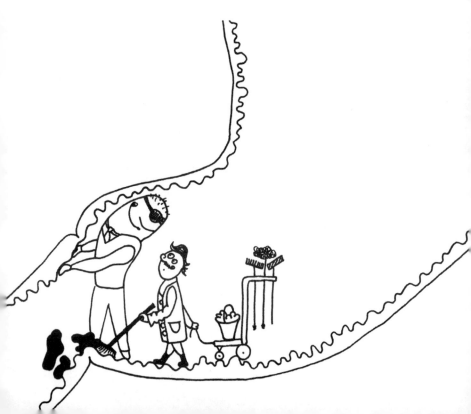

간을 기다려야 비로소 스테이크 뒷설거지가 가능하다. 청소 소리가 항상 들리는 건 아니다. 위와 소장에 공기가 얼마나 있느냐에 따라 어떨 땐 크게, 어떨 땐 작게 소리가 난다. 이때 뭔가를 먹으면 청소는 즉시 중단되고 다시 소화에 집중한다. 군것질로 입이 쉴 틈이 없는 사람은 소장에게 청소할 시간을 주지 않는 것이다. 그래서 학자들은 다섯 시간 간격으로 식사하라고 권한다. 그러나 모두에게 똑같이 다섯 시간이어야 하는지는 증명되지 않았다. 꼭꼭 잘 씹는 사람은 집안 청소를 덜어주고 배에서 나는 꼬르륵 소리로 식사 시간을 알 수 있다.

대장

소장 끝에는 소장과 대장을 분리하는 '회맹판'이라는 문이 있다. 대장은 소장과 완전히 다른 스타일로 일한다. 대장은 느긋하게 시간을 즐기는 편이다. "꼭 앞으로만 가야 하는 건 아니다!" 이것이 대장의 좌우명이다. 그래서 음식물 찌꺼기를 기분 내키는 대로 앞으로도 보내고 뒤로도 보낸다. 그 순간 자신에게 적합하다고 생각되는 방식대로 움직이는 것이다. 대장에는 부지런히 돌아다니는 관리자가 따로 없고 박테리아가 평화롭게 거주한다. 만약 대장으로 소화되지 않은 음식이 흘러들어오면 바로 이 박테리아들이 나서서 처리한다.

대장은 여러 관계자를 다 신경 써야 하므로 일할 때 반드시 여유가 필요하다. 뇌는 때때로 화장실 가기를 참으라 하고, 박테리아는 먹이 먹을 시간이 필요하다 하고, 나머지 신체는 소화 과정에서 사용한 소화액을 돌려 달라고 한다.

케이크가 대장에 도착했을 때는 더 이상 케이크를 연상할 그 무엇도 남아 있지 않다. 사실 무언가 남아 있어도 안 된다. 케이크에서 남아 대장에 들어온 것은 기껏해야 생크림 위에 올려졌던 체리의 섬유질이 전부일 테고, 그밖에 소화액이 있겠지만 소화액은 대장에 다시 흡수된다. 어떤 요인에 의해 우리가 크게 겁을 먹으면 뇌가 대장을 무섭게 닦달한다. 그러면 대장은 충분한 시간을 갖고 액체를 흡수하지 못한다. 그 결과 우리는 설사를 한다.

대장도 원래는 소장처럼 매끈한 호스지만 대장은 늘 진주 목걸이를 흉내 낸다. 실제로 배를 열어보면 대장은 울퉁불퉁하다. 왜 그럴까? 대장이 느리게 춤을 추기 때문이다. 소장과 마찬가지로 대장도 '음식물 죽'을 잘 담아두기 위해 불뚝한 공간을 만든다. 소장과 다른 점은 움직이지 않고 오랫동안 한 포즈를 유지한다는 것이다. 한 포즈로 꼼짝하지 않고 있는 거리의 행위 예술가들처럼 판토마임을 하듯 대장은 잠시 느슨해졌다가 다른 위치에 새로운 공간을 만들고 그 포즈로 다시 오랫동안 꼼짝하지 않는다. 그래서 의학 교재에는 늘 진주 목걸이로 표현된다. 강의실에 붙은 대장 사진을 곁눈질해 봐도 역시 그렇게 보인다.

대장은 하루 서너 번 정도 기운을 차리고 음식물 찌꺼기를 의욕적으로 밀어낸다. 그래서 하루 서너 번씩 큰일을 볼 수도 있다. 일반적으로는 하루 한 번이면 족하다. 통계적으로 보면 일주일에 세 번까지도 건강한 영역이다. 여성의 대장이 남성의 대장보다 살짝 더 느긋하다고 알려져 있는데, 그 이유는 의학자들도 아직 모른다. 다만 호르몬 때문은 아니다.

케이크가 입으로 들어가 똥이 되는 데 평균 하루가 걸린다. 빠르면 여덟 시간 만에도 가능하고, 느리면 사흘 반나절이 걸리기도 한다. 케이크의 일부가 다른 것들과 섞여 12시간 혹은 최대 42시간 후에 대장 휴게소를 떠난다. 대변의 밀도가 적당하고 특별한 병이 없다면 약간 더 늦어져도 크게 걱정할 것 없다. 네덜란드의 한 연구에 따르면 하루 한 번이나 그보다 약간 더 드물게 변기에 앉는 사람 혹은 이따금 변비 경향이 있는 사람은 직장에 병이 생길 위험이 거의 없다고 한다. 그러니 '휴식 속에 힘이 있다'라는 대장의 모토를 믿어도 좋다.

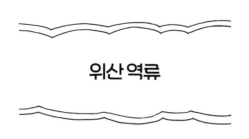

위산 역류

위의 민무늬근도 다리의 가로무늬근처럼 잘 나가다 스텝이 꼬여 삐 끗할 수 있다. 그런데 이때 위산이 엉뚱한 곳에 쏟아지면 큰일이다. 위산과 소화 효소가 식도까지 올라오면 속이 쓰리고 인후까지 올라 오면 소위 말하는 신물이 넘어온다.

위산이 역류하는 원인은 근육을 조종하는 신경의 문제로 다리가 삐끗해 넘어지는 것과 비슷하다. 길을 걷다가 움푹 파인 곳을 시신 경이 못 보면 다리근육 신경이 잘못된 정보를 받고 평평한 길처럼 걷다가 넘어진다. 마찬가지로 소화 신경이 잘못된 정보를 받고 위 산을 가둬두지 않아 거꾸로 흐르게 된다.

식도에서 위로 가는 길은 아주 험해서 넘어지기 쉽다. 식도를 좁히고, 횡격막을 단단히 붙잡고, 일부러 빙 돌아 위와 연결하며 조심하는데도 종종 뭔가 잘못된다. 독일 사람의 약 25퍼센트가 속이 쓰리거나 신물이 올라오는 경험을 한다. 이 증상은 최근에 발생한 문제가 아니다. 수백 년 전과 비슷한 방식으로 생활하는 유목민도 비슷한 비율로 위산 역류와 속쓰림으로 고생한다.

문제의 핵심은 식도와 위에서 서로 다른 두 신경계, 뇌에서 나온 중추 신경계와 소화기관의 자율 신경계가 긴밀하게 협력해야 한다는 사실이다. 중추 신경계는 식도와 위 사이에 있는 수축근을 조종하며 뇌는 위산 생산에 영향을 미친다. 자율 신경계는 식도가 규칙적인 파도타기를 하면서 음식물을 아래로 보내고, 하루 수천 번씩 침을 삼켜 식도를 깨끗하게 유지하도록 한다.

기본적으로 두 신경계의 작동을 정상화해야 속이 쓰리지 않고 신물이 넘어오지 않는다. 우선 껌을 씹거나 차를 마시면서 자율 신경계에 올바른 방향을 일깨워 준다. "후퇴하지 말고 전진!" 그리고 휴식을 취함으로써 뇌가 여유를 가지고 중추 신경계에 명령을 내리게 한다. 그러면 수축근을 잘 닫아두어 신물이 덜 올라온다.

담배를 피우면 음식을 먹을 때 자극되는 뇌 부위가 자극된다. 그래서 담배를 피우면 기분은 편안해질지언정 빈속에 위산이 분비되고 식도의 수축근이 열린다. 위산 역류와 속쓰림에 담배가 한몫하는 셈이다.

임신 호르몬도 담배와 똑같은 혼란을 유발할 수 있다. 분만 때까지 자궁을 부드럽게 유지하는 임신 호르몬이 식도의 수축근에도 영향을 미친다. 결과적으로 문이 단단히 잠기지 않아 위산이 아래에서 압력을 받고 위로 올라오게 된다. 그래서 임신 호르몬이 들어 있는 피임약의 부작용이 위산 역류인 경우가 많다.

흡연이나 임신 호르몬에서 보듯이 신경은 우리 몸 안에 유기적으로 얽혀있고 주변의 모든 물질에 반응한다. 그래서 의사들은 초콜릿, 매운 양념, 술, 설탕, 커피 등 수축근이 약해질 수 있는 음식을 줄이라고 권한다. 이런 음식이 모든 사람에게 위산 역류를 일으키는 것은 아니다. 미국의 연구팀은 자신의 신경이 어떤 음식에 예민하게 반응하는지 확인할 방법을 개발했다. 그러면 불필요하게 모두 끊지 않아도 된다.

인체 부작용 때문에 사용 승인을 받지 못한 약물이 있는데 이 약물 덕분에 흥미로운 사실이 밝혀졌다. 이 약물은 글루탐산glutamic acid이라는 물질의 역할을 방해한다. 글루탐산은 신경을 자극하는 역할을 하는데 이 약물이 신경 자극을 막는 것이다. 많은 사람이 화학 감미료로 알고 있는 글루탐산이 우리의 신경에서도 분비된다. 글루탐산은 혀 신경에서 맛 신호를 강화하는데, 이는 위에 혼란을 일으킬 수 있다. 위 입장에서는 글루탐산이 몸속 신경에서 분비된 것인지, 중국 음식에서 온 것인지 헷갈리기 때문이다. 그러므로 직접 자신의 몸에 실험해 보고 싶다면 글루탐산이 풍부한 음식을 일정 기간 끊어보면 된다. 마트에서 안경을 꺼내 쓰고 깨알같이 적힌 성분표를 살펴 글루탐산을 찾아내야 한다. 종종 글루탐산나트륨 혹은 그 비슷한 외계어에 숨어 있을 때도 있다. 글루탐산이 풍부한 음식을 끊었을 때 위산 역류가 멈추면 좋은 일이다. 별로 달라진 것이 없어도 얼마간은 건강하게 먹었으니 역시 좋은 일이다.

일주일에 한 번 이하로 신물이 넘어오는 사람은 약국에서 파는 제산제로 효과를 볼 수 있다. 약국에 가기 싫으면 집에서 감자즙을 내려 먹어도 좋다. 그러나 위산을 중화시키는 것이 장기적으로 좋은 해결책은 아니다. 위산은 알레르기 항원과 음식에서 나온 나쁜 박테리아를 죽이고 단백질 소화에 도움을 준다. 어떤 제산제에는 알루미늄이 함유되어 있어 주의해야 한다. 알루미늄은 우리 몸에게 매우 낯선 성분으로 많이 먹어선 안 된다. 안내문에 적힌 용량을 엄격히 지키자.

또한 제산제는 아무리 길어도 4주 이상 먹지 않는다. 이 충고를 귀담아듣지 않으면 얼마 지나지 않아 위산을 돌려받으려는 고집스러운 위를 만나게 될 것이다. 위는 제산제를 무력화하고 다시 산성이 되기 위해 더 많은 위산을 생산한다. 그러므로 제산제는 절대 장기적인 해결책이 아니다. 위염 같은 다른 위산 현상에도 아니다.

제산제를 먹었는데도 차도가 없다면 혈액 검사를 통해 신체에 이상이 없는지 확인해야 한다. 검사 결과에 이상이 없으면 위산 분비 억제제를 처방할 수 있다. 위산 분비 억제제는 위 세포가 위산을 분비하지 못하게 방해한다. 때때로 위에 위산이 없는 경우가 생기겠지만 우선은 위산 공격으로부터 위와 식도를 잠시 쉬게 하는 게 목적이다.

또한 밤에 신물이 넘어오면 30도 정도 상체를 일으켜 눕는 것이 좋다. 각도를 재가며 베개를 쌓는 것이 재밌는 저녁 놀이가 될 수 있겠지만, 의료기 상점에 이미 각도를 맞춰 만들어 놓은 베개가 있다. 상체를 30도 일으켜 눕는 것은 심장 순환계에도 아주 좋다. 내가 다니는 대학의 병리학 교수가 대략 30번은 말했을 정도로 중요하다. 그는 심장 순환계 전문가이고 좀처럼 같은 말을 반복하지 않기 때문에 나는 이 말을 진심으로 믿는다. 교수의 이름을 들으면 자동으로 그가 상체를 세우고 잠자는 모습을 상상하게 된다.

음식을 삼키기 어렵거나, 체중이 갑자기 줄거나, 몸이 자주 붓거나, 여러 형태의 출혈로 잠을 이룰 수 없다면 위 내시경을 아무리 싫어해도 더는 미뤄선 안 된다. 역류에서 진짜 위험은 쓰리고 시큼한 위산이 아니라 소장에서 위를 거쳐 식도까지 올라오는 담즙이다. 담즙은 전혀 쓰리지 않지만 위산보다 훨씬 나쁜 결과를 낳는다. 다행히 역류를 겪는 사람들 중에 위산에 담즙이 섞여 있는 사람은 극히 드물다.

담즙산은 식도 세포를 대혼란에 빠트린다. "내가 지금 정말 식도에 있는 거 맞나? 계속 담즙이 나오잖아. 혹시 내가 소장 세포인데 지금까지 모르고 있었나? 이런 창피한 일이!" 그 결과 모든 일을 바로잡고 싶은 식도 세포가 위 세포 혹은 소장 세포로 변이한다. 식도 세포의 혼란은 큰 문제를 야기하는데 변이 세포가 엉뚱한 프로그램을 따라 통제에서 벗어나 제멋대로 자랄 수 있기 때문이다.

신물이 넘어오고 속이 쓰린 건 대부분 큰 문제가 아니지만 확실히 성가신 일이다. 길을 가다 넘어지면 얼른 일어나 옷매무새를 바로잡고 머리를 살짝 흔들어 충격을 가라앉힌 다음 다시 가던 길을 가면 된다. 마찬가지로 위산이 역류하면 물을 몇 모금 마셔 위산을 올바른 방향으로 돌려보내고, 때에 따라 중화시킬 수도 있다. 그러나 무엇보다 속도를 조금 줄여 넘어지지 않는 게 제일 좋다.

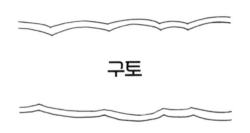

구토

곧 토할 사람 백 명을 한자리에 모으면 매우 다채로운 그림이 나올 것이다. 14번이 롤러코스터에 앉아 만세를 부르고, 32번이 맛있어 보이는 달걀 샐러드를 보고 군침을 흘린다. 77번은 놀란 얼굴로 임신 테스트기를 움켜쥐고, 100번은 복약 안내문에서 '속이 메스껍거나 구토가 날 수 있습니다'라는 글귀를 읽는다.

구토는 위의 스텝이 꼬이는 게 아닌 철저한 계획에 따라 진행된다. 가히 걸작이라 할 만큼 절묘하게. 수백만의 작은 수용체가 위의 내용물을 점검하고 혈액을 조사해 뇌가 보내는 신호를 감지하면 온갖 정보가 거대한 신경 섬유 조직에 모여 뇌로 전송된다. 뇌는 정보를 분석해 경보음의 빈도에 따라 토할지 말지를 결정한다. 그러면 뇌가 엄선된 근육에 지시를 내리고 근육은 지시를 따른다.

한자리에 모인 백 명이 구토할 때 엑스레이를 찍으면 똑같은 사진 100장이 나온다. 경보음을 들은 뇌가 구역질 담당을 깨우고 신체 스위치를 위기 상황에 맞춘다. 그러면 뺨에 있던 혈액이 배로 이동해 얼굴이 창백해진다. 혈압이 낮아지고 심장박동이 느려진다. 마지막으로 침이 구토를 예고한다. 뇌가 입에 문제 상황을 알리자마자 입은 침을 대량으로 생산한다. 소중한 치아를 위산으로부터 보호해야 하기 때문이다.

먼저 위와 소장이 긴장한 듯 작은 파동을 일으키며 몸을 떤다. 그리고 살짝 충격에 휩싸여 음식물을 역방향으로 밀어 올린다. 그곳은 의식할 수 없는 민무늬근 영역이기 때문에 우리는 이런 역행을 느끼지 못한다. 그러나 많은 사람이 토할 봉지나 장소를 찾아야 할 순간임을 직감적으로 안다.

위가 비었다고 구토를 막을 수 있는 건 아니다. 소장도 똑같이 음식물을 거꾸로 밀어 올린다. 이때는 소장 음식물이 위로 돌아오도록 위 문지기가 특별히 문을 열어 둔다. 구토는 모두가 협력하는 큰 계획이다. 소장이 갑자기 위에게 음식물을 돌려보내면 이 압력이 위 신경을 자극하고 위 신경은 다시 뇌에 있는 구토 센터에 신호를 보낸다. "알았다 오버!" 이제 토할 준비가 끝났다.

폐가 숨을 깊이 들이쉬고 기도가 닫힌다. 위와 식도 사이의 수축근이 열리면서 "우웩!" 횡격막과 복근이 치약을 짜듯이 아래에서 위로 누른다. 밀려 올라온 음식물이 밖으로 쏟아진다. 강력하게 계속해서!

왜 구토를 할까?

구토는 인간의 특별한 능력이다. 우리처럼 토할 수 있는 동물로는 원숭이, 개, 고양이, 돼지, 물고기 그리고 새가 있다. 반면 쥐, 햄스터, 토끼, 말 등은 토할 수 없다. 토하기에는 그들의 식도가 너무 길고 좁으며 토할 능력이 있는 신경이 없다.

　토할 수 없는 동물은 먹이를 먹을 때 각별히 주의해야 한다. 그래서 쥐들은 먹이를 갉아 먹는다. 조금 갉아서 테스트해 보고 괜찮으면 계속 조금씩 갉아 먹는다. 테스트 샘플에 독이 있으면 헛구역질이 나고 먹을 수 없는 음식임을 알게 된다. 또한 쥐들은 간에 독을 분해하는 효소가 많아 뛰어난 해독 능력을 갖추고 있다. 그런데 말은 쥐처럼 갉아 먹을 수가 없다. 어쩌다 말의 소장에 해로운 것이 들어가면 생명이 위험할 수 있다. 그러므로 우리는 다급하게 변기 위에 엎드릴 수 있는 것을 자랑스러워해도 된다.

　토하는 동안 잠깐 반성의 시간을 가질 수 있다. 32번이 먹은 달걀 샐러드가 위를 잠깐 여행하고 다시 나왔을 때 달걀, 콩, 파스타 등이 놀랍도록 제 모습을 잘 보존하고 있다. 32번은 신음하며 생각

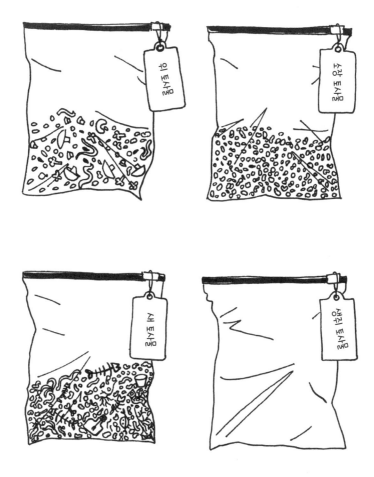

한다. '내가 정말 엉망으로 씹어서 삼켰군!' 잠시 후 두 번째 큰 파도가 밀려오고 아까보다는 다소 적은 양이 나온다. 어떤 음식인지 알아볼 수 있는 조각이 토사물에 들어 있으면 소장이 아니라 위에서 왔을 확률이 매우 높다. 곱게 으깨져 있을수록, 쓴맛이 강할수록, 노란색에 가까울수록 소장에서 왔을 확률이 높다. 형체를 알아볼 수 있는 음식물을 보면 제대로 씹지 않은 것을 반성해야 하지만, 적어도 위에서 일찌감치 거부한 덕분에 소장까지는 가지 않았다는 사실에 뿌듯할 수 있다.

구토 방식에도 몇 가지 정보가 들어 있다. 예고 없이 갑자기 강력한 파도로 밀려 오면 그것은 바이러스 때문이다. 우리 몸의 신중한 센서들이 몸에 진입하는 병원체의 수를 헤아리다가 너무 많다 싶으면 급브레이크를 밟는다. 어지간하면 면역 체계가 나서서 처리하겠지만 너무 많으면 어쩔 수 없이 근육이 나서야 한다.

나쁜 음식이나 술에 의한 식중독이면 역시 구토가 강력한 파도로 밀려 오지만 정정당당하게 구역질 신호를 먼저 보낸다. 구역질은 또한 무엇이 나쁜 음식인지 알려 준다. 32번은 앞으로 달걀 샐러드를 멀리하게 될 것이다.

롤러코스터를 탔던 14번도 달걀 샐러드를 먹은 32번과 똑같이 토하기 전에 속이 메슥거린다. 롤러코스터 탑승자의 구토는 차멀미와 같은 원리다. 독이 든 음식을 먹지 않았는데도 토사물이 발이나 장갑에 떨어지거나 바람을 타고 바로 뒷유리창에 뿌려진다. 뇌는 기본적으로 우리의 몸을 철저하고 신중하게 감시한다. 어린아이의 뇌는 특히 더하다. 현재 차멀미에 대한 가장 기본적인 설명은 이렇다. 눈이 보내는 정보와 귀가 보내는 정보가 확연히 다르면 뇌는 어느 것이 잘못된 정보인지 모르기 때문에 일단 할 수 있는 모든 비상 대책을 써본다.

자동차나 기차에서 책을 읽으면 눈은 "움직임이 거의 없다"라고 보고하고, 균형 감각은 "움직임이 아주 많다"라고 보고한다. 운전 중에 창밖으로 지나가는 나무들을 보면 우리가 차 안에서 머리를 조금만 움직여도 나무들이 더 빠르게 지나가는 것처럼 보인다. 이 또한 뇌를 혼란스럽게 만든다. 눈과 균형 감각의 불일치는 뇌가 중독 상태에서만 경험하는 것이다. 그래서 술을 너무 많이 마시거나 약물을 복용한 사람은 움직이지 않고 가만히 앉아 있어도 움직임을 느낀다.

근심, 스트레스, 두려움 같은 감정도 구토를 일으킬 수 있다. 우리는 매일 아침 스트레스 호르몬 CRF(부신피질자극호르몬방출인자)로 안전 패드를 깔아 힘든 하루를 대비한다. CRF 덕분에 저장해 둔 에너지를 뽑아 쓸 수 있고 면역 체계가 과잉 반응하지 않으며, 햇볕에서 피부를 보호하기 위해 검게 그을릴 수 있다. 상황이 심각해지면 뇌는 CRF를 추가로 더 많이 분비한다.

CRF는 뇌 세포뿐만 아니라 위와 소장 세포에서도 만들어진다. 위와 소장에서도 CRF 분비는 스트레스와 위협을 뜻한다. 위와 소장은 다량의 CRF를 감지하면 어디서 왔는지는 상관하지 않는다. 둘 중 하나가 스트레스와 위협 상황에 있다는 정보만으로도 벌써 설사, 구역질, 구토가 난다.

뇌에 스트레스가 있을 때 소화 에너지를 절약하기 위해 구토를 통해 음식물 찌꺼기를 몸 밖으로 내보낸다. 절약한 소화 에너지는 뇌가 스트레스 문제를 해결하는 데 사용한다. 장에 스트레스가 있을 때도 구토를 하는데, 이는 독성이 있거나 장이 제대로 소화할 수 없는 상황이기 때문이다. 두 상황 모두 편안하게 소화할 상태가 아니라는 뜻으로 구토가 이점이 될 수 있다.

새는 구토를 방어 기술로 쓴다. 토하는 동물을 공격하진 않을 테니까. 환경학자들이 새를 연구에 이용하기도 한다. 환경학자들이 새 둥지에 접근하여 작은 토사 봉지를 들이댄다. 그러면 새는 정확히 봉지 안에 토한다. 환경학자들은 실험실에서 슴새의 토사물을 분석해 중금속이 얼마나 들었는지, 어떤 물고기를 먹었는지 알아내고 그것으로 자연 환경이 얼마나 건강한지 알 수 있다.

구토를 줄이는 5가지 방법

1. 멀미가 날 때는 멀리 지평선을 본다. 그러면 눈의 정보와 균형 감각의 정보를 일치시킬 수 있다.

2. 헤드폰으로 음악을 듣거나 옆으로 눕는 등 긴장을 푸는 기술을 활용하면 어느 정도 도움이 된다. 뇌에 안전하다는 신호를 보냄으로써 경계 태세를 풀게 하는 전략이다.

3. 생강을 먹는다. 여러 연구로 생강의 효과가 증명됐다. 생강이 구토 센터를 방해해 구토 자극을 막는다. 생강 맛이 나는 화학 감미료는 소용없다. 진짜 생강즙이 들어 있어야 한다.

4. 약국에서 파는 구토 억제제가 생강처럼 구토 센터에 있는 수용체를 막을 수 있다. 구토 억제제는 위와 소장의 신경을 마비시키거나 특정 경보음을 억제한다. 경보음을 억제하는 약은 알레르기 약처럼 경보 물질인 '히스타민'을 억제한다. 히스타민을 억제하면 뇌는 피곤함을 느끼기 때문에 구토 억제제는 뇌에 강한 자극을 줄 수 있다.

5. P6! 현대 의학에서 인정하는 혈 자리다. 혈 자리에 침을 놓으면 구역질과 구토가 가라앉는다는 연구 결과가 40개 이상이나 발표되었다. 당연히 플라세보 효과보다 더 나은 결과를 보여 준다. P6 혈 자리는 손목에서 두세 손가락 밑, 팔목에 도드라진 두 힘줄 사이에 있다. 당장 침을 놔 줄 사람이 옆에 없으면 좋아질 때까지 그 자리를 부드럽게 쓰다듬는다. 전통 중국 의학에 따르면 P6 혈 자리는 팔을 거쳐 심장을 관통하고 횡격막을 이완하며 위나 골반까지 이어지는 맥을 깨운다고 한다.

다섯 가지 조언이 모든 구토에 효과가 있는 건 아니다. 생강, 구토 억제제, P6 같은 방법이 도움이 될 수도 있다. 감정적 원인의 구토라면 마음속 새에게 안전한 둥지를 지어주는 것이 제일 좋은 방법이다. 긴장 완화 기술이나 최면 치료(의심스러운 최면술사가 아니라 진짜 전문가에게!)의 도움으로 신경을 훈련해 강철 멘탈이 될 수도 있다. 자주 오래 연습할수록 점점 나아진다. 사소한 스트레스나 시험은 과민하게 신경 쓰지 않으면 덜 위협적일 것이다.

구토는 몸속에서 주는 벌이 아니다! 오히려 위와 장 그리고 뇌가 마지막까지 우리를 위해 희생한다는 증거다. 미처 감지하지 못한 음식물의 독으로부터 우리를 보호하고, 여행 시 눈과 귀의 불협화

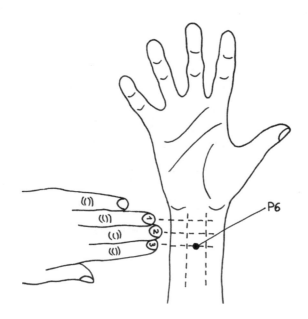

음에 재빨리 대처하고, 문제를 해결하기 위해 에너지를 아끼는 행위다. 구역질은 미래를 위한 나침반이다. 우리에게 무엇이 좋고 나쁜지 알려 준다.

구토 자극이 어디서 오는지 정확히 모른다. 그러니 그냥 믿는 것이 제일 좋은 방법이다. 무언가 잘못된 음식을 먹었지만 구토가 나지 않을 때도 우리 몸을 믿는 것이 제일 좋다. 이럴 때 목구멍에 손가락 넣기, 소금물 마시기, 위세척 같은 인위적인 방법으로 강제로 토하는 건 좋지 않다. 산성이거나 거품이 나는 화학 제품을 삼켰을 때 강제로 토했다가 더 심각한 화를 초래할 수 있다. 이를테면 거품이 폐로 들어가거나 산이 식도를 두 번이나 태울 수 있다. 강제 구토는 1990년대 말 이후로 응급 의학에서 퇴출 당했다.

자연적인 구토는 수천 년 된 프로그램이 의식에게서 지휘권을 빼앗아 오는 행위다. 우리의 의식은 이런 명백한 권력 상실에 때때로 분노하고 충격을 입는다. 정신이 말짱할 때 의식이 테킬라를 마시기로 결정했고 그 결과 이런 사달이 났다. 의식이 화를 불렀기 때문에 군말 없이 물러나 있을 수밖에 없다. 그러나 불필요하게 과민하여 구토가 났다면 의식은 다시 협상 테이블에 앉아 구토에 대항할 조커 카드를 꺼낸다.

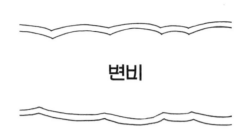

변비

변비는 (   )와 같다. 뭔가를 기다리는데 그냥 (   )이다. 기다리는 그것을 위해 때로는 정말이지 세게 힘을 주어야 한다. 이 모든 수고의 대가로 이따금 아주 조금 •••을 본다. 그러나 이것 역시 아아아아아주 드문 일이다.

독일 국민의 10~20퍼센트가 변비를 앓는다. 어디 가서 변비 명함을 내밀려면 다음의 조건 중 적어도 두 개를 충족해야 한다. 일주일에 세 번 이하로 변기에 앉고, 네 번 중 한 번은 특히 힘들고, 그나마 토끼 똥(•••) 같고, 힘을 줘야만 겨우 나오고, 약이나 트릭을 써야 성공하고, 중간에 끊은 것처럼 찜찜한 상태에서 화장실을 나온다.

변비 상황에서는 장 신경과 근육이 한 가지 목표를 위해 협력하지 않는다. 소화와 운송은 여전히 보통 속도로 진행된다. 다만 대장의 끝인 직장에서 뜻이 모이지 않는다. "당장 밖으로 내보내야 한다!", "아니다. 기다려야 한다!"

변비를 판정하는 기준은 '얼마나 자주'가 아니라 '얼마나 힘든가'이다. 사실 큰일을 보는 장소는 조용하고 편안해야 한다. 그렇지 않으면 밀어내기 한판이 순조롭지 못하다. 변비에도 수준 차가 있다. 여행 변비, 아프거나 스트레스를 받았을 때의 일시적 변비, 장기적으로 지속되는 질긴 변비.

'우리 집 화장실이 아니야' 증후군

거의 2명 중 1명이 여행 중에 변비로 고생한다. 특히 여행 첫날에 제대로 볼일을 못 본다. 여러 원인이 있겠지만 대부분은 같은 이유다. 장은 습관이 중요하다는 것! 장 신경은 우리가 언제 어디서 무엇을 주로 먹는지 알고 있다. 우리가 얼마나 많이 움직이고 얼마나 자주 물을 마시는지 알고 있다. 언제가 낮이고 밤인지, 우리가 언제 화장실에 가는지 알고 있다. 모든 것이 평소처럼 진행되면 장 신경은 활기차게 일하고 장 근육을 깨워 소화시킨다.

여행할 때 우리는 여러 가지를 신경쓴다. 열쇠를 챙기고, 가스레인지 밸브를 잠갔는지 확인하고, 뇌의 기분을 달래기 위해 책이나 음악을 준비한다. 다만 거의 항상 한 가지, 장을 잊는다. 장은 우리와 동행하지만 갑자기 우리에게 버림받는다.

여행을 가면 하루 종일 처음 먹어보는 음식을 먹는다. 평소 점심을 먹던 시간에 우리는 교통 체증으로 길 위에 있거나 티켓 창구에 서 있다. 화장실에 자주 가는 것이 귀찮아 평소보다 물을 적게 마시는 것으로 모자라 기내 공기는 우리 몸의 수분을 가져간다. 여기에 밤낮이 바뀌는 시차 문제도 추가된다.

장 신경은 이런 예외적인 상황을 감지한다. 혼란스럽지만 괜찮다는 신호가 올 때까지 일단 참고 기다린다. 혼란스러운 나날에도 장은 성실히 일하여 성공적으로 배변 욕구를 신고하지만, 당장 상황이 맞지 않아 우리는 그냥 참는다. 상황이 맞지 않다는 건 종종 '우리 집 화장실이 아니야' 증후군 때문이다. 이 증후군이 있는 사람은 낯선 화장실에서 볼일을 못 본다. 도저히 참을 수 없을 때만 공중 화장실에 가고, 화장지로 비싼 방석을 만들어 깔거나 변기에 앉지 않고 느낌상 10미터 간격을 두고 엉거주춤 기마 자세를 취한다. '우리 집 화장실이 아니야' 증후군이 아주 강할 때는 이것조차 안 된다. 장을 위해 큰일을 완수할 만큼 충분히 긴장을 풀 수가 없다. 결국 휴가든 출장이든 여행이 아주 힘들어진다.

장에게 용기를 주어 다시 일할 수 있게 함으로써 변비 기간을 줄이거나 완화할 수 있는 간단한 요령 몇 가지를 알아보자.

1. 장을 토닥여 격려하는 음식이 있으니 바로 식이섬유다. 식이 섬유는 소장에서 소화되지 않고 대장으로 가서 벽을 가볍게 노크하여 운송물이 왔음을 알린다. 차전초(질경이) 껍질과 이것보다 약간 더 맛있는 자두가 변비에 으뜸으로 좋다. 둘 다 식이섬유뿐 아니라 수분을 대장으로 끌어들이는 효과도 있어 변이 더 부드러워진다. 확실한 효과가 나타나려면 대략 2~3일이 걸리므로 여행을 떠나기 하루 전에 혹은 여행 첫날에 먹는 것이 좋다. 여행 가방에 자두 넣을 공간이 없다고? 그렇다면 약국이나 마트에서 식이섬유 알약이나 가루약을 사면 된다. 식이섬유 30그램은 넣었는지도 모를 만큼 가볍다. 하루 30그램이면 충분하다.

효과를 높이고 싶다면 물에도 신경을 써야 한다. 물에 안 녹는 식이섬유는 장 근육의 활기찬 운동을 독려하지만 종종 복통의 원인이 되기도 한다. 반면 물에 녹는 식이섬유는 장 근육을 독려하는 힘이 세지는 않지만 내용물을 부드럽게 만들어 장의 부담을 덜어준다. 자연은 이것을 아주 노련하게 설계하여 배합했다. 식물의 껍질에는 물에 안 녹는 식이섬유가 많고 과즙에는 물에 녹는 식이섬유가 많다.

물을 충분히 마시지 않으면 식이섬유를 아무리 많이 먹어도 소용이 없다. 물이 없으면 식이섬유는 그저 단단한 덩어리에 불과하다. 물이 있어야 공처럼 부풀어 오르고 심심하게 있던 장 근육도 할 일이 생긴다.

2. 물은 필요한 만큼만 마시면 된다. 물을 이미 많이 마셨다면 더 마신다고 더 나아지지 않는다. 그러나 몸에 수분이 부족하면 얘기는 달라진다. 장이 음식물에서 더 많은 물을 가져가고 결국 음식물 찌꺼기가 딱딱해져 배변을 힘들게 한다. 아이들의 경우 열이 나면 몸의 수분이 많이 증발하여 장 활동이 멈춘다. 비행기를 오래 타도 건조한 기내 공기 때문에 몸의 수분을 많이 잃는다. 콧속이 마르면 몸이 수분을 빼앗기고 있다는 증거다. 그러면 평소보다 물을 더 많이 마셔야 평소 수준으로 수분을 유지할 수 있다.

3. 절대 참지 말자. 신호가 오면 변기에 앉아야 한다. 늘 같은 시간에 대장과 약속을 잡은 사람이라면 더더욱 지켜야 한다. 매일 아침 볼일을 보는 사람이 여행 중 같은 시간에 신호가 왔을 때 참는 것은 대장과 맺은 무언의 협정을 깨는 행위다. 밖으로 나오려는 신호를 무시하고 음식물 찌꺼기를 몇 번만 대기실로 되돌려 보내도 벌써 장 신경과 근육이 "이 길이 아닌가?" 하며 후진에 돌입한다. 그러면 다시 전진으로 방향을 바꾸기가 힘들다. 게다가 대기실에서 기다리는 동안 수분을 또 뺏기고 다음 배변은 점점 더 힘들어진다. 배변 욕구를 참으면 장은 며칠 후 변비로 답한다. 여행이나 캠핑을 계획했다면 너무 늦기 전에 공중화장실에 대한 두려움을 극복하자!

4. 살아 있는 좋은 박테리아 프로바이오틱스와 박테리아의 좋은 먹이인 프리바이오틱스가 지친 장에 새로운 활기를 불어넣을 수 있다. 프로바이오틱스와 프리바이오틱스에 대해서는 약국에 물어보거나 이 책의 294쪽을 미리 들춰봐도 된다.

5. 특별 산책? 반드시 성공한다는 보장은 없다. 평소보다 갑자기 덜 움직이면 대장도 덩달아 더 게을러질 수 있다. 평소와 똑같이 움직이면 산책 정도로는 소화에 큰 영향을 미치지 않는다. 연구에 따르면 힘든 운동을 한 후에야 비로소 대장에 눈에 띄는 효과가 나타난다. 힘들게 운동할 계획이 아니라면 적어도 성공적인 배변을 위해서는 의무적으로 산책할 필요는 없다.

혁신적인 것에 도전해 보고 싶다면 '배꼽 인사 기술'을 권한다. 변기에 앉아서 상체가 허벅지에 닿을 때까지 허리를 굽혀 인사를 한 다음 다시 허리를 펴 똑바로 앉는다. 이것을 몇 번 반복하면 배변에 성공할 수 있다. 화장실에서는 나를 보는 사람이 없고 얼마간의 시간을 혼자 보낼 수 있는 곳이다. 이런 이상한 실험을 하기에 완벽한 조건이다!

여러 조언도 소용없고 배꼽 인사 기술마저 아무 효과가 없는가? 고집이 센 변비라면 장 신경이 혼란에 빠졌거나 토라진 상황이므로 좀 더 적극적이고 강한 지원이 필요하다. 주변에서 권하는 방법을 다 써봤음에도 불구하고 여전히 변기에서 휘파람을 불며 일어서지

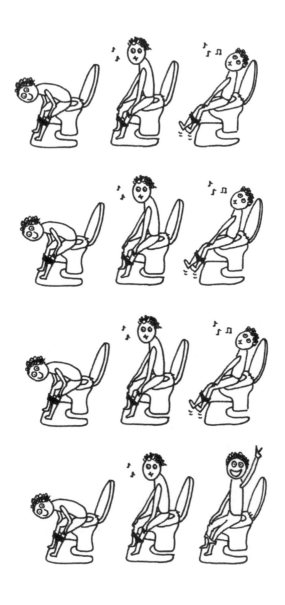

못한다면 좀 더 강한 해결책을 시도해 봐도 좋다. 그 전에 반드시 변비의 원인을 알아야 한다. 변비가 왜 생겼는지 정확히 모르면 그에 맞는 정확한 해결책도 찾을 수 없다.

변비가 어느 날 갑자기 생겼거나 이상하게 오래 지속되면 의사를 찾아가는 것이 가장 좋다. 어쩌면 변비 뒤에 당뇨나 갑상선 문제가 숨어 있을지도 모르고 선천적으로 장 활동이 느린 것일 수도 있다.

쾌변을 돕는 변비약 종류

변비약의 목표는 명확하다. 쾌변! 아무리 굼뜬 대장이라도 다시 활기차게 활동하도록 하는 것! 변비약의 종류와 기능은 매우 다양하다. 절망적인 변비에 고통받는 여행자, 선천적으로 장 활동이 느린 사람, 캠핑장 간이 화장실 기피자, 모든 치질 환자를 위해 이제 좀 더 강한 해결책을 소개한다.

삼투제를 이용한 쾌변은…

모양이 예쁘고 별로 딱딱하지도 않다. 삼투란 한마디로 물의 착한 마음씨다. 어떤 물이 다른 물보다 소금이나 설탕 등을 더 많이 가졌으면 가난한 물이 부자 물에 흘러 들어간다. 그렇게 둘의 재산 (소금이나 설탕의 농도)이 똑같아지고 평화롭게 잘 지낸다. 시들해진 채소를 물에 30분 정도 담가두면 다시 싱싱해지는데 이것도 삼투의 원리다. 채소가 그릇 속의 물보다 소금이나 설탕 등을 더 많이 가졌기 때문에 그릇의 물이 채소로 스며든다.

삼투성 변비약은 물의 착한 마음씨를 이용한다. 삼투성 변비약 속에는 대장까지 갈 수 있는 염분이나 당분 혹은 작은 분자 사슬들이 들어 있다. 대장으로 가는 동안 모든 물을 흡수하여 가능한 한 부드러운 배변을 준비한다. 이런 약을 과하게 먹으면 물을 너무 많이 흡수해 설사를 일으킨다.

삼투제의 경우 염분, 당분, 작은 분자 사슬 중에서 무엇을 수분 흡수제로 할지 선택할 수 있다. 염분을 수분 흡수제로 하는 황산나트륨은 다소 거칠고 효과가 느닷없이 나타난다. 그리고 자주 복용하면 우리 몸의 염분 대사가 뒤죽박죽 망가질 수 있다.

수분 흡수제로 가장 잘 알려진 당분은 락툴로스lactulose다. 락툴로스는 수분 흡수 외에 장 박테리아도 먹여 살린다. 장 박테리아는 대변을 부드럽게 만드는 물질을 생산하거나 대장 벽의 연동 운동을 자극하여 쾌변을 돕는다. 그러나 과식한 박테리아나 나쁜 박테리아가 가스를 생산해 배에 가스가 차거나 방귀를 자주 뀔 수 있고, 심하면 복통을 동반하기 때문에 주의해야 한다.

락툴로스는 우유를 가열할 때 유당(락토스lactose)에서 만들어진다. 저온 살균 우유는 짧게 열을 가하므로 생우유보다 락툴로스가 더 많으며, 초고온 순간 살균 우유는 저온 살균 우유보다 락툴로스가 더 많다. 그러나 소르비톨sorbitol처럼 우유와 상관 없는 당분도 있다. 소르비톨은 자두, 배, 사과 같은 몇몇 과일에 들어 있다. 그래서 자두가 소화에 좋다고들 말하고, 사과주스를 많이 마시면 설사를 한다는 경고가 있는 것이다. 락툴로스와 마찬가지로 소르비톨 역시 거의 혈액으로 흡수되지 않기 때문에 종종 설탕 대체재로 이용된다. 그러면 이름이 E420(소르비톨의 유럽 식품첨가물 번호)으로 바뀌고, 무설탕 목캔디에는 다음과 같은 경고 문구가 적힌다. '과다 복용 시 설사를 일으킬 수 있음' 몇몇 연구에 따르면 소르비톨은 락툴로스와 같은 효과를 내면서 배에 가스가 차는 등의 부작용이 거의 없다고 한다.

짧은 분자 사슬은 우리 몸에 가장 잘 맞는다. 예를 들어 폴리에틸렌글리콜PEG은 황산나트륨처럼 몸의 염분 대사를 뒤죽박죽 망쳐놓지 않고 락툴로스처럼 배에 가스가 차게 하지도 않는다. 이름 안에 이미 분자 사슬의 길이가 명시되기도 하는데, 예를 들어 폴리에틸렌글리콜3350은 분자량이 3,350이 될 만큼 아주 긴 원자를 가진다. 폴리에틸렌글리콜3350은 폴리에틸렌글리콜150보다 효과가 훨씬 좋다. 사슬의 길이가 짧으면 대장이 뜻하지 않게 그냥 흡수해버릴 수 있기 때문이다. 반드시 위험한 건 아니지만 폴리에틸렌글리콜은 우리가 먹는 음식에 속하지 않기 때문에 대장에 자극을 줄 수 있다.

그러므로 폴리에틸렌글리콜150같이 짧은 분자 사슬은 변비약에 사용하지 않는다. 대신 피부를 부드럽게 하는 효능이 있어 피부에 바르는 크림에는 사용한다. 폴리에틸렌글리콜 변비약은 소화가 안 되는 분자 사슬만 쓰기 때문에 장기간 복용해도 괜찮다. 또한 최신 연구에 의해 폴리에틸렌글리콜 변비약은 중독이나 장기적 부작용을 걱정하지 않아도 된다는 것이 밝혀졌으며, 더 나아가 대장 점막을 개선한다는 연구 결과도 있다. 이처럼 지금까지 보고된 부작용은 거의 없지만 논쟁이 완전히 끝난 건 아니다.

삼투제는 수분만으로 작용하는 것이 아니라 장에 있는 내용물의 양도 중요한 역할을 한다. 장에 수분이 많거나, 영양이 풍부한 박테리아가 있거나, 분자 사슬이 많을수록 더욱 활발하게 움직인다. 이것이 장이 자연스럽게 수축하고 이완하는 꿈틀 운동(연동 운동)의 원리다.

윤활제를 이용한 쾌변은⋯

미끄럼틀이나 패러글라이딩을 연상시킨다. 바셀린을 발명한 로버트 채스브로Robert Chesebrough는 매일 바셀린을 한 숟가락씩 먹었다. 바셀린은 소화되지 않는 다량의 지방으로 대장의 운송물을 감싸 쉽게 밖으로 미끄러져 나가게 돕는다. 로버트 채스브로는 96세까지 살았다. 이것은 굉장히 놀라운 일인데 매일 기름진 윤활제를 먹으면 지용성 비타민도 윤활제에 휩쓸려 같이 미끄러져 나가기 때문이다. 그러므로 윤활성 변비약을 너무 자주 과다 복용하면 지용성 비타민 결핍으로 병을 얻을 수 있다. 바셀린은 정식 윤활제성 변비약에 속하지 않는다(그리고 실제로 복용하는 건 좋지 않다). 또한 파라핀유처럼 잘 알려진 민간요법도 설득력 있는 장기 해결책이 아니다. 임시 방편으로 쓰는 건 괜찮다. 예를 들어 항문에 작은 상처가 나거나 치질에 걸렸을 때는 미끌미끌 잘 미끄러지는 변이어야 찢어지는 아픔 없이 큰일을 끝낼 수 있다. 그러나 이 경우 역시 파라핀유보다는 약국에서 파는 무해하고 몸에 맞는 젤 타입의 식이섬유가 더 낫다.

이수제를 이용한 쾌변은…

대장을 대대적으로 닦달한 결과다. 이수제는 장 신경이 굼떠서 생긴 변비에 좋다. 자신의 장 신경이 굼뜬지 알아보는 여러 테스트 방법이 있는데, 그중 하나가 작은 알약을 삼키는 것이다. 이 알약이 장을 통과할 때 엑스레이 촬영을 한다. 일정 시간이 지난 후에도 변이 장 출구에 얌전히 모이지 않고 곳곳에 흩어져있으면 이수제가 처방된다.

이수제는 장에 있는 호기심 많은 수용체에 작용한다. 수용체는 이수제를 감지하고 장에 신호를 보낸다. 음식물에서 수분을 흡수하지 말 것, 더 많은 물을 음식물에 뿌릴 것. 그리고 소리친다. "근육들아 어서 앞으로 밀어내란 말이야!" 빠릿빠릿한 이수제가 물 운송자와 신경 세포에게 굼뜨다고 꾸짖으며 명령을 내린다. 삼투성 변비약으로 자극하고 운송물을 부드럽게 만들었는데도 제대로 일하지 않는 굼뜬 대장이라면 따끔한 꾸지람을 들을 필요가 있다. 저녁에 이수제를 먹으면 밤새 장에 쌓이고 다음 날 아침에 장이 반응한다. 빠른 효과를 원하면 좌약을 써서 고속 메시지를 직접 대장에 전달할 수도 있다. 그러면 대부분 한 시간 이내에 메시지가 도착한다.

식물 중에 알로에베라 혹은 차풀(센나)이 이수제와 비슷한 기능을 한다. 그러나 여기에는 신기한 부작용이 있으니 한 번쯤 장을 까맣게 만들어 보고 싶다면 이 방법을 권한다. 변한 색깔은 얼마 후 다시 원래 색으로 돌아간다.

그러나 몇몇 학자들은 이수제나 알로에베라를 너무 많이 복용하면 신경 손상의 위험이 있다고 주장한다. 정말로 부작용이 있다면 결코 신기한 부작용으로 끝날 일이 아니다. 신경 손상이 생기는 이

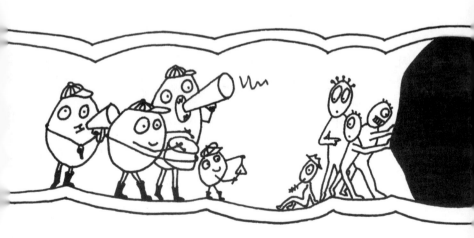

| 이수제가 장에서 전진 운송을 명령한다.

유는 이렇다. 계속 꾸지람을 들으며 명령을 받다 보면 언젠가 신경의 짜증 지수가 한계를 넘는다. 그러면 신경은 촉수를 건드렸을 때 달팽이처럼 뒤로 물러난다. 그러므로 장기적인 변비일 때 이런 약을 2~3일에 한 번 이상 복용하지 않는 게 좋다.

장운동 촉진제를 이용한 쾌변은…

두 가지 측면에서 새롭다. 촉진제는 원래 장이 하는 일을 응원하고 독려할 수 있을 뿐 원치 않는 운동을 명령할 수는 없다. 한마디로 촉진제는 확성기 역할을 한다. 흥미로운 것은 고립된 상태에서 촉진제가 도움을 줄 수 있다는 사실이다. 일부는 단일 수용체에만 작용하거나 혈액에 전혀 흡수되지 않는다. 그러나 많은 성분이 아직 실험 단계에 있거나 시장에 나온 지 얼마 안 된 약들이므로 신제품을 꼭 시험해 봐야 할 사정이 아니라면 옛날부터 있었던 검증된 방법을 쓰는 게 좋다.

대장을 비우고 채우는 3일 규칙

3일 규칙을 설명하지 않고 그냥 변비약을 처방하는 의사들이 많다. 3일 규칙은 설명도 짧으니 알아두면 좋다. 대장은 세 부분으로 구성된다. 오르막(상행결장), 수평(횡행결장), 내리막(하행결장). 변기에

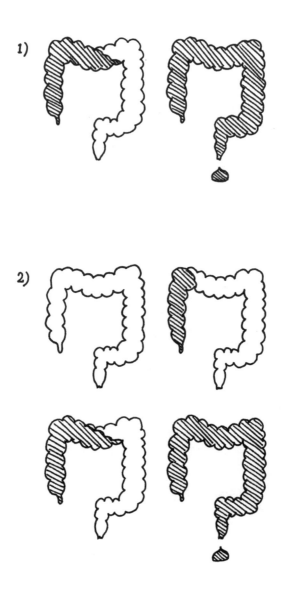

1) 평소 때: 대장의 3분의 1이 비워지고 다음 날까지 채워진다.
2) 변비약을 먹은 후: 대장 전체가 비워지고 다시 채워지기까지 3일이 걸린다.

앉으면 우리는 보통 마지막 부분을 비운다. 다음 날이 되면 다시 채워지고 똑같이 반복된다. 그런데 약효가 강한 변비약을 먹으면 대장 전체, 그러니까 세 부분을 전부 비우는 일이 발생할 수 있다. 그러면 대장이 다시 채워질 때까지 3일은 족히 걸린다.

3일 규칙을 모르는 사람은 이 기간에 불안한 생각이 든다. '왜 아직도 소식이 없지? 벌써 3일쨌데?' 그리고 변비약을 다시 꿀꺽 삼킨다. 이것은 불필요한 악순환이다. 변비약을 먹었다면 장에게 이틀 정도 휴가를 주고 3일째를 기다려보자. 남들보다 조금 굼뜬 장을 가졌다면 이틀 정도는 더 기다려볼 수 있다.

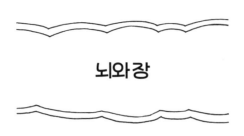

뇌와 장

이것은 미더덕이다.

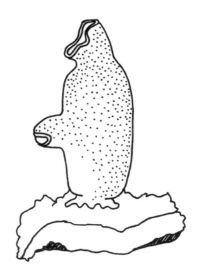

미더덕을 통해 뇌의 존재 이유를 알 수 있다. 미더덕은 일종의 뇌와 척수를 가지고 있어 인간처럼 척삭동물(뼈처럼 몸을 지탱하는 구조를 가진 동물)에 속한다. 뇌는 척수를 통해 아래로 명령을 전달하고 몸으로부터 흥미로운 새 소식을 보고 받는다. 인간은 눈으로부터 도로 표지판 사진을 전송받고, 미더덕은 눈으로부터 앞에 물고기가 지나가는지 보고 받는다. 인간은 피부 센서로부터 바깥 기온 정보를 받고, 미더덕은 피부 센서로부터 해저 수온 정보를 받는다. 인간은 오감으로부터 먹을 만한 음식인지 보고를 받고, 미더덕 역시 동일하다.

어린 미더덕은 이런 정보로 무장하고 마음에 드는 장소를 찾아 넓은 바다로 떠난다. 안전하고 수온이 적당하며 먹이가 풍부한 곳을 찾아 그곳에 정착하고, 정착지를 정하면 무슨 일이 있어도 그 자리에 머문다. 자리를 잡고 나면 제일 먼저 자기 뇌를 먹어 치운다. 앞으로 쭉 그 자리에 머물 것이고 뇌가 없어도 여전히 미더덕이니 뇌를 못 먹을 까닭이 없다!

대니얼 월퍼트Daniel Wolpert는 수많은 수상 경력이 있는 공학자이자 의사이며 미더덕에 크게 흥미를 느낀 과학자다. 그는 이런 명제를 발표했다. "뇌의 유일한 존재 이유는 움직임이다." 언뜻 듣기에 너무 당연한 말이어서 화가 났을지 모르지만 어쩌면 우리는 절대 당연하지 않은 것을 당연한 일로 착각하는지 모른다.

움직임은 생명체가 이뤄낸 가장 독특한 능력이다. 근육의 존재 이유도, 근육에 신경이 있는 이유도, 추측하건대 뇌가 있는 이유도 움직임을 위한 것이다. 인류가 그동안 이뤄낸 모든 변화는 오로지 우리가 움직일 수 있기 때문에 가능했다. 걷고 뛰고 공을 던지는 것만 움직임이 아니다. 표정을 짓는 것, 말하는 것 혹은 계획을 실천하는 것까지 모두가 움직임에 해당한다. 뇌는 움직임을 위해 감각을 조정하고 경험을 선별한다. 입의 움직임, 손의 움직임, 수 킬로미터를 이동하는 움직임, 몇 밀리미터 안의 움직임까지. 우리는 또한 움직임을 억제함으로써 세상에 영향을 미치기도 한다. 인간이 나무라면 그리고 선택 능력이 없다면 인간에게 뇌는 필요치 않을 것이다.

미천한 미더덕은 한 장소에 정착하고 나면 움직일 일이 더는 없기 때문에 뇌가 필요하지 않다. 움직이지 않는 몸에는 생각하는 뇌보다 플랑크톤을 먹는 입이 훨씬 더 쓸모가 있다. 적어도 입은 조금이나마 세상의 균형에 영향을 미친다.

인간은 복합적인 뇌를 가진 것에 자부심이 매우 높다. 헌법, 철학, 물리학, 종교 등에 대한 생각은 대단한 능력이고 매우 합리적인 움직임을 끌어낼 수 있다. 그런 일을 해내는 우리의 뇌는 감탄을 자아낼 만하다. 그러나 시간이 흐르면서 감탄이 도를 넘어 마침내 인생을 송두리째 뇌에 맡긴다. 편안함, 기쁨, 만족감 등이 뇌에 좌우된다고 생각한다. 불안감, 두려움, 우울감을 느낄 때 자신을 부끄러워한다. 철학적 사고나 물리학 연구는 예나 지금이나 뇌가 담당하는 분야로 통한다. 그러나 우리의 자아는 뇌 그 이상이다.

우리에게 이러한 사실을 깨닫게 해주는 것이 하필이면 갈색 덩어리를 몸 밖으로 내보내고 다양한 트럼펫 소리를 내는 장이다. 현재 장에 관한 여러 연구가 사고의 전환을 이끌고 있다. 특히 우리 몸의 절대적 지도자인 뇌의 지위에 대해 조심스럽게 의심을 품기 시작했다. 장은 다양한 신호 물질, 신경분리 물질, 전달 물질 등 헤아릴 수 없이 많은 신경을 가졌을 뿐만 아니라 다른 신체기관과 전혀 다른 신경을 가지고 있다. 그래서 장의 신경 시스템을 '장뇌'라고 부르기도 한다. 장의 신경 시스템이 화학적으로 뇌 못지않게 크고 복합적이기 때문이다. 장이 음식물 운송과 트림, 방귀만 담당한다면 이렇게 정교한 신경 시스템을 가질 이유가 없다. 어떤 신체도 단순한 가스관을 위해 신경 시스템을 구축하지는 않을 것이다. 틀림없이 뭔가가 감춰져 있다.

우리는 아주 오래전부터 최신 연구들이 서서히 밝혀낸 결과를 알고 있었다. 우리의 감정이나 상태를 표현하는 말에는 장과 관련된 표현들이 많다. 겁을 먹으면 '오줌을 지린다'거나 '바지에 똥 쌀 것 같다'라고 표현한다. 무언가 생각처럼 안 풀리면 '애가 탄다'. 실망을 '삼키고' 실패를 '소화시켜야' 하며 악의적인 지적을 받으면 '속이 뒤틀린다'. 그리고 사랑에 빠지면 '배가 간질간질'하다. 우리의 자아는 머리와 배로 이루어져 있다. 이제 그 사실이 언어적인 측면에서만 아니라 실험실에서 증명되고 있다.

장이 뇌에 미치는 영향

과학자들은 감정을 연구할 때도 일단 뭔가를 측정하려 한다. 자살 성향을 점수로 표시하고, 사랑을 호르몬 수치로 재고, 두려움을 없애는 약을 테스트한다. 일반인에게 이것은 그다지 낭만적으로 보이지 않는다. 심지어 내가 일하는 연구소에서는 대학생 조교를 시켜 피험자들의 생식기를 칫솔로 간지럽히는 동안 교수들이 비싼 기계로 피험자들의 뇌를 촬영한다. 이를 통해 특정 신체 부위에서 보내는 신호가 뇌의 어느 부위에 도달하는지 알아낸다. 이런 실험의 도움으로 뇌 지도를 그릴 수 있다.

덕분에 우리는 생식기의 신호가 정수리 바로 밑에 도달하는 것을 알게 됐다. 두려움은 뇌의 안쪽, 그러니까 양쪽 귀 사이에서 생긴다. 언어는 관자놀이 윗부분이 담당한다. 도덕적 사고는 이마 뒤에서 진행된다. 장과 뇌의 관계를 이해하기 위해서는 둘의 소통 경로를 따라가야 한다. 배에서 보낸 신호가 어떻게 머리로 전달되는지, 그리고 머리에 어떤 영향을 미치는지 살펴야 한다.

장에서 보낸 신호는 뇌의 특정 영역에 도달하는데, 뒤통수에 있는 시각피질에는 절대 도달하지 않는다. 만에 하나 그런 일이 일어나면 우리는 장에서 벌어지는 장면이나 효과를 눈으로 보게 되는 것이다. 장에서 보낸 신호들은 그 이름도 생소한 대뇌피질, 대뇌변연계, 전전두피질, 편도체, 해마체, 전방대상피질에 도달한다. 나는

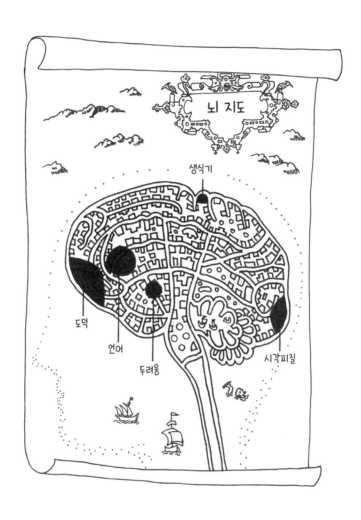

뇌 지도

생식기

도덕

언어

두려움

시각피질

눈으로 보거나, 두려워하거나, 단어를 만들거나, 도덕적 사고를 하거나,
생식기를 자극할 때 활성화되는 뇌 영역들.

이 영역이 담당하는 일을 대략 자의식, 감정 처리, 도덕, 두려움 감지, 기억, 의욕이라고 표현할 것인데, 이 얘기를 들으면 신경과학자들은 아마 발끈하여 뒷목을 잡을 것이다. 장이 보내는 신호가 도덕을 담당하는 영역에 도달한다고 해서 장이 도덕적 사고를 조종한다는 뜻은 아니다. 그러나 영향을 미칠 가능성은 있다. 실험실에서 차근차근 가능성을 정확히 검증해야 한다.

'헤엄치는 쥐'는 의욕과 우울을 연구한 실험 중에서 가장 인상적이다. 쥐 한 마리를 작은 수조에 넣었다. 쥐는 다리가 바닥에 닿지 않자 다시 땅으로 가기 위해 이리저리 헤엄쳤다. 쥐는 얼마나 오래 의욕적으로 헤엄칠까? 이것은 삶의 원초적 상황이다. 우리는 찾고자 하는 것을 얼마나 오래 의욕적으로 찾을까? 우리가 찾는 것은 발을 디딜 수 있는 바닥처럼 구체적인 것일 수 있고, 학교 졸업이나 만족과 기쁨 같은 추상적인 것일 수 있다.

우울한 쥐는 오래 헤엄치지 않았다. 그들은 금세 체념하고 가만히 있었다. 짐작건대 뇌에서 의욕적으로 힘을 내는 신호보다 마비신호가 더 잘 전달된 것 같다. 게다가 스트레스에 예민하게 반응했다. 보통은 이런 쥐들을 이용해 새로운 항우울제를 연구한다. 약을 먹은 후 더 오래 헤엄치면 약효가 있는 것으로 간주한다.

아일랜드의 존 크라이언John Cryan 박사팀은 한 걸음 더 나아갔다. 그들은 장에 좋은 박테리아로 알려진 '락토바실루스 람노수스 JB-1'lactobacillus rhamnosus을 쥐의 절반에게 먹였다. 장의 상태에 따라 쥐의 태도가 바뀔 것이라는 이 추측은 2011년 당시 매우 새로운 생각이었다. 결과적으로 튼튼한 장을 가진 쥐들이 더 오래 의욕적으로 헤엄을 쳤을 뿐만 아니라 혈액 속에 스트레스 호르몬 수치도 낮았다. 또한 기억력과 학습 능력 테스트에서도 다른 쥐보다 월등히 높은 점수를 받았다. 그러나 미주 신경을 잘랐더니 두 집단 사이에 더는 차이가 없었다.

미주 신경은 장에서 뇌로 가는 가장 중요하고 빠른 통로로써 횡격막을 지나 폐와 심장 사이를 빠져나가 식도를 따라 목을 통과하여 뇌까지 간다. 미주 신경을 자극하는 빈도수에 따라 피험자들이 편안함을 느끼거나 두려움을 느끼는 것이 실험에서 확인되었다. 유럽에서는 2010년부터 미주 신경을 자극하는 우울증 치료가 정식 치료법으로 인정되었다. 미주 신경은 외근 중인 직원이 짧은 보고를 할 때 쓰는 전화 같은 기능을 한다.

뇌가 신체의 상태를 파악하려면 미주 신경을 통해 들어오는 정보가 필요하다. 뇌는 다른 어떤 기관보다 신체에서 고립되어 보호받고 있기 때문이다. 뇌는 두개골 안에 두꺼운 뇌막에 둘러싸여 있으며 뇌를 통과할 혈액은 철저히 걸러진다. 반면 장은 몸의 번잡한 곳 한복판에 있다. 장은 우리가 먹은 음식의 모든 분자를 알고, 여기저기 돌아다니는 호르몬을 호기심 있게 살펴 혈액에 잡아두고, 면역 세포의 안부를 묻고, 장 박테리아의 숙덕거림을 의심스럽게 엿듣는다. 이렇게 장은 우리 몸에 일어난 일들, 말해 주지 않으면 결코 알 수 없을 일들을 뇌에게 들려준다.

장은 이 모든 정보를 신경 시스템의 도움과 거대한 면적으로 수집한다. 그래서 장은 우리 몸에서 가장 큰 정보 수집 기관이다. 장에 비하면 눈, 코, 귀, 피부는 아무것도 아니다. 눈, 코, 귀, 피부의 정보는 의식에 도달하고 환경에 반응하는 데 이용된다. 주차 센서가 경보음을 울리는 것처럼 정보를 주어 위험에 대처하게 한다. 반면 장은 거대한 내부 세계를 감지하고 무의식을 위해 일한다.

장과 뇌는 일찌감치 함께 일하기 시작한다. 둘은 신생아의 첫 감정 세계 대부분을 설계한다. 아기는 기분 좋은 포만감에 기뻐하고, 배고픔에 절망하고, 배에 가스가 차면 칭얼댄다. 친숙한 사람이 아기를 먹이고 기저귀를 갈아주고 등을 쓸어 트림을 하게 한다. 누가 봐도 아기의 자아는 장과 뇌로 구성된다. 나이가 들면 우리는 점차 모든 감각으로 세상을 경험한다. 이제는 음식 맛이 없다고 식당에서 목 놓아 울지 않는다. 그렇다고 장과 뇌의 연결이 갑자기 없어지는 건 아니다. 더욱 섬세해질 뿐이다. 기분 나쁜 장은 은근하게 뇌를 압박하고 건강한 장은 우리의 기분을 확실히 좋게 한다.

장 건강이 뇌에 미치는 영향을 다룬 첫 번째 연구는 2013년에 발표됐다. 쥐 실험 이후 2년 만이다. 연구팀은 사람에게는 쥐만큼 뚜렷한 효과가 나타나지 않을 것이라 예상했다. 그러나 모두를 놀라게 하는 결과가 나왔다. 특정 박테리아 혼합물을 4주간 섭취하자 감정과 통증을 담당하는 뇌 영역이 확연한 변화를 보인 것이다.

불안하고 우울한 과민성 장증후군

건강한 장은 씹지 않고 삼킨 콩 한 조각까지 시시콜콜 뇌에 전달하지 않는다. 사소한 신호는 자체적으로 알아서 처리하기 위해 장뇌라 불리는 자체 신경 시스템을 갖추고 있다. 그러나 중요해 보이는 일이 생기면 장은 머리에 있는 뇌와 연결한다.

뇌 역시 모든 정보를 즉시 의식에 전달하지 않는다. 정보를 의식에 전달하려면 입구를 지키는 문지기를 통과해야 한다. 문지기가 바로 간뇌의 일부인 시상thalamus이다. 눈이 문지기에게 '거실에 똑같은 커튼이 걸려 있다'라고 스무 번을 보고해도 문지기는 정보를 그냥 돌려보낸다. 이런 정보는 의식에게 전달할 만큼 중요하지 않기 때문이다. 그러나 새로운 커튼이 걸렸다는 보고라면 아마 통과시킬 것이다. 모두는 아니겠지만 대부분은 통과시킬 것이다.

씹지 않고 삼킨 콩 한 조각은 뇌 입구의 문지기는커녕 장의 문턱도 넘지 못한다. 그러나 다른 자극이라면 상황이 달라질 수 있다. 예를 들어 장에서 보낸 보고가 뇌에 도달해 '구토 센터'에 다량의 알코올이 보고되고, '통증 센터'에 복부 팽만감이, '불편함 담당 부서'에 나쁜 병원체가 보고된다. 장의 문턱과 뇌의 문지기는 이런 상황을 중대하게 보기 때문에 이런 자극은 모든 문턱과 문지기를 통과해 의식에 전달된다. 불편한 정보만 중대하게 취급되는 건 아니다. 크리스마스이브에 배불리 먹고 흡족할 때도 뇌에 보고가 들어가고 그 결과 소파에 쓰러져 잠들 수 있다. 어떤 정보는 장에서 온 것이 명확히 인식되고, 어떤 정보는 무의식적으로 뇌 영역에서 처리되어 장에서 온 정보인지 모른 채 지나간다.

과민성 장증후군을 가진 사람은 장과 뇌를 연결하는 미주 신경이 상당히 피곤해질 수 있는데, 뇌 사진으로도 그것을 확인할 수 있다. 한 실험에서 피험자의 장 안에 작은 풍선을 넣고 부풀리면서 뇌 사진을 찍었다. 건강한 피험자의 뇌 사진에서는 이렇다 할 변화가 나타나지 않았다. 반면 과민성 장증후군 환자의 뇌 사진에서는 풍선이 팽창하자 평소 불편한 감정을 담당하는 뇌 영역이 자극되었다. 건강한 사람의 장에서는 문턱을 넘지 못한 정보가 과민성 장증후군 환자의 장에서는 문턱을 넘고 뇌의 문지기도 통과한 것이다. 장에 아무 문제가 없는데도 그들은 불편함을 느꼈다.

과민성 장증후군 환자는 종종 배에 불편한 압박이나 가스가 찬 기분, 설사나 변비 증상을 보인다. 또한 평균 이상으로 자주 공포증이나 우울증을 앓는다. 풍선 실험은 속의 불편함과 우울한 기분이 장과 뇌의 소통 문제일 수 있음을 보여 준다. 장의 문턱이 낮아지거나 뇌가 모든 정보를 받으려고 하면 이런 일이 생긴다.

장기간에 걸친 작은(그냥 작은 것도 아니고 마이크로 수준으로 작은) 만성 염증, 나쁜 박테리아 혹은 모른 채 살아온 어떤 음식의 불내증이 과민성 장증후군을 야기할 수 있다. 그러나 최신 연구 결과에도 불구하고 여전히 과민성 장증후군 환자를 우울증이나 건강 염려증으로 여기는 의사들이 있다. 진찰할 때 장에서 눈에 띄는 손상을 찾지 못하기 때문이다.

다른 장 질환에서는 이야기가 다르다. 만성 염증이 급성 단계가 되면 크론병이나 궤양성 대장염처럼 실제로 장에서 상처가 확인된다. 이 경우 만성 염증의 작은 자극이 과민하게 뇌로 전달되어 아픈 게 아니다. 장 문턱이 그 정도는 막는다. 진짜 원인은 장 점막의 손상이다. 그러나 이런 환자도 과민성 장증후군 환자와 비슷하게 우울증과 공포증을 보이는 경우가 많다.

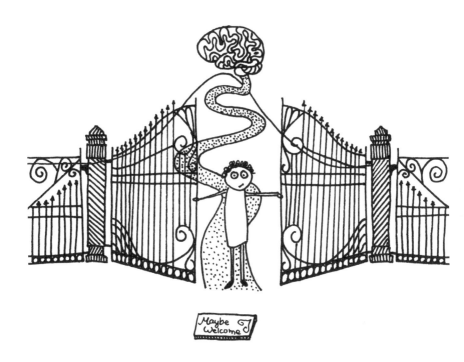

현재 소수이긴 하지만 아주 훌륭한 연구팀들이 장 문턱과 뇌 문지기를 강화하는 연구를 진행하고 있다. 이 연구는 장에 문제가 있는 사람뿐만 아니라 모두에게 중요하다. 추측하건대 뇌와 장을 소통하게 하는 중요한 자극 중 하나가 스트레스다. 시간 압박이나 분노 같은 심각한 문제가 느껴지면 뇌는 해결하려고 하는데, 이때 에너지가 필요하다. 뇌는 필요한 에너지를 주로 장에서 빌려온다. 비상사태이므로 예외적으로 장이 뇌에 복종해야 한다는 메시지가 교감 신경을 통해 장에 전달된다. 장은 동료애를 발휘하여 소화할 때 에너지를 아끼고, 점액질을 덜 생산하고, 영양분이 혈액으로 흡수되는 것을 잠시 막는다.

그러나 이 시스템은 비상사태에 아주 잠깐 쓸 수 있다. 그럼에도 뇌가 지속적으로 비상사태라며 예외적인 상황을 요구하면 장은 일단 불쾌함을 뇌에게 전달할 수밖에 없다. 그러지 않으면 계속 비상사태를 유지할 테니. 그럼 우리는 피로감, 식욕 부진, 더부룩함, 설사에 시달린다. 흥분 상황에서 구토가 나는 것처럼 장도 에너지 착취를 끝내기 위해 음식을 거부한다. 차이는 있겠지만 음식을 거부하면 스트레스가 더 오래 지속될 수 있다. 에너지 금단을 너무 오래 견디는 것은 장 건강에도 좋지 않다. 상황이 지속되면 혈액과의 소통이 끊어지고 보호 점막이 얇아져 장 내벽이 약해진다. 장 내벽에 거주하는 면역 세포가 신호 물질을 다량 분비하고 장의 신경 시스템이 점점 과민해지며 문턱이 낮아진다. 스트레스란 빌린 에너지를 뜻한다. 모름지기 빚을 너무 많이 져선 안 된다. 가능한 한 빚 없이 살림을 잘 꾸리도록 애써야 한다.

박테리아 연구에 따르면 스트레스는 비위생적이다. 스트레스로 인해 장의 환경 조건이 바뀌면 평소와 다른 박테리아들이 장에 거주하게 된다. 한마디로 스트레스가 장의 거주 환경을 바꾼다. 그러면 소동에 익숙한 거친 패거리들이 활개를 치며 번식한다. 그리고 이런 박테리아는 우리의 기분을 망친다. 결과적으로 거친 박테리아 때문에 기분을 망칠 뿐 아니라 원래 장에 거주하던 좋은 박테리아들도 희생된다. 당장 스트레스 단계가 끝나더라도 계속 기분 나쁜 상태가 지속될 수 있음을 뜻한다.

장에서 오는 감정, 특히 부정적인 감정은 다음번에 뇌가 더 신중하게 생각하도록 만든다. 소위 말하는 '직감적 결정'에서 장의 역할일 수 있다. 장은 비슷한 상황에서의 기분을 저장했다가 필요할 때 꺼내 쓴다. 좋은 기분도 같은 방식으로 강화될 수 있다면 정말로 사랑을 배에서 느낄지 모른다. 바로 장에서!

장이 기분이나 직감적 결정에 동참할 뿐 아니라 때에 따라 태도에도 영향을 미친다는 흥미로운 가정이 세워지자 여러 과학자가 이 가정을 증명하기 위해 다양한 실험을 했다. 스티븐 콜린스Stephen Collins 연구팀은 쥐 실험으로 큰 성과를 올렸다. 태도가 명확히 다른 두 가문의 쥐가 피험자였다. 백색 생쥐 가문의 쥐들은 겁이 많으며 조심스러웠고, 스위스 생쥐 가문의 쥐들은 모험적이고 용감했다.

연구팀은 장에서만 작용하는 항생제를 쥐들에게 먹여 장의 모든 박테리아를 없앴다. 그런 다음 각 가문의 대표 박테리아를 서로 바꿔서 주입했다. 그러자 갑자기 쥐들의 태도가 바뀌었다. 백색 생쥐가문의 쥐들이 용감해졌고 스위스 생쥐 가문의 쥐들이 조심스러워졌다. 장이 쥐의 태도에 영향을 미칠 수 있다는 증거다. 장이 사람의 태도에도 영향을 미치는지는 아직 실험할 수 없다. 그러기에는 장 박테리아, 장 신경 시스템 그리고 장과 뇌를 연결하는 미주 신경에 대한 지식이 한참 부족하다.

우리는 지금까지 쌓은 지식을 일상에 이용할 수 있다. 식사 같은 작은 일에서부터 시작하자. 식사 시간에는 시간에 쫓기거나 방해받는 일이 없어야 한다. 식탁에서 혼나는 일도, '다 먹을 때까진 절대 못 일어나' 같은 위협도, 텔레비전을 계속 힐끗거리는 일도 없어야 한다. 특히 장과 뇌가 나란히 발달하는 아이들에게 중요하며 어른에게도 물론 중요하다. 스트레스 없는 식탁은 일찍 시작할수록 좋다. 모든 스트레스는 소화를 방해하는 신경을 자극한다. 그러면 우리는 음식에서 에너지를 거의 얻지 못하고 소화에 긴 시간이 걸리며 결국 장에 부담을 준다.

또 우리는 지금까지 쌓은 지식을 이리저리 실험해 볼 수 있다. 멀미약은 장 신경을 마취하기 때문에 종종 구역질뿐만 아니라 두려운 감정도 없애준다. 원인을 알 수 없는 우울감이나 두려움이 정말로 장에서 비롯된다면 구역질과 상관없이 멀미약으로 우울감이

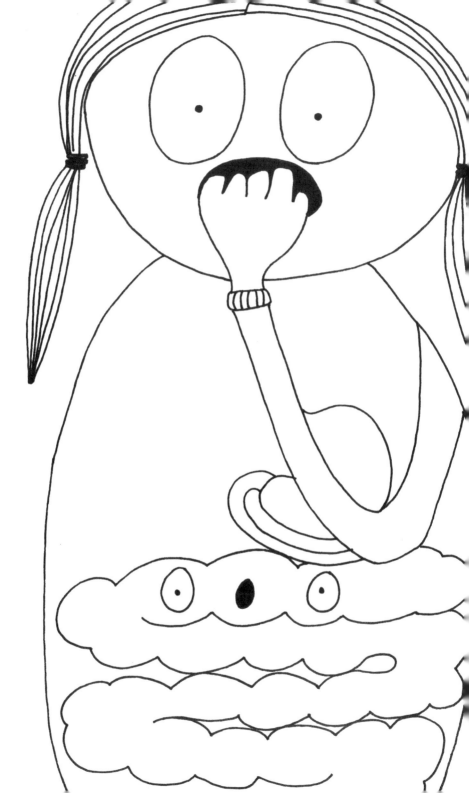

나 두려움을 없앨 수 있지 않을까? 이를테면 예민한 장을 잠시 마취시킴으로써? 알코올은 뇌 신경보다 장 신경에 먼저 도달한다. 저녁에 마시는 와인 한 잔이 주는 편안함 중 장에서 비롯된 건 얼만큼일까? 마트에서 파는 여러 요구르트에는 어떤 박테리아가 들어 있을까? 락토바실루스 루테리lactobacillus reuteri가 내게 좋을까, 아니면 비피도박테리움 애니멀리스bifidobacterium animalis가 더 좋을까?

과민성 장증후군 환자의 치료에 락토바실루스 플란타룸lactobacillus plantarum과 비피도박테리움 인판티스bifidobacterium infantis를 이용하는 의사들이 많아졌다. 과민성 장증후군 환자 중 일반 설사약이나 변비약, 경련 완화제를 먹는 사람이 있는데 당장 고통을 가라앉힐지는 모르지만 근본적인 문제는 해결되지 않는다. 몸이 거부반응을 보이는 음식을 끊거나 장 박테리아를 보강해도 차도가 없으면 정수리에 있는 뇌 문지기에서 해결해야 한다. 그러나 애석하게도 효과가 확실하게 증명된 치료법이 아직은 거의 없다. 그나마 인지행동 치료와 최면 요법이 도움이 되는 것으로 알려져 있다.

믿을만한 좋은 심리치료 요법은 물리 치료가 근육에 작용하는 것처럼 우리의 신경에 작용한다. 심리치료 요법은 긴장을 풀어주고 신경에게 건강한 동작을 가르쳐 준다. 뇌 신경은 근육보다 훨씬 복잡하기 때문에 독특한 연습도 해야 한다. 최면 요법에서는 종종 생각 여행이나 상상력을 이용해 통증 신호를 완화하고 특정 자극을 다르게 감지한다. 운동으로 근육을 강화하는 것처럼 신경도 자주 사용해 강화할 수 있다. 텔레비전에 나오는 것처럼 환자를 최면에 들게 하는 최면 요법은 규칙에 어긋난다. 정식 최면 요법에서는 환자 스스로 통제력을 가져야 하기 때문이다. 그러므로 최면 요법을 시도할 때는 각별히 주의하여 공인된 전문가를 찾아야 한다.

많은 과민성 장증후군 환자가 최면 요법을 통해 약을 대폭 줄이거나 완전히 끊을 수 있다. 특히 나이가 어린 경우에는 최면 요법이 통증 감소에서 90퍼센트의 성공률을 보였다. 약의 성공률이 평균 40퍼센트인 것에 비하면 놀라운 결과다.

의사들은 장 질환과 더불어 심한 공포증이나 우울증을 앓는 환자에게 항우울제를 복용하라고 권유한다. 그러나 항우울제가 어떻게 작용하는지는 설명하지 않는데 의사들도 모르기 때문이다. 항우울제가 기분을 개선하는 효과가 있다는 것이 먼저 확인되고 그다음에 비로소 메커니즘을 찾기 시작했지만 현재까지 명확한 답을 얻지 못했다. 그저 수십 년 넘게 행복 호르몬으로 불리는 세로토닌이 증가하기 때문일 거라고 추측했다. 그러나 최근 항우울제를 복용하면 신경이 다시 유연해진다는 새로운 발견이 나왔다.

신경에서 유연성은 변화하는 능력을 뜻한다. 사춘기의 한창 자라는 뇌는 매우 혼란스럽다. 신경이 대단히 유연하기 때문이다. 확정되지 않은 것이 많고 정해진 것 없이 모든 것이 가능하고 곳곳에서 수많은 신호가 전달된다. 대략 25세가 되면 이런 변화는 점차 줄고 각 신경이 연습된 패턴에 따라 반응한다. 좋았던 것은 간직하고 안 좋았던 것은 버린다. 그리하여 이유 없는 분노나 웃음도 사라지고 벽에 붙었던 연예인 포스터도 사라진다. 그 후로는 변하기가 어렵다. 사람은 역시 고정된 존재다. 그런데 '나는 쓸모없는 사람이다' 혹은 '내가 하는 일은 모두 실패다' 같은 부정적인 사고 패턴이나 예민한 장의 긴장 신호 또한 뇌에 단단히 굳을 수 있다. 이때 항우울제가 신경의 유연성을 높이면 뇌에 굳은 패턴이 느슨해진다. 항우울제와 더불어 좋은 심리 치료가 병행된다면 다시 사춘기의 질풍노도에 빠지지 않을 것이다.

항우울제 '프로작'의 부작용이 행복 호르몬 세로토닌에 대한 중요한 사실을 알려 준다. 프로작을 오래 먹으면 4명 중 1명이 구역질, 설사, 변비 같은 부작용을 겪는다. 이유는 장 신경 시스템이 뇌와 똑같은 신경 수용체를 가지고 있기 때문이다. 그래서 항우울제는 항상 자동으로 장과 뇌에 작용한다. 미국 신경생물학자 마이클 거숀Michael Gershon 박사는 한 가지 더 생각했다. 장에만 작용하고 뇌에는 전달되지 않는 항우울제를 복용해도 기분이 좋아질까?

전혀 엉뚱한 생각이 아니다. 우리 몸의 세로토닌 95퍼센트가 장 세포에서 생산된다. 세로토닌은 힘들게 근육을 움직이는 신경의 짐을 가볍게 덜어주고 중요한 신호 분자로 일한다. 신호 분자를 바꾸면 뇌에 전혀 다른 메시지를 보낼 수 있다. 그러면 삶에 아무 문제가 없는데도 갑자기 심한 우울증에 빠질 수 있다. 이럴 땐 장만 치료를 받으면 된다. 어쩌면 뇌는 아무 잘못이 없다!

공포증이나 우울증을 앓는 사람은 주름진 뇌가 아니라 주름진 배가 원인일 수 있음을 명심해야 한다. 극심한 스트레스 혹은 모른 채 살았던 어떤 음식의 불내증 때문에 공포증이나 우울증이 생길 수 있다. 뇌 혹은 삶에서 벌어진 사건에서만 원인을 찾아선 안 된다. 우리는 뇌 이상의 존재이기 때문이다.

뱃속에 있는 자아

우울함, 기쁨, 불안감, 편안함, 근심 등은 머리에서만 오지 않는다. 우리는 팔다리가 있고 생식기, 심장, 폐, 그리고 장도 있다. 과학이 뇌에 몰두하면서 우리의 자아가 뇌 이상이라는 것을 깨닫지 못했다. 최근 장 연구가 활발해지면서 '나는 생각한다, 고로 존재한다'라는 명언을 조심스럽게 의심하기 시작했다.

장에서 보낸 정보가 도달하는 가장 흥미로운 뇌 영역은 대뇌피질이다. 우리 시대의 가장 똑똑한 두뇌들이 이 분야를 연구한다. 버드 크레이그Bud Craig는 20년 넘게 초인적인 인내심으로 신경에 색을 입히고 뇌로 들어가는 흐름을 쫓았다. 그리고 어느 날 '대뇌피질에서 자아가 탄생한다'라는 주제로 한 시간 강의를 했다.

제1부: 몸 전체가 보내는 감정 정보가 대뇌피질에 모인다. 모든

정보는 사진의 픽셀과 같다. 대뇌피질은 여러 픽셀을 모아 사진 하나를 만든다. 이 사진이 대단히 중요한데, 사진이 감정 지도를 만들기 때문이다. 가령 의자에 앉아 있을 때 딱딱하게 눌리는 엉덩이 피부를 감지하고 '춥다' 혹은 '배가 고프다'라는 정보를 얻으면 이 정보가 합쳐져 딱딱한 의자에 앉은 춥거나 배고픈 사람이 만들어진다. 이 사진은 환상적으로 좋게 느껴지진 않겠지만 그렇다고 끔찍하지도 않다. 그저 그렇다.

제2부: 대니얼 월퍼트는 뇌의 과제가 움직임이라고 했다. 미더덕의 뇌로 아름다운 보금자리를 찾든 인간의 뇌로 좋은 삶을 찾든 상관없다. 움직임에는 뭔가 효과를 내려는 의도가 있다. 뇌는 대뇌피질의 사진을 가지고 의미 있는 움직임을 계획할 수 있다. 자아가 춥거나 배고픈 상태로 앉아 있으면 현 상태를 바꾸기에 좋은 동기가 된다. 그러면 몸을 떨거나 일어서서 냉장고로 갈 수 있다. 움직임의 최고 목표는 언제나 건강한 균형을 유지하는 것이다. 냉기에서 온기로, 불행에서 행복으로, 피로에서 가뿐한 심신으로.

제3부: 뇌 역시 신체기관의 한 부분일 뿐이다. 대뇌피질이 몸의 상태에 대한 사진을 만들어 내면 이 사진이 머리를 에워싼다. 머리에는 사회적 공감, 도덕, 논리를 담당하는 주목할 가치가 있는 영역들이 있다. 싸움을 하면 사회적 공감 영역이 싫어할 것이고, 어려운 수수께끼를 만나면 논리 영역이 절망할 것이다. 대뇌피질의 자아 사진에 주변 환경에 관한 정보 혹은 과거의 경험들이 더해진다.

그러면 우리는 추위를 느끼면서 이렇게 생각한다. '이상하다. 왜 이렇게 춥지? 보일러를 켰는데 몸살이 오려나?' 혹은 '앞으로는 이런 날씨에 옷을 벗고 뛰어다니지 말아야겠어.' 우리는 이런 방식으로 다른 동물보다 훨씬 더 복합적으로 추위에 반응한다.

더 많은 정보를 연결할수록 더 영리하게 움직일 수 있다. 추측하건대 신체기관에도 서열이 있다. 건강한 균형에 있어 중요한 신체기관은 대뇌피질에서 더 큰 발언권을 갖는다. 뇌와 장은 다양한 능력 덕분에 서열에서 이미 꽤 높은 자리를 차지했을 것이다. 어쩌면 최고의 자리에 있을지도 모른다.

대뇌피질이 전체 감각에서 정보를 받아 작은 사진을 만들면 복합적인 뇌가 이 사진을 더 풍부하게 만든다. 버드 크레이그에 따르면 대략 40초마다 이런 사진이 만들어지고 사진이 이어지면서 일종의 동영상을 만든다고 한다. 자아 동영상, 즉 우리의 삶!

뇌가 큰 몫을 담당하는 건 맞지만 그렇다고 전부 도맡아 하는 건 아니다. 데카르트의 생각을 약간 보충하는 것도 나쁘지 않다.

"나는 느끼고 그것에 대해 생각한다, 고로 나는 존재한다."

장과 감정

연구란 안개 깔린 낯선 지역을 헤매는 것과 같다. 매일 신나서 안개 속을 헤맬 사람은 많지 않을 거고, 감탄하며 사진을 찍을 만한 수풀이나 담벼락을 새로 발견하는 일도 자주 일어나지 않는다. 우연히 발견한 털실을 열심히 잡아당겼는데 결국 자신의 스웨터가 점점 작아지고 있다는 걸 깨달을 수 있다. 그럴 때 집에 와서 오늘 발견한 걸 솔직하게 설명하기란… 어쩌랴 쿨하게 넘겨야지.

우울증에 걸린 쥐가 특정 박테리아를 얻으면 기분이 밝아진다거나 다른 쥐의 장 박테리아를 이식받으면 성격이 달라진다는 사실을 앞에서 설명했다. 그리하여 사이코바이오틱스psychobiotics라는 개념이 탄생했다. 정신 건강에 영향을 미치는 미생물. 경우에 따라서는 우울증 같은 정신 질환에도 영향을 미친다. 그러나 불과 몇년 전까지 사이코바이오틱스가 인간에게도 효과가 있는지는 알 수 없었다.

바야흐로 인간에 관한 신뢰할 만한 연구 결과가 스무 개나 발표되었다. 실험된 박테리아 칵테일 중에서 세 개는 아무런 효과를 내지 않았지만 나머지 모두는(이것이 대단한 뉴스다) 인간의 정신에 영향을 미쳤다. 연구 결과는 전체적으로 매우 현실적이다. 이를테면 박테리아는 즉각적으로 우리의 기분을 바꾸지 않는다. 대개 3주에서 4주가 지나야 비로소 서서히 제한적으로 영향을 미친다. 스트레스와 관련해서도 관점의 변화가 생겼고 이제는 장이 중요한 구실을 한다는 것이 인정되고 있다.

대부분의 연구팀이 각자 다른 박테리아를 실험했기 때문에 정확히 어떤 변화가 어느 정도 생기는지는 각각 살펴야 한다.

기분

기분 실험은 다음과 같은 질문으로 시작한다. 기분에는 어떤 감정이 들어 있는가? 기분의 구성 성분은 무엇인가? 대부분의 연구팀은 설문 방식을 썼는데 각각의 질문 뒤에는 기분을 분류하는 범주가 숨어 있다. 우울에서 즐거움까지, 두려움에서 용기까지, 분노 혹은 온화, 걱정(가령 건강에 대한)에서 긍정….

영국 연구팀의 첫 번째 조심스러운 탐색 실험도 이 방식으로 진행되었다. 락토바실루스 카세이 시로타(요구르트 유산균으로 유명한 박테리아)를 3주 동안 복용했을 때 피험자의 3분의 1에 해당하는 집단에서 변화가 나타났다. 이들은 기분이 가장 나빴던 집단으로 우울에서 즐거움 방향으로 기분이 좋아진 것이다. 기분이 좋지도 나쁘지도 않았던 중간 집단에서는 별다른 변화가 없었고, 분노나 두려움 같은 다른 감정에서도 이렇다 할 변화가 없었다.

프랑스 연구팀의 결과는 달랐다. 그들은 두 가지 박테리아를 혼합해서 실험했는데(비피도박테리움 롱검B.Longum과 락토바실루스 헬베티쿠스L.Helveticus) 복용 4주 뒤에 변화가 나타났다. 우울했던 기분이 즐겁게 바뀌었을 뿐만 아니라 분노 지수도 바뀌고 신체적 불편감도 평소보다 완화되는 경향을 보였다.

네덜란드 연구팀은 기분의 범주를 더욱 세밀하게 분류했다. 특히 그들은 일상적인 작은 우울감을 다뤘다. 아주 건강한 보통 사람이라도 종종 갖게 되는 우울한 감정, 심각한 일이 생기지도 않았고 왜 그런 기분이 드는지 정확히 알 수 없지만 그냥 평소보다 마음이 무거운 그런 순간. 이런 기분은 대화나 뉴스거리는 안 되지만 오늘날 심리학 연구에서 주목받는 뜨거운 주제로, 기분 변화 그 자체가 아니라 그것이 어떤 반응을 불러일으키느냐가 더 중요하다.

건강한 사람이 우울증에 걸릴지 아닐지는 정확히 예언하기 어렵다. 그러나 연구에 따르면 무엇이 문제인지 알아내려 초조하게 고민할수록 우울해질 확률이 높았다. 실험에서 피험자들은 다음과 같은 상황에 대해 몇 분 동안 깊이 생각했다.

상황: 기분이 끝내주는 날은 아니다. 그냥 마음이 무겁다. 하지만 기분이 가라앉을 만큼 심각한 일이 있었던 것도 아니다.

그다음 피험자들이 이런 기분이 들 때 어떤 반응을 보였는지 분류했다. 피험자들은 다음과 같은 설문을 읽고 대답은 '전혀 없다', '거의 없다', '때때로 그렇다', '자주 그렇다', '반드시 그렇다' 다섯 범주로 분류되었다.

(1) 이런 기분이 들면 나는 쉽게 인내심을 잃고 흥분한다.
(2) 이런 기분이 들면 나는 무슨 일이 잘못되었을까 혹은 뭔가가 잘못되면 내 인생은 어떻게 될까 근심하며 속을 끓인다.
(3) 이런 기분이 들면 나는 종종 모든 것이 절망적으로 느껴진다.

박테리아를 복용하기 전에는 피험자들의 점수가 평균 43점에서 136점까지 분포했다. 말하자면 그들은 건강한 평균이었고 유난히 속을 끓이거나 분노하거나 절망적인 반응을 보이지 않았다. 그들은 4주 동안 매일 박테리아 믹스를 복용했다. 입을 벌린다, 가루를 털어 넣는다, 입을 다문다. 플라세보 가루를 (당연히 모르고) 복용한 집단의 대답은 거의 변하지 않았다. 진짜 박테리아 믹스를 복용한 집단은 특히 분노와 고민 두 영역에서 대략 10퍼센트가 개선되었다 (두 영역의 설문 절반에서 한 단계씩 더 긍정적으로 대답했다).

코카인이나 신경 안정제를 먹었을 때만큼 효과가 크진 않지만 플라세보 효과와는 확실히 달랐다. 우리는 결과를 가지고 다음과 같은 질문에 접근했다. 장이 기분에 미치는 영향력은 얼마나 큰가? 한 걸음 더 나가서 장은 어떤 기분에 영향을 미칠 수 있는가?

스트레스

기분은 신경계의 여러 영역에서 생긴다. 반면 스트레스는 신경계의 상태이다. 스트레스를 받은 신경계는 팽팽하게 당겨진 활시위와 같다. 긴장 상태가 지속되고 모든 외부 자극에 예민해진다. 장애물이 많은 구간을 운전할 때나 위험에 처했을 때는 긴장 상태가 도움이 된다. 하지만 계속해서 긴장 상태로 사는 것은 대단히 비효율적이다. 거대한 화물 트럭을 끌고 골목 끝에 있는 슈퍼마켓에 가는 것과 같다. 장은 스트레스에서 벗어나기 위해 일단 자신의 에너지를 뇌에게 빌려준다. 혹시 우리의 장도 스트레스 완화를 위해 직접 뭔가를 할까? 말하자면 자기 자신을 위해?

이것에 대해서는 더 새로운 결과를 기다리는 것이 좋겠다. 그 사이 이 분야 연구가 안면을 바꿨기 때문이다. 첫 번째 인체 실험에서는 어떤 좋은 미생물을 장에 공급하든 상관없이 스트레스가 많은 일상 또는 두려움을 야기하는 시험은 피험자들에게 여전히 스트레스와 두려움을 줬다. 당시 미생물이 도움이 된다는 것은 스트레스 호르몬, 신경성 복통, 구토, 설사, 감기 같은 신체적 문제를 완화할 수 있다는 뜻이었다.

그러나 연구를 자세히 들여다보면 흥미로운 정보를 발견할 수 있다. 박테리아 한 종류가 스트레스에 대한 반응을 바꿨는데, 이런 변화는 잠이 부족한 특정 하위 집단에서만 나타났다. 시험 전에 잠을 적게 잔 사람은 시간이 지날수록 점점 더 스트레스를 많이 받았다. 그러나 매일 비피도박테리움 비피둠bifidobacterium bifidum을 복용한 사람은 스트레스를 조금 덜 받았다. 스트레스를 받은 건 마찬가지였지만 강도가 다른 비교 집단보다 한 단계 낮았다. 다른 박테리아 두 종류(락토바실러스 헬베티쿠스, 비피도박테리움 인판티스)로도 실험했지만 같은 효과를 내진 않았다. (이 실험을 위해 대학생 581명을 시험 몇 주 전에 네 집단으로 나눴다. 한 집단은 효능 물질이 없는 가루로 채워진 캡슐을 복용했고, 다른 세 집단은 각각 박테리아 락토바실러스 헬베티쿠스·비피도박테리움 인판티스·비피도박테리움 비피둠을 복용했다.)

박테리아가 스트레스 지수를 낮췄다! 이 결과가 용기를 북돋웠다. 어떤 박테리아는 뭔가를 해냈고 어떤 박테리아는 해내지 못했으니 말이다. 계속해서 미생물 세계를 탐험할 필요가 있어 보였다.

얼마 후 아일랜드에서 새로운 소식이 왔다. '헤엄치는 쥐 실험을 했던 몇몇 연구팀이 이제 과감하게 인체 실험 무대에 올랐다. 특정 비피도박테리움(비피도박테리움 롱검 1714)이 쥐 실험에서 확실히 효과가 좋았다. 스트레스 지수를 낮췄고 학습 능력을 향상시켰다. 연구팀은 인간에게도 똑같은 실험을 단행했다.

실험에 참여한 사람들은 매일 온라인으로 스트레스에 관한 설문지에 답했고, 8주 동안 세 번 실험실에 나와 다음과 같은 과제를 수행했다.

(1) 우스꽝스러운 전극 헬멧 쓰기
(2) 얼음물에 손 넣기
(3) 태블릿으로 사고력 과제 풀기

우스꽝스러운 전극 헬멧은 뇌의 어느 영역이 얼마나 활성화되는지를 측정한다. 헬멧을 파트너에게 씌우고 지루한 사무실 일과를 얘기하면 특정 뇌 영역이 서서히 활기를 잃고 대신 몽상 영역에서 파티가 시작되는 것을 확인할 수 있으리라.

참기 힘들 정도로 차가운 얼음물에 손을 넣는 것은 스트레스 지수를 측정하는 완벽한 실험이다. 얼음물에 손을 넣고 얼마나 버티는지 시간을 재면서 피험자의 입에 면봉을 넣는다. 면봉에 흡수된 침으로 스트레스 호르몬 수치를 측정할 수 있다. 아무리 자주 실험을 반복하더라도 언제나 똑같은 반응이 나온다. 냉기 스트레스를 보고하는 신경계는 '습관의 동물'이 아니다. 그랬더라면 언젠가부터 겨울이 점점 더 따뜻하게 느껴졌으리라. 얼음물에서 손을 빼 안전한 곳에 두자마자 몇 가지 질문을 했다. 스트레스 호르몬의 범람을 겪은 뒤에 두려움이 얼마나 커지는지 알아보기 위해서였다. 4주 동안 비피도박테리움을 복용하자 거의 모든 수치가 달라졌다. 온라인 설문에 따르면 일상의 스트레스가 플라세보 효과보다 약 15퍼센트 낮았다. 얼음물에 손 넣기는 여전히 같은 반응을 일으켰다(물은 여전히 아주 찼으므로 당연한 결과다). 그러나 스트레스 호르몬 수치는 전체적으로 이전보다 낮아졌고 두려움도 줄었다.

전극 헬멧과 태블릿 과제 풀기 역시 헛되지 않았다. 박테리아를 복용한 집단은 암기 과제에서 대략 두 개 내지 다섯 개를 적게 틀렸다. 플라세보 집단은 한 개 내지 세 개를 적게 틀렸다. 이 정도면 성공이라 할만하다. 전극 헬멧에서도 같은 효과가 나타났다! 학습에 사용하는 영역이자 치매에 걸렸을 때 약해지는 뇌 영역이 활성화되었다. 플라세보는 아무것도 못 했지만 박테리아는 뭔가를 해냈다.

장은 신경 섬유를 통해 뇌를 자극할 수 있다. 그런데 아일랜드 연구팀은 또 다른 설명을 내놓았다. 박테리아가 스트레스 호르몬 수치를 낮춰 기억력도 개선할 수 있다는 것이다. 어떻게? 이렇게. 기억을 활성화하고 연결하는 것이 해마인데, 해마는 스트레스 호르몬 센서와 아주 가깝게 있다. 센서에 스트레스 호르몬이 많이 감지되면 뇌는 해마의 활동을 중단한다. 맹수에게 쫓기는 상황이라면 가까운 수풀로 뛰어들 에너지를 다른 곳에 허비해선 안 되기 때문이다. 또한 스트레스가 많으면 우리는 이른바 터널 시각을 발달시킨다. 당면한 문제에 주의를 집중하기 위해서다.

이런 연구 결과는 많은 이들에게 반가운 일이다. 비피도박테리움 롱검 1714의 팬뿐 아니라 좀처럼 집중하기 힘든 장 질환 환자들, 까다로운 문제를 풀 때 뇌와 잘 협력하지 못하는 학생들에게도. 이때 스트레스를 보고하는 기관이 장이냐 뇌냐는 별로 중요하지 않다. 뇌와 장 모두 신경과 혈중 전달 물질을 통해 부신(스트레스 호르몬을 생산하는 기관)을 자극할 수 있다. 그렇기 때문에 이 지점에서 다시 장과 기분이 연결된다.

이제 앞서 이야기했던 네덜란드 연구팀의 일상적인 작은 우울감을 살펴보자. 다들 기억하리라 믿는다. 자기 삶이 얼마나 좋은지와 상관없이 모두가 이런 우울감을 경험한다. 이런 기분이 들 때 초조하게 원인을 고민하는 사람은 현실 세계에서 속을 끓일 수 있는 문제를 아주 넉넉하게 공급받을 수 있다. 더 중요한 것은 그런 문제들은 아무리 고민해 봐야 바꿀 수 없다는 사실이다. 어느 정치가가 옛날에는 상상도 할 수 없었을 한심한 발언을 했다. 평소 전혀 관심도 없었던 어느 축구팀이 어딘가에서 비행기 추락 사고를 당했다. 어떤 사람이 소셜미디어에 자신의 빛나는 삶을 자랑하고 우리는 서로 비교한다.

바꿀 수 없는 것을 바꾸려고 애쓰고 고민하면 그것이 다시 스트레스가 된다. 스트레스 호르몬 때문에 우리는 터널 시각 모드를 켠다. 그래서 문제 이외의 것을 인지하기가 더 힘들어진다. 이것이 다시 스트레스를 만든다. 이런 식으로 악순환이 이어진다. 좋은 의도로 마련된 몸의 프로그램이 원래 목적에서 멀어지는 것이다. 주변을 살피고, 호기심 어린 질문을 하고, 도움이 되는 뭔가를 하는 대신 점점 더 스트레스에 눌려 불평불만만 늘어 놓는다.

우울증

현재 밝혀진 바에 따르면 고민, 분노, 스트레스에 미치는 장의 영향력은 약 10~15퍼센트다. 장은 근심을 조장하거나 진정시킬 수 있는 내장 세계의 정보를 뇌에 제공한다. 그런 식으로 장은 기분에 영향을 미친다. 그러나 심각한 우울증 치료에도 도움을 줄 수 있는지는 아직 밝혀지지 않았다.

예비 실험들이 우선 희망을 준다. 아일랜드 연구팀은 우울증 환자의 장 박테리아를 수집하여 쥐의 장에 이식했다. 이 과정이 악수 같은 간단한 접촉으로 이루어지지 않는다. 먼저 쥐의 장을 무균 상태로 만들고 그다음 수집한 고농축 박테리아를 넣었다. 그러자 쥐는 이전에 없었던 우울한 태도를 보였다.

인체 실험은 아직 시작 단계에 불과하다. 연구팀은 'BDI 검사'Beck Depression Inventory Test를 자주 사용하는데, 이것은 우울증이 얼마나 심한지 (혹은 단지 일시적인 우울감인지) 측정하는 도구다. 총 21개 질문으로 슬픔이나 만족뿐만 아니라 불면증이 있는지, 결정 장애가 있는지, 건강 염려증이 있는지, (예전과 비교하여) 성욕이 현저히 낮아졌는지 등을 점검한다. 이런 간접적인 방식으로 우리 몸의 다양한 호르몬 체계가 조사된다.

우울증을 막는 프로바이오틱스 박테리아를 마침내 통제된 조건 아래에서 시험한 두 연구가 있다. 2015년 연구에서 항우울증제와 더불어 두 박테리아의 조합(락토바실러스 아시도필루스, 비피도박테리움 비피둠)이 환자의 상태를 개선했다. 그러나 방해 요소를 결과에서 모두 제외하고 계산하니 최종 효과가 약간 낮아졌다. 2017년 연구에서 두 박테리아의 조합(락토바실러스 헬베티쿠스, 비피도박테리움 롱검)은 우울한 기분에 아무런 효과를 내지 않았다. 그러나 연구팀은 비타민 D 수치가 효과에 영향을 준다는 증거를 찾아냈다. 혈중 비타민 D 수치가 높은 피험자의 경우 박테리아가 기분을 개선했다. 그러나 학술적 명제를 도출하기에는 전체적으로 피험자 수가 너무 적었다.

이것은 새로운 연구에서 내딛은 첫 두 걸음이다. 계속 걸어가다 보면 가야 할 방향을 알게 되리라. 장을 통해 우울증을 예방할 수 있을까? 약물, 심리 치료, 생활 방식의 변화 이외의 추가 치료법으로 박테리아가 적합할까? 장(박테리아와 섭식), 뇌(약물과 심리 치료), 그리고 여타 원인(비타민 수치, 운동, 노동 조건 등)을 동시에 살피는 것이 최고의 우울증 치료법일까? 우울증의 종류는 다양하다. 어떤 것은 장의 역할이 중요하고 어떤 것은 그렇지 않으리라.

이 길의 목적지는 모두가 매일 복용해야 하는 슈퍼 박테리아를 찾는 것이 아니다. 목적지는 모두가 늘 유쾌한 것이 아니라 몸에 서식하는 생명체를 더 잘 이해하는 것이다. 그래야 스트레스나 우울감이 들 때 외적 상황뿐만 아니라 내적 상황에도 주의를 기울이게 된다. 필요할 때마다 우리를 후원하는 매우 효율적인 미생물을 발견한다면 그보다 더 좋은 일은 없으리라. 연구팀들이 짙은 안개 속에서 꾸준히 수색하는 동안 우리는 우리가 이미 갖고 있는 것, 즉 몸 안에 있는 좋은 미생물과 점점 관심이 높아지고 있는 조상들의 지혜를 소중히 여겨야 한다.

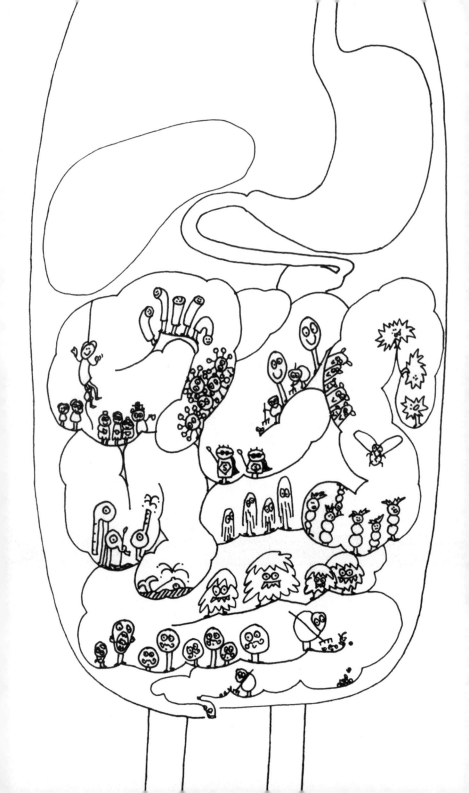

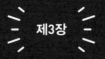

제3장

백세 건강은
장 박테리아가
결정한다

우주에서 지구를 보면 인간은 보이지 않는다. 지구는 어둠 속에서 반짝이는 다른 수많은 점 사이에서 둥글게 빛나는 점처럼 보인다. 지구에 가까이 다가가서 보면 사람들이 여러 다양한 장소에 흩어져 사는 것을 알 수 있다. 도시는 환하게 빛나는 작은 점에 불과하다. 어떤 사람들은 대도시에 밀집하여 살고 어떤 사람들은 시골에 듬성듬성 흩어져 산다. 쌀쌀한 북부 벌판에도 살고 열대림이나 사막 언저리에도 산다. 설령 우주에서 보이지 않더라도 사람들은 지구 곳곳에 산다.

더 가까이에서 인간을 보면 한 사람 한 사람이 하나의 세계다. 이

마는 바람이 부는 작은 초원이고, 팔꿈치는 건조한 황무지, 눈은 짠맛이 나는 바다, 장은 신기한 생물로 가득한 가장 신비롭고 넓은 숲이다. 인간이 지구에 사는 것처럼 인간의 몸에도 생물이 산다. 우리 몸에 사는 생물을 현미경으로 보면 어둠 속에서 반짝거리는 작은 점처럼 보인다.

우리는 수 세기 동안 광대한 세상을 탐구해 왔다. 세상을 측정하고 동물과 식물을 연구하고 삶에 대한 철학을 만들었다. 거대한 기계를 만들고 달에도 다녀왔다. 오늘날 신대륙을 발견하고 싶다면 우리 몸 안에 있는 작은 세계를 탐험해야 한다. 몸에서 가장 매혹적인 대륙은 역시 장이다. 장만큼 많은 생물이 사는 곳은 없다. 장 연구가 이제 막 본격적으로 시작되었다. 큰 희망과 새로운 발견이 가득한 새로운 '붐'이 일어나고 있다. 유전자를 해독할 때와 비슷한 매혹적인 붐이다. 이 붐은 금세 가라앉을 수 있고 더 큰 붐의 전조일 수도 있다.

과학자들은 2007년에야 비로소 몸속 박테리아 지도를 그리기 시작했다. 박테리아 지도를 위해 수많은 사람들이 온갖 신체 부위를 면봉으로 채취당했다. 입안, 겨드랑이, 이마… 대변을 분석하고 생식기 점막도 검사했다. 검사 결과 그동안 무균 상태로 여겨졌던 부위들이 미생물이 가득한 곳으로 밝혀졌다. 폐가 대표적이다.

장은 박테리아 지도 제작에서 단연 최고의 난이도를 자랑한다. 우리 몸 안에서 분주히 움직이는 미생물의 99퍼센트가 장에 산다. 다른 부위에 사는 박테리아 수가 적은 게 아니라 장에 사는 박테리아 수가 어마어마하게 많은 것이다.

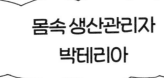

몸속 생산관리자
박테리아

우리가 아는 박테리아는 세포 하나로 구성된 작은 생물이다. 어떤 박테리아는 아이슬란드의 뜨거운 온천에 살고, 어떤 박테리아는 개의 차가운 코에 산다. 어떤 박테리아는 에너지를 만들기 위해 산소가 필요해서 사람처럼 숨을 쉬지만 어떤 박테리아는 신선한 공기에서 죽는다. 이런 박테리아는 에너지를 산소가 아니라 금속 원자나 산$_{acid}$에서 얻고 굉장히 독특한 냄새를 풍긴다. 우리 몸에서 나는 거의 모든 냄새가 사실은 박테리아 냄새다. 사랑하는 사람의 기분 좋은 살냄새도, 뻔뻔한 이웃집 개의 입냄새도 모두 박테리아 세계에서 만들어진다.

　우리는 서핑하는 선수를 보며 감탄하지만 재채기할 때 코에서 얼

마나 멋진 서핑 장면이 연출되는지는 전혀 생각하지 않는다. 우리
는 운동하고 기분 좋게 땀을 닦지만, 이때 운동화 속 기후 변화에
기뻐하는 박테리아에 대해서는 아무도 생각하지 않는다. 우리는 몰
래 손가락으로 케이크를 조금 파먹고 아무도 못 봤을 거라고 생각
하지만, 이때 뱃속에서 박테리아들이 큰 소리로 외친다. "케이크으
ㅇㅇㅇㅇㅇㅇㅇㅇ!" 몸 안에 있는 미생물 왕국의 모든 새로운 소식을
정확히 전달하려면 적어도 BBC나 CNN 정도의 규모는 되어야 할
것이다. 우리가 심심하다고 느끼는 순간에도 몸에서는 흥미진진한
일들이 벌어진다.

대다수의 박테리아가 무해하고 오히려 건강에 도움이 된다는 인
식이 서서히 확산되고 있다. 이미 과학적으로 증명된 것들도 있다.
한 사람의 장에 사는 미생물의 총 무게는 200그램에 달하고 그 수
가 대략 100조에 이른다. 대변 1그램 안에 들어 있는 박테리아 수
가 지구에 사는 인구 수보다 많다. 박테리아는 소화가 안 되는 음식
물을 쪼개고 장에 에너지를 공급하며, 비타민을 생산하고, 독이나
약을 분해하고, 면역 체계를 훈련시킨다. 다양한 박테리아가 산, 가
스, 지방 등 다양한 물질을 만들어 낸다. 한마디로 박테리아는 작은
생산자다. 또한 장 박테리아는 우리의 혈액형을 결정하고, 나쁜 박
테리아는 설사를 일으킨다.

하지만 이 모든 것이 개인에게 어떤 의미인지 아직 알려지지 않
았다! 설사를 일으키는 박테리아에 감염되면 금세 알아차리지만 몸

안에서 매일 열심히 일하는 수백만, 수십억, 수조에 달하는 박테리아가 수행하는 일도 알아차릴 수 있을까? 우리 몸에 어떤 박테리아가 살고 있는지가 중요할까? 만약 비만, 영양 부족, 신경 질환, 우울증, 만성 장 질환을 앓고 있다면 장내 박테리아 균형에 변화가 생긴다. 다시 말해 장내 미생물에 문제가 생기면 우리 몸에도 문제가 생길 수 있다.

어떤 사람은 비타민 B를 생산하는 박테리아를 많이 가지고 있어 신경이 더 튼튼하다. 어떤 사람은 실수로 먹은 곰팡이 핀 빵을 남들보다 빨리 몸 밖으로 내보낼 수 있다. 또 어떤 사람은 과식하는 뚱뚱한 박테리아 때문에 남들보다 빨리 뚱뚱해진다. 미생물학자들은 인간을 생태계로 이해한다. 미생물 연구는 이제 겨우 초등학생 수준이고 그래서 앞니가 빠진 것처럼 아직은 빈자리가 많다.

박테리아에 대해 제대로 모르던 때 사람들은 박테리아를 식물로 여겼다. 그래서 장 박테리아를 식물군이라는 뜻의 '플로라'로 표현했다. 플로라는 잘못된 표현이지만 박테리아를 이해하는 데 도움이 된다. 박테리아는 식물처럼 서식지, 먹이, 독의 강도에 따라 다양한 특징을 갖는다. 과학적으로 정확히 말하면 박테리아는 식물이 아니라 미생물(=작은 생명체)이다.

소화기관의 윗부분에는 박테리아가 거의 없고 대장과 직장 같은 아랫부분에는 무수히 많다. 어떤 박테리아는 소장에 서식하고 어떤 박테리아는 오직 대장에서만 산다. 맹장을 좋아하는 박테리아도 있

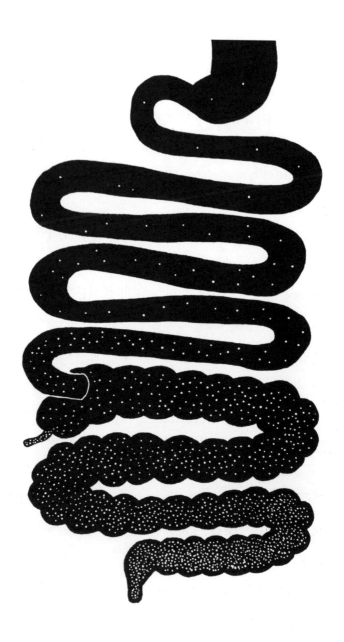

| 장 박테리아의 서식 밀도.

고, 점막에 얌전히 붙어 있는 박테리아도, 장 세포에 접근하는 저돌적인 박테리아도 있다.

장내 미생물을 개별적으로 파악하는 건 쉽지 않다. 서식지에서 미생물을 꺼내기가 쉽지 않기 때문이다. 실험실에서 배양액에 옮겨 관찰하려 해도 미생물은 쉽게 협조하지 않는다. 피부에 사는 박테리아는 실험실에서 제공하는 먹이를 먹으며 빠르게 증식하지만 장 박테리아는 그렇지 않다. 소화기관에 사는 박테리아의 절반 이상이 우리 몸에 너무 익숙해진 나머지 몸 밖으로 나오면 살지 못한다. 장이 곧 그들의 세계다. 그들은 장에서 산소로부터 보호받고 축축한 온기와 음식물 찌꺼기를 즐긴다.

추측하건대 10년 전에는 많은 과학자가 사람들이 똑같은 장 박테리아를 가졌다고 주장했을 것이다. 실제로 대변을 배양액에 넣고 관찰하면 대장균 E.coli 박테리아가 항상 발견되었다. 당시에는 그렇게 단순했다. 그러나 오늘날 우리는 첨단기기를 이용해 대변 1그램의 분자를 조사하여 수십억 박테리아의 유전적 잔존물을 발견할 수 있다. 이제는 대장균이 장에 사는 미생물 중 1퍼센트 미만에 해당한다는 것을 안다. 장에는 수천 종 이상의 박테리아가 살며 여기에 바이러스, 효모 왕국에서 온 소수자들, 곰팡이, 다양한 단세포 생물들이 추가된다.

이런 거대한 서식지를 감시할 감시관은 아마도 면역 체계일 것이다. 면역 체계의 주요 임무는 외부로부터 몸을 보호하는 것이다. 때때로 면역 체계는 코로 불쑥 들어온 작은 꽃가루와 전쟁을 한다. 알레르기가 있는 사람은 여기에 반응해 콧물이 흐르고 눈이 빨개진다. 이런 와중에 어떻게 수많은 박테리아들이 마치 대규모 음악 축제처럼 자유롭게 활동할 수 있을까?

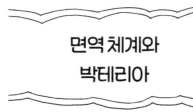

면역 체계와
박테리아

우리는 하루에도 몇 번씩 죽을 고비를 넘긴다. 암세포가 자라나거나, 곰팡이가 피기 시작하거나, 박테리아에 갉아 먹히거나, 바이러스에 감염될 수 있다. 하지만 우리는 하루에도 몇 번씩 생명을 구원받는다. 기이하게 자라는 세포들이 살해되고 곰팡이 포자는 제거되며, 박테리아는 물어뜯기고, 바이러스는 토막난다. 고맙게도 면역 체계가 수많은 작은 세포들을 보내 이 모든 일을 해치우고 우리를 살린다. 전문 수색대가 낯선 침입자를 발견하면 살인 청부업자와 분쟁 조정자들이 출동한다. 이들 모두가 협동하여 맡은 일을 훌륭히 마친다.

면역 체계의 대부분(약 80퍼센트)이 장에 있는데 그럴만한 이유가 있다. 박테리아들의 대규모 음악 축제 메인 무대가 장이고 면역 체계는 이 공연을 꼭 봐야 하기 때문이다. 박테리아는 장 점막이라는 정해진 공간에 머물며 장 세포에 위협적으로 접근하지 않는다. 면역 체계는 이 안전한 공간에서 박테리아와 사이좋게 상호작용하며 박테리아가 몸에 해를 끼치지 않도록 통제한다. 이런 식으로 면역 세포는 다양한 종류의 박테리아를 만나고 익힌다.

장에서 만난 박테리아를 나중에 장 외부에서 만나면 면역 세포는 재빨리 대처할 수 있다. 면역 체계는 장에서 신경을 곤두세워야 한다. 우선 방어 본능을 눌러 많은 박테리아가 장에 살도록 하는 동시에 군중 속에서 위험한 박테리아를 색출해야 한다. 장 박테리아 모두에게 일일이 '안녕' 하고 인사를 한다면 300만 년은 족히 걸릴 것이다. 면역 체계는 '안녕' 하고 인사만 하는 것이 아니라 '합격' 혹은 '죽는 게 낫겠다'라는 말도 덧붙인다.

조금 이상하게 들리겠지만 면역 체계는 박테리아와 인간의 세포를 구별할 수 있어야 한다. 이것은 그리 간단한 일이 아니다. 어떤 박테리아는 겉모습이 인간의 체세포와 비슷하게 생겼다. 만약 성홍열을 유발하는 박테리아가 몸 안에 들어왔다면 지체 없이 항생제를 먹는 게 낫다. 성홍열을 빨리 치료하지 않으면 면역 체계가 혼란에 빠져 실수로 관절이나 다른 신체기관의 체세포를 공격할 수 있다. 인후통을 유발한 박테리아를 공격해야 하는데 엉뚱하게 무릎 체세포를 공격하는 실수를 저지르는 것이다. 이런 일은 아주 드물지만 충분히 일어날 수 있다.

청소년기에 나타나는 당뇨병에서 비슷한 상황을 목격할 수 있다. 이 경우 면역 체계가 인슐린 생산 세포를 파괴한다. 면역 체계가 장 박테리아와 훈련할 때 소통 문제가 있었던 것이 하나의 원인일 수 있다. 장 박테리아가 면역 체계에 제대로 전달을 못 했거나 면역 체계가 그들의 말을 잘못 이해했을 수 있다.

면역 세포를 훈련시키는 박테리아

우리 몸은 면역 세포의 소통 문제와 혼동 사고에 대비해 매우 엄격한 체계를 갖췄다. 면역 세포는 혈액으로 들어가기 전에 가장 힘든 특급 훈련을 마쳐야 한다. 면역 세포는 아주 먼 길을 행군하며 계속해서 아군 세포와 외부 물질을 만난다. 이때 "이게 아군인지 잘 모르겠네?" 헷갈려서 잠시 멈춰 손가락으로 찔러보는 순간, 삐익! 치명적인 실수를 저지르게 된다. 아군을 알아보지 못한 면역 세포는 절대 혈액에 도달하지 못하고 제거된다.

면역 세포는 장에 있는 훈련소에서 외부 물질과 원만히 잘 지내는 법을 배우는 동시에 외부 물질에 잘 대처하기 위해 만반의 준비를 한다. 그리고 혈액으로 들어가기 전에 훈련을 받는데 이때 아군 세포를 공격하면 그 자리에서 솎아진다. 이 체계는 꽤 잘 작동하고 대개는 사고가 일어나지 않는다.

그러나 면역 세포가 헷갈리기 쉬운 까다로운 훈련이 있다. 바로 수혈이다. 적혈구 표면에는 박테리아를 닮은 단백질(혈액형을 결정하는 항원)이 붙어 있다. 면역 세포가 적혈구를 박테리아로 착각해 공격할 수 있지만 다행히 특급 훈련을 받은 덕분에 자기 혈액은 공격하지 말아야 한다는 것을 배웠다. 만약 내 몸의 적혈구에 A형 항원이 붙어 있다면 A형 혈액을 가진 다른 사람의 혈액을 자기 혈액으로 인식해 안전하게 받아들인다. 오토바이 사고나 출산으로 큰 출혈이 발생했을 때 다른 사람의 혈액을 받을 수 있는 건 참으로 다행이다.

반면 적혈구에 다른 항원(B형이나 O형)이 붙어 있다면 수혈을 받을 수 없다. 면역 세포가 낯선 적혈구를 박테리아로 인식해 무섭게 공격하기 때문이다. 장 박테리아를 통해 훈련하지 않았다면 우리는 혈액형이 없고 혈액을 아무에게나 자유롭게 나눌 수 있을 것이다. 장 박테리아가 거의 없는 신생아는 이론적으로 어떤 혈액이든 수혈을 받을 수 있다(그러나 엄마의 항체가 아기의 혈액에 들어 있기 때문에 병원에서는 안전을 생각해 엄마의 혈액형에 맞춰 수혈한다). 아기의 면역 체계와 장 박테리아가 어느 정도 형성된 후에는 동일한 혈액형의 혈액만 수혈받을 수 있다.

혈액형은 박테리아로 인해 생긴 여러 면역학적 현상 중 하나일 뿐이다. 이 외에도 우리가 모르는 것이 아직 많이 남아 있다.

외부에서 들어 온 적혈구   몸속 항체   혈액형

항원

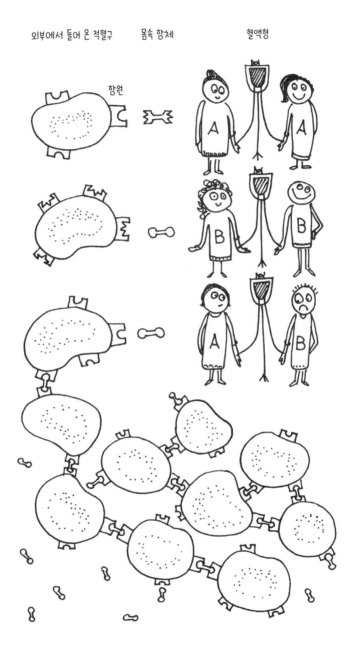

몸속 항체는 외부 침입자로부터 우리를 보호하는 역할을 한다.
외부에서 자기 혈액과 다른 적혈구가 들어오면 결합하여 제거한다.

몸 상태를 변화시키는 장 박테리아

박테리아의 역할을 한마디로 표현하면 '섬세한 튜닝'이다. 박테리아는 종류에 따라 면역 체계에 아주 다양한 영향을 미친다. 어떤 박테리아는 면역 체계를 더 관용적으로 만들기도 한다. 예를 들어 평화적 중재를 담당하는 면역 세포가 많이 생성되게 돕거나 코르티손 같은 항염증제처럼 세포에 작용해 염증 반응을 완화시킨다. 박테리아의 섬세한 조정 덕분에 면역 체계는 덜 공격적이고 온화해진다. 이것은 박테리아의 아주 똑똑한 전략이다. 면역 체계의 공격성을 낮춤으로써 장에 박테리아가 정착할 기회도 많아지기 때문이다.

최근에 인간을 포함한 어린 척추동물의 소장에서 면역 체계를 자극하는 '선동가' 박테리아가 발견되었다. 이 선동가의 등장은 다음과 같은 추측을 남긴다. '소장의 박테리아 수를 적당히 유지하는 데 이 선동가가 도움이 되지 않을까?' 면역 체계가 소장에 있는 박테리아를 적대적으로 대하면 소장에는 박테리아가 별로 살지 않을 테고, 그러면 소화할 때 방해가 되지 않아서 좋을 것이다. 선동가는 소장 점막이 아니라 융모에 붙어 있다. 그런데 대장균 같은 위험한 병원균들도 융모를 선호한다. 만약 병원균들이 소장 융모에 자리를 잡으러 갔을 때 선동가 박테리아가 이미 그 자리를 차지하고 있으면 어쩔 수 없이 융모를 포기하고 투덜대며 다른 곳으로 갈 수밖에 없다.

이것을 '프로바이오틱스의 선점 효과'라고 부르기도 한다. 대부분의 장 박테리아는 나쁜 박테리아가 차지할 자리를 선점함으로써 우리를 보호한다. 소장 융모에 붙어 있는 선동가 박테리아가 여기에 속하고 우리는 선동가 박테리아를 장 외부에서 배양할 수 없다. 그런데 소장 융모에 붙어 있는 선동가가 무해하다고 단정할 수 있을까? 없다! 어쩌면 면역 체계를 과도하게 괴롭혀 우리에게 해를 끼칠지도 모른다. 답을 찾아야 할 질문들이 아직 많이 남았다.

뉴욕 실험실의 무균 쥐에서 첫 번째 답을 찾을 수 있다. 이 쥐들은 세계에서 가장 깨끗한 생물이다. 무균 상태에서 제왕절개로 태어나 무균 상자에서 멸균된 먹이만 먹고 자랐다. 무균 쥐처럼 무균인 동물은 자연에서 살 수 없다. 걸러지지 않은 공기에 균들이 섞여 있기 때문에 무균 쥐로 실험할 때는 각별한 주의가 필요하다. 무균 쥐 덕분에 연구자들은 면역 체계가 완전히 작동하지 않을 때 무슨 일이 벌어지는지 관찰할 수 있었다. 장에 박테리아가 없으면 무슨 일이 생길까? 훈련받지 못한 면역 체계는 병원균을 만나면 어떻게 대처할까? 눈으로 확인할 수 있는 차이는 무엇일까?

무균 쥐 실험을 본 사람이라면 아마 이구동성으로 이렇게 말할 것이다. "무균 쥐는 특이하다." 무균 쥐들은 종종 과잉 행동을 하고 쥐라고 하기엔 너무 부주의하다. 그들은 박테리아를 가진 보통 쥐보다 많이 먹고 소화 시간이 길다. 맹장이 아주 크고 장에는 혈관이 얼마 없으며 융모도 빈약하다. 비교적 무해한 병원균조차 그들을 한 방에 때려눕힐 수 있다.

무균 쥐에게 일반 쥐의 장 박테리아 혼합액을 주입하면 놀라운 광경을 목격할 수 있다. 제2형 당뇨병 환자의 박테리아를 주입하면 얼마 후 당 대사에 문제가 생긴다. 비만한 사람의 장 박테리아를 주입하면 보통 체중인 사람의 박테리아를 주입했을 때보다 훨씬 빨리 비만이 된다. 또한 무균 쥐에게 각각의 박테리아를 주입하고 각각의 박테리아가 어떤 작용을 하는지도 관찰할 수 있다. 어떤 박테리아는 혼자 힘으로 무균의 효력을 없애버릴 수 있다. 이를테면 면역력을 높이고, 맹장을 보통 크기로 줄이고, 식습관을 정상화한다. 어떤 박테리아는 아무것도 안 한다. 또 어떤 박테리아는 다른 박테리아의 도움이 있을 때만 효력을 낸다.

연구를 통해 우리는 크게 한 걸음 내디뎠다. 우리가 사는 세계가 우리에게 영향을 미치는 것처럼, 몸 안에 있는 작은 세계도 우리에게 영향을 미친다. 더 흥미로운 것은 사람마다 약간씩 다른 박테리아 세계를 가지고 있다는 점이다.

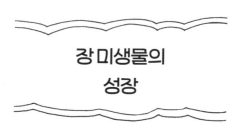

장미생물의
성장

자궁 속에 있는 태아는 대부분 세균이 없다. 9개월 동안 오로지 엄마하고만 접촉한다. 음식물은 미리 소화되어 전달되고 산소도 미리 호흡되어 공급된다. 그렇게 엄마의 장과 폐가 모든 것을 걸러서 태아에게 보낸다. 또한 태아는 엄마의 면역 체계가 모든 균을 없앤 엄마의 혈액을 통해 먹고 숨 쉰다. 태아는 두꺼운 근육질의 자궁에 갇혀 태포에 감겨 있다. 그래서 다른 사람은 말할 것도 없고 기생충, 바이러스, 박테리아, 곰팡이조차 태아에 닿을 수 없다.

태아의 상태는 독특하다. 우리는 평생 다시는 태아처럼 보호되지 않고 고립된 상태로 살지 않는다. 우리가 자궁 밖에서도 무균 상태를 유지해야 한다면 우리 몸은 지금과 전혀 다르게 만들어졌을

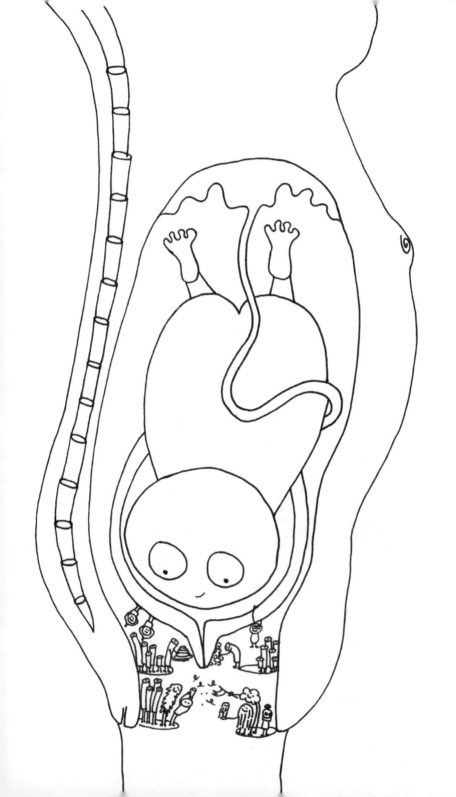

것이다. 현실은 그렇지 않기에 모든 고등 생명체는 최소 하나 이상의 다른 생명체와 공존하며 도움을 받고 산다. 그 생명체는 고등 생명체에게 도움을 주는 대가로 몸에 서식하는 권리를 얻는다. 그래서 몸속 세포의 표면은 박테리아가 쉽게 붙을 수 있도록 설계되었으며 박테리아는 수천 년에 걸쳐 우리와 함께 진화할 수 있었다.

미생물 최초 정착 골든타임

태아를 보호하는 양막에 작은 구멍이 생기면 곧바로 미생물의 정착이 시작된다. 처음에는 100퍼센트 인간 세포로 이루어진 존재였던 태아가 미생물 정착으로 인해 세포 중 90퍼센트는 미생물이 되고, 10퍼센트만 인간 세포로 남는다. 인간 세포가 고작 10퍼센트지만 미생물 세포보다 훨씬 크기 때문에 변화가 눈에 보이지 않을 뿐이다. 태아가 세상 밖으로 나와 엄마의 눈을 처음 보기 전에 엄마의 몸속 터널에 살던 미생물이 먼저 태아의 눈을 본다. 태아는 제일 먼저 엄마의 질에 있는 미생물을 만난다. 이 미생물은 군사요충지를 방어하는 부대처럼 그곳을 지킨다. 산성 물질을 만들어 다른 박테리아들이 들어오지 못하게 막고 자궁으로 가는 터널을 깨끗하게 유지한다.

　태아의 콧속에는 약 900종의 다양한 박테리아가 살지만, 출산

과정에서는 깨끗한 태아를 보호하는데 도움이 되는 박테리아만 깐깐하게 선별되어 남는다. 선별된 박테리아의 절반은 단 한가지 종류로 이루어져 있다. 바로 젖산을 생성하는 유산균이다(젖산이 생성되면 산성 농도가 높아진다). 즉 콧속에는 유산균이 만든 엄격한 산성 보안 검사를 통과한 박테리아만 생존한다.

모든 것이 잘 진행되어 이제 밖으로 나갈 때가 되면 태아는 얼굴을 어느 쪽으로 둘 것인지만 결정하면 된다. 두 가지 옵션이 있다. 바닥을 보든지 아니면 하늘을 보든지. 그다음부터는 어느 낯선 사람의 수술 장갑을 만나고 무언가에 감싸질 때까지 피부를 통해 온갖 접촉이 이어진다.

이제 미생물이 아기의 피부와 몸속 세계에 최초로 정착하기 시작한다. 대부분은 엄마의 질과 장, 피부에 살던 미생물이고 경우에 따라 병원에 사는 균들도 동참한다. 이것은 새로운 시작을 위한 최상의 조합이다. 콧속 산성 부대가 나쁜 침입자들을 막아내고 몸에 정착한 미생물들이 면역 체계를 훈련시키기 시작한다. 유익한 미생물들은 소화되지 않은 모유 성분을 잘게 쪼갠다.

최초로 정착한 박테리아들이 다음 세대를 번식하기까지 약 20분도 채 걸리지 않는다. 인간이 20년 넘게 걸려 하는 일을 박테리아는 20분에 끝낸다. 미생물의 크기만큼이나 걸리는 시간도 작다. 최초의 장 박테리아가 손자의 손자의 손자의 손자의 손자를 볼 때 아기는 이제 막 엄마의 품에 안겨 두 시간을 보냈다.

박테리아의 빠른 번식에도 불구하고 장이 미생물 서식지로 균형을 잡을 때까지 대략 3년이 걸린다. 그때까지 장에서는 극적인 권력 교체와 대대적인 박테리아 도살이 벌어진다. 어찌어찌하여 입으로 들어온 몇몇 박테리아들이 장에 급속도로 퍼졌다가 똑같이 급속도로 사라진다. 어떤 종은 장에 평생 머문다. 어느 종이 정착하느냐는 아기에게 달렸다. 아기는 엄마 젖을 먹고 책상을 핥고 어떤 땐 자동차 유리나 이웃집 개에게 축축한 키스를 한다. 이런 식으로 아기의 입에 들어온 모든 미생물이 잠시 후 장에 왕국을 세운다. 왕국 건설이 성공할지는 불명확하다. 좋은 의도를 가졌는지 나쁜 의도를 가졌는지도 불명확하다. 말하자면 우리는 입으로 운명을 수집한다. 장에서 무엇이 쫓겨났는지는 대변을 통해 알 수 있다. 이 모든 과정은 수많은 변수가 존재하는 예측 불가능한 게임이다.

　아기의 장 왕국 설립을 돕는 몇몇 중에서 으뜸은 엄마다. 아기가 자동차 유리에 얼마나 많은 축축한 키스를 했느냐와 상관없이 엄마와 자주 뽀뽀하면 엄마의 미생물이 아기를 보호한다. 엄마는 모유 수유를 통해서도 장 박테리아, 특히 비피도박테리아의 성장을 촉진한다. 비피도박테리아는 일찌감치 아기의 몸에 정착해 면역 체계나 신진대사 등 신체 기능 형성을 돕는다. 생후 첫해에 장에 비피도박테리아가 적은 아기는 나중에 비만이 될 확률이 높다.

입으로 수집되는 장 박테리아

박테리아는 좋은 종과 덜 좋은 종이 있다. 모유를 먹으면 좋은 종을 많이 섭취하여 가령 글루텐 불내증의 위험을 낮출 수 있다. 아기의 장에 최초로 정착한 박테리아들은 앞으로 정착할 후손 박테리아를 위해 장에서 산소와 전자를 없앤다(산화환원반응 Redox-Reaktion이라고 한다. ─ 옮긴이). 장에 산소가 없어지면 산소가 없는 환경에서도 생존할 수 있는 일반적인 미생물들이 정착한다.

모유 수유를 할 수 있는 산모라면 아이를 건강하게 먹이는 일은 걱정하지 않아도 된다. 영양소를 측정하여 아기에게 필요한 수치와 비교해 보면 모유만 한 게 없다. 모유는 영양소 점수로 특급 A를 줘도 모자랄 만큼 모든 걸 갖추고 있다. 게다가 모유는 아기에게 엄마의 면역 체계 일부도 준다. 가령 애완동물이 핥아서 아기에게 나쁜 박테리아가 침입하면 모유에 들어 있는 항체가 방어한다.

이유식 후 아기의 박테리아 세계는 첫 번째 혁명을 맞는다. 먹는 음식이 갑자기 변하기 때문이다. 다행히 자연은 첫 번째 식민지 개척자들을 영리하게 정비해놨다. 모유를 만들 때 쌀 같이 단순 탄수화물이 속하도록 설계한 것이다. 반면 아기에게 콩 같은 복합적인 식물성 음식을 먹이면 아기의 장 미생물 혼자서는 이것을 감당하지 못한다. 그래서 소화를 도울 새로운 종을 데려온다. 아기가 무엇을 먹느냐에 따라 어떤 종의 박테리아가 추가되고 포기될지 정해진다.

아프리카 아기들의 장 박테리아는 섬유질이 많은 식물 위주의 음식물을 쪼갤 수 있지만 유럽 아기들의 장 박테리아는 이런 힘든 노동을 포기한다. 어차피 으깬 죽이나 고기를 주로 먹기 때문에 포기한다고 해서 양심의 가책을 느낄 필요는 없다.

박테리아는 필요에 따라 음식을 쪼갤 도구(효소나 유전자)를 생산할 뿐 아니라 빌려오기도 한다. 일본인의 장 박테리아는 해양 미생물에게서 미역을 분해하는 데 필요한 도구를 빌려 초밥을 감싸고 있는 김을 분해한다. 이처럼 장내 미생물군이 어떻게 구성되는지는 우리가 먹는 음식을 분해하는 데 필요한 도구가 무엇인지에 따라 달라진다.

우리는 중요한 박테리아를 후대에 계속 전달할 수 있다. 유럽 사람 중 '원하는 대로 마음껏 드세요'라고 홍보하는 초밥 뷔페를 다녀온 뒤 변비를 앓은 사람은 친척 중 누군가에게 초밥 김을 처리할 박테리아가 있다는 게 얼마나 좋은 일인지 이해할 것이다. 그러나 자신의 장에 혹은 후대의 장에 초밥 김 소화 도우미가 살게 하는 일은 그렇게 간단하지 않다. 박테리아도 기꺼이 정착하여 일하고 싶을 만큼 그 장이 마음에 들어야 가능하다.

박테리아가 마음에 들어 하는 장은 박테리아가 보기에 장 세포의 건축물이 아름답고, 기후도 잘 맞고, 음식도 맛있어야 한다. 세 요소는 사람마다 다르다. 우리의 유전자가 몸을 설계하지만 장 미생물의 세계를 만드는 일에서 대표 건축가는 우리의 유전자가 아니다. 일란성 쌍둥이는 같은 유전자를 가졌지만 박테리아의 구성은 다르다. 장 박테리아 구성에 있어서는 일란성 쌍둥이라도 여느 집 형제들보다 특별히 많은 공통점을 갖진 않는다. 장 미생물의 작은 세계가 어떤 모습일지는 생활 방식, 만나는 사람, 질병 혹은 취미 등에 좌우된다.

세 살쯤 되면 장 미생물 세계가 얼추 완성되는데 그때까지 아기는 온갖 것들을 입으로 가져간다. 그렇게 얻은 박테리아 중 일부는 꼭 필요한 것이고 아기에게 잘 맞는다. 이런 방식으로 장 거주민이 수백 종으로 다양해질 때까지 계속해서 박테리아를 장에 모은다. 우리는 다양한 박테리아를 아주 쉽게 모으지만 동물원에서 박테리아만큼 다양한 동물을 모으려면 굉장히 어려울 것이다.

최초의 장 정착민이 우리 몸의 미래를 위해 중요한 초석이 된다는 것은 모두가 인정하는 사실이다. 특히 박테리아를 모으는 생후 첫 주가 면역 체계에 대단히 중요하다. 생후 3주면 벌써 장 박테리아를 근거로 앞으로 알레르기, 천식, 아토피 피부염에 걸릴 위험이 있는지 예측할 수 있다. 건강에 유용하기는커녕 오히려 해가 되는 박테리아를 왜 아기 때부터 일찍 모으는 걸까?

서구 산업 선진국 아기의 3분의 1 이상이 우아하게 제왕절개로 태어난다. 제왕절개를 하면 아기가 엄마의 자궁에서 밖으로 나오는 좁은 길을 비집고 나오지 않아도 되고, 엄마에게 분만 중에 생길 수 있는 '회음부 열상' 혹은 '태반 만출' 같은 달갑지 않은 부작용도 없다. 언뜻 듣기에 아주 깔끔한 분만처럼 들린다. 그러나 제왕절개로 태어나는 아기는 병균에 감염될 위험이 더 크고 평생 알레르기로 고통받을 확률도 더 높다. 초기 연구에서는 제왕절개로 태어난 아기들의 장내 미생물 변화를 확인한 후 제왕절개를 모든 건강 문제의 근원으로 의심했다.

다행히 오늘날의 정확한 검사 기술 덕분에 제왕절개로 태어난 아기일지라도 다른 경로를 통해 엄마의 좋은 박테리아를 얻을 수 있다. 제왕절개로 태어난 아기들은 불과 며칠 만에 자연분만으로 태어난 아기들과 비슷한 수의 미생물을 엄마로부터 얻는다.

이제 장내 유해균의 새로운 원인을 찾아야 한다. 제왕절개 이외의 요인도 장내 미생물의 초기 구성에 안 좋은 영향을 미칠 수 있다. 이를테면 나쁜 식습관, 불필요한 항생제 복용, 과도한 위생 혹은 유해균과의 접촉 등도 영향을 미친다. 그러나 이 모든 것에 과민하게 반응해선 안 된다. 인간은 아주 거대한 생명체여서 모든 미세한 미생물을 통제할 수는 없다.

장 박테리아의
특성

대략 세 살이 되면 장 미생물은 성인으로 여겨진다. 성인의 장이 되었다는 것은 미생물들이 어떻게 일을 해야 하는지, 무엇을 좋아하는지 안다는 뜻이다. 이때부터 장 미생물들은 우리가 살아 있는 동안 긴 여행을 시작한다. 여행 경로는 음식물, 스트레스, 사춘기, 질병, 노화에 따라 우리가 정한다.

페이스북에 저녁 만찬 사진을 올렸는데 친구들이 감탄의 댓글을 달지 않아 서운했던 적이 있는가? 대상을 잘못 골랐다. 만약 미생물 페이스북이라면 사진을 올리자마자 '좋아요'가 백만이 넘고 감탄과 박수를 넘어 전율의 댓글이 달릴 것이다. '좋아요'를 누르는 친구들은 매일 바뀐다. 어떨 땐 우유 소화 효소가 치즈케이크에 감탄하고, 어떨 땐 살모넬라 부대가 맛있는 티라미수에 환호한다. 우리가 장 미생물을 바꿀 때도 있고 미생물이 우리를 바꿀 때도 있다. 우리는 장 미생물에게 계절이고 날씨다. 장 미생물은 우리를 보호하기도 하고 감염시키기도 한다.

우리는 장 박테리아가 뱃속에서 하는 일의 일부분만 안다. 그러나 여러 연구 덕분에 꿀벌의 장 박테리아에 대해서는 많이 안다. 장 박테리아를 다양하게 가진 꿀벌이 진화 과정에서 더 많이 번성했다. 꿀벌은 육식을 하는 원시 말벌처럼 도태되지 않고 계속 진화할 수 있었는데, 그 이유는 식물의 꽃가루에서 에너지를 추출할 수 있는 장 박테리아를 가지고 있었던 덕분이다. 그렇게 꿀벌은 채식주의자가 되었다. 좋은 박테리아는 먹이가 부족할 때도 도움을 준다. 꿀벌은 먹이가 부족하면 멀리 떨어진 지역의 낯선 꿀도 소화할 수 있다. 반면 한 가지 박테리아만 가진 벌들은 먼 지역으로 갈 수 없다. 그래서 위기 상황이 발생하면 누가 좋은 박테리아 구성을 갖췄는지 밝혀진다. 잘 구성된 장 박테리아를 가진 꿀벌은 다른 벌들에 비해 기생충의 괴롭힘을 잘 견딘다. 장 박테리아는 생존에 대단히 중요한 역할을 한다.

애석하게도 꿀벌의 연구 결과를 그대로 인간에게 적용할 수 없다. 인간은 척추동물이고 페이스북도 갖고 있다. 인간의 장 박테리아를 연구하려면 처음부터 시작해야 한다. 연구자들은 거의 미지의 세계를 탐험해야 하고 우리가 사는 큰 세계와의 관계도 고려해야 한다. 그리고 인간의 장에 어떤 박테리아가 어떻게 사는지부터 알아야 한다. 장 박테리아, 누구냐 넌!

장 미생물의 90퍼센트는 박테리아

생물학은 분류하기를 좋아한다. 지구상의 모든 생명체를 책상 서랍 정리하듯 분류한다. 제일 먼저 크게 두 부류로 나누어 커다란 서랍 두 곳에 넣는다. 한쪽에는 생물, 다른 한쪽에는 무생물. 분류는 계속된다. 생물을 다시 세 부류로 나눈다. 진핵생물, 고세균, 박테리아. 우리 장에도 세 부류가 모두 있는데 저마다 독특한 매력을 가지고 있다.

진핵생물은 가장 크고 복잡한 세포로 이루어져 있으며, 다세포 생물로 덩치가 큰 생명체로 성장할 수 있다. 고래가 진핵생물이다. 사람도 진핵생물이고 작지만 개미도 진핵생물이다. 현대 생물학은 진핵생물을 여섯 범주로 나눈다. 아메바처럼 기어 다니는 생물, 가짜 발을 가진 생물(발이 없지만 이동하기 위해 돌출부를 사용하는 생물), 식물 같은 원시색소체생물, 입이 있는 단세포 생물, 해조류 같은 크로말베올라타, 그리고 인간과 동물이 속하는 후편모생물.

후편모생물은 뒤에 편모가 있어서 붙여진 이름인데, 말이 어렵게 느껴지면 쉽게 인간을 포함한 모든 동물과 곰팡이라고 이해하면 된다. 그러므로 길에서 개미를 만나면 같은 후편모생물로서 생물학적 동료에게 반갑게 손을 흔들어도 된다. 장에서 가장 흔하게 만나는 진핵생물은 후편모생물에 속하는 효모다. 우리에게 가장 익숙한 효모는 아마 밀가루 반죽에 넣는 이스트일 테지만 그 밖에도 아주 많은 효모가 있다.

고세균은 중간에 낀 존재다. 진핵생물도 아니고 박테리아도 아니다. 고세균의 세포는 작지만 복잡하며 황당하리만큼 극단적인 것을 좋아한다. 가령 초고온성 고세균은 섭씨 100도가 넘는 환경에서 잘 자라서 주로 화산에서 서식한다. 산성성 고세균은 고농도의 산에서 신나게 헤엄친다. 압력성 고세균은 해저처럼 높은 압력을 받는 환경에서 편안함을 느낀다. 호염성 고세균은 고농도의 소금물을 좋아한다(이들에겐 사해가 천국이다). 실험실에서 사는 비교적 덜 극단적인 고세균은 대부분 저온성으로 영하 80도의 냉동고를 선호한다. 우리 장에도 한 종류의 고세균이 살고 있는데 이들은 다른 장 박테리아의 배설물을 먹고 살며 스스로 빛을 낼 수 있다.

마침내 우리의 메인 테마인 박테리아로 돌아왔다. 장에 사는 미생물의 90퍼센트 이상이 박테리아다. 박테리아는 약 20개 이상의 가문으로 분류된다(쉬운 이해를 위해 가문이라 표현했다. — 옮긴이). 같은 진핵생물이라도 인간과 엑스카바타가 전혀 다른 것처럼 같은 박테리아라도 가문끼리 공통점이 거의 없다. 장 박테리아는 대표적으로 다섯 가문으로 구성된다. 박테로이데테스bacteroidetes, 후벽

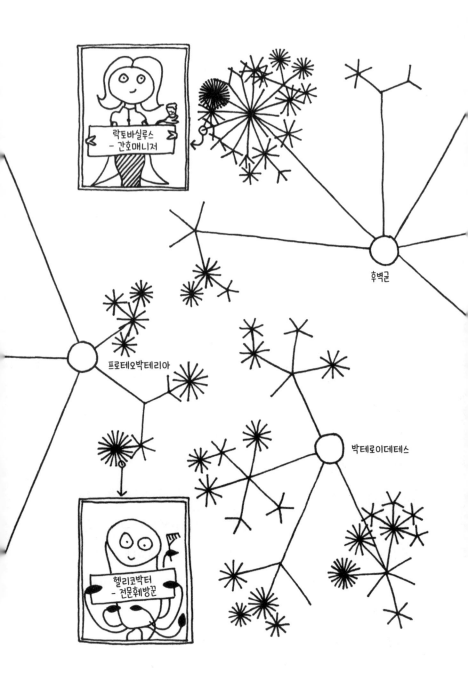

락토바실루스
– 간호매니저

후벽균

프로테오박테리아

박테로이데테스

헬리코박터
– 전문훼방꾼

가장 중요한 박테리아 세 가문과 그 하위 분류의 대략적 묘사.
예를 들어 락토바실루스는 후벽균 가문에 속하고 헬리코박터는 프로테오박테리아 가문에 속한다.

균firmicutes, 방선균actinobacteria, 프로테오박테리아proteobacteria 그리고 우미균verrucomicrobia. 이 다섯 가문에서 다시 여러 갈래로 분류되어 박테리아 가족에 이른다. 한 가족에 속하는 박테리아들은 비교적 공통점이 많다. 같은 것을 먹고 비슷하게 생겼으며 비슷한 친구들을 사귀고 비슷한 능력을 가졌다. 가족 이름도 박테로이데스 우니포르미스bacteroides uniformis, 락토바실루스 아키도필루스lactobacillus acidophilus, 헬리코박터 파일로리helicobacter pylori 등으로 가문 이름 못지않게 인상적이다. 박테리아 왕국은 참으로 거대하다.

장에서 특정 박테리아를 찾다 보면 번번이 전혀 새로운 박테리아를 만난다. 혹은 잘 아는 박테리아를 의외의 장소에서 마주치기도 한다. 2011년에 미국의 일부 연구자들이 재미 삼아 배꼽 미생물을 조사했다. 놀랍게도 한 피험자의 배꼽에서 일본 앞바다에서만 서식하는 박테리아가 발견됐다. 이 피험자는 한 번도 아시아에 간 적이 없었다. 세계화는 동네 구멍가게가 맥도널드로 바뀌는 현장에서뿐만 아니라 배꼽에서도 이루어진다! 수십억, 수백억의 외국 미생물이 매일 단 한 푼의 비용도 들이지 않고 세계를 여행하고 있다.

사람마다 몸에 지닌 미생물 구성이 다르다. 어쩌면 미생물을 지문처럼 사용할 수도 있을 것이다. 그러면 개의 미생물을 분석해서 개의 주인을 거의 정확히 찾아낼 수 있다. 컴퓨터 자판도 마찬가지다. 우리가 자주 만지는 모든 것에 우리의 미생물 지문이 찍혀있다. 사람들은 모두 저마다의 고유한 미생물 모음집을 갖고 있다.

장의 박테리아 구성도 사람마다 다르다. 무엇이 좋고 무엇이 나쁜지 어떻게 알란 말인가! 사람마다 장 박테리아 구성이 달라서 장 박테리아 연구가 더욱 어렵다. 가령 "장에 사는 박테리아가 제 건강에 어떤 영향을 미칠까요?"라고 물었는데 "에~ 그러니까, 마이어 씨는 아시아적인 멋진 박테리아를 가졌고 우스꽝스러운 종들이 아주 많네요."라고 답한다면 누가 좋아하겠는가! 우리는 패턴을 찾아내고 거기서 지식을 도출하길 원한다.

연구자들은 장에서 어마어마하게 다양한 박테리아를 보고 고민한다. 대략 가문만 정리하면 될까, 아니면 박테로이데스 같은 특정 가문에 속하는 모든 가족을 일일이 살펴야 할까? 예를 들어 대장균과 그의 나쁜 쌍둥이 출혈성 대장균EHEC은 같은 가족에 속한다. 둘의 차이는 없는 거나 마찬가지지만 대장균은 무해하고 출혈성 대장균은 심각한 출혈과 설사를 유발한다. 그러므로 개별 박테리아들이 몸에 어떤 해를 끼치는지 알고 싶을 때 가문이나 가족을 연구하는 것이 무의미할 수도 있다.

장 박테리아의 유전자

유전자는 가능성을 열어주는 정보다. 때로는 우리에게 지배적으로 무언가를 강요하기도 하고 때로는 능력을 주기도 한다. 무엇보다 유전자는 '계획'이다. 그래서 유전자가 읽히고 이용되지 않으면 아무것도 할 수 없다. 유전자의 계획 중에는 사람인지 박테리아인지를 결정하는 것처럼 피할 수 없는 계획이 있다. 반면 나이 들어 기미가 생기는 계획은 오래 미루다가 실현되고, 어떤 계획은 가지고 있지만 평생 실현되지 않기도 한다. 누군가에게는 좋은 일이지만 다른 누군가에게는 아쉬운 일이다.

장 박테리아를 모두 합치면 그들의 유전자가 인간 유전자보다 150배 많다. 이런 거대한 유전자 집합을 '마이크로바이옴'microbiome 이라 부른다. 만약 생물 중에서 탐나는 유전자 150가지를 마음대로 고를 수 있다면 사람들은 무엇을 고를까? 사자의 힘, 새의 날개, 박쥐의 청력, 달팽이의 휴대용 집을 가지고 싶을까?

그보다는 박테리아 유전자를 얻는 편이 훨씬 나은데 시각적인 이유에서뿐만 아니라 입으로 편하게 얻을 수 있기 때문이다. 사실 생물 유전자보다 박테리아 유전자를 얻는 편이 훨씬 실용적이다. 박테리아 유전자는 입을 통해 쉽게 섭취되어 장에서 능력을 발휘하고 우리의 삶에 맞게 적응하기도 한다. 달팽이의 휴대용 집이 장기간 필요한 사람은 없다. 마찬가지로 모유 소화 효소가 장기간 필요한 사람도 없다. 그래서 젖을 떼면 모유 소화 효소가 서서히 우리 몸에서 사라진다.

모든 장 박테리아 유전자를 한 번에 확인하는 건 아직 불가능하다. 그러나 목적에 맞게 특정 유전자를 찾을 수는 있다. 이를테면 모유를 소화할 수 있는 박테리아 유전자는 성인보다 아기에게 훨씬 더 많다. 비만한 사람의 장에는 탄수화물을 분해하는 박테리아 유전자가 더 많고, 나이가 많은 사람의 장에는 스트레스에 맞서는 박테리아 유전자가 적다. 도쿄 시민의 장에는 해초를 분해하는 박테리아 유전자가 있지만 독일 포르츠하임 시민의 장에는 없다. 말하자면 장 박테리아 유전자가 장 주인에 대한 대략적인 정보를 준다. 젊다, 통통하다, 아시아인이다….

장 박테리아 유전자는 우리가 해도 되는 일과 해선 안 되는 일도 알려 준다. 진통제 '파라세타몰'이 어떤 사람에게는 유난히 독할 수 있다. 어떤 장 박테리아는 진통제를 해독하는 간에 영향을 미치는 물질을 생산한다. 두통이 있을 때 파라세타몰 진통제를 먹어도 되는지 안 되는지는 전적으로 뱃속에 달렸다.

일반적으로 알려진 건강 음식도 모두에게 효과가 좋은 것은 아니다. 메주콩이 전립선암, 혈관 질환, 뼈에 좋다는 효과는 널리 입증되었다. 동양인의 절반 이상이 메주콩에서 좋은 효과를 얻는다. 반면 서양인은 25~30퍼센트만이 좋은 효과를 얻는다. 이것은 인간 유전자의 차이 때문이 아니라 장 박테리아 유전자의 차이 때문이다. 메주콩을 소화하는 박테리아 유전자는 주로 동양인의 장에 살면서 두부에서 건강에 좋은 엑기스를 뽑아낸다.

이처럼 좋은 효과를 내는 박테리아 유전자의 발견은 학문적으로 대단한 발전이다. 이 한 가지 발견으로 장 박테리아가 건강에 미치는 영향을 설명할 수 있다. 그러나 우리는 더 많이 알고 싶고 전체적인 그림을 이해하고 싶다. 지금까지 알려진 모든 박테리아 유전자를 한 번에 살펴보면 진통제나 메주콩을 처리하는 개별 유전자의 역할은 상대적으로 덜 중요해 보인다. 결국 중요한 건 대부분의 미생물들이 공통적으로 탄수화물과 단백질을 분해하고 비타민을 생산하는 유전자를 가지고 있다는 점이다.

박테리아 하나에는 기본적으로 유전자가 몇천 개씩 있다. 장에는 100조에 달하는 박테리아가 있다. 박테리아 유전자 분석은 막대그래프나 원그래프로 표현할 수 없다. 미생물학자의 그래프는 추상적이고 복잡한 현대 예술 작품을 연상시킨다.

미생물학자들은 구글 세대가 종종 직면하는 문제와 똑같은 어려움을 겪고 있다. 구글에 물으면 6백만 개의 대답이 동시에 검색된다. 이때 하나씩 모두 읽어볼 수는 없다. 영리하게 분류하고 꼿꼿이 솎아내고 중요한 패턴을 찾아내야 한다. 과학자들은 2011년 세 가지 장 유형을 발견함으로써 첫걸음을 내디뎠다.

하이델베르크 연구팀이 최신 기술의 도움으로 박테리아 왕국을 조사할 수 있었다. 그들은 온갖 박테리아가 마구 섞여 있고 수많은 낯선 종들이 얽힌 거대한 무더기를 보게 되리라 기대했다. 그러나 예상과 달리 놀라운 풍경을 목격했다. 상상을 초월하는 다양성에도 불구하고 나름의 질서가 있었던 것이다! 박테리아 세 가족 중 하나가 왕국의 과반수를 차지하고 있었다. 그리하여 수많은 가족으로 구성된 거대한 왕국이 뒤죽박죽은커녕 오히려 잘 정돈되어 보였다.

장 박테리아 3가지 유형

어떤 박테리아 가족이 왕국의 과반수를 차지하느냐에 따라 장 유형이 결정된다. 아름다운 이름을 가진 세 가족 박테로이데스, 프레보텔라prevotella, 루미노코쿠스ruminococcus 중 하나를 선택할 수 있다. 하이델베르크 연구팀이 아시아, 미국, 유럽의 남녀노소를 조사한 결과 셋 중 한 가지 유형에 해당하는 것을 발견했다. 앞으로는 어느 장 유형에 속하느냐에 따라 메주콩 활용도, 튼튼한 신경, 특정 질환에 걸릴 위험 같은 여러 정보를 알아낼 수 있을 것이다.

당시 중국 전통의학자들이 하이델베르크 연구소를 방문했고 고대 의학과 현대 의학을 연결할 수 있는 가능성을 보았다. 고대 한의학도 생강 같은 특정 약초가 얼마나 몸에 잘 맞느냐에 따라 인간을 세 유형으로 나눈다. 장 박테리아는 가족마다 다양한 특징을 갖는다. 각각 다양한 방식으로 음식물을 쪼개고, 여러 물질을 만들어 내고, 특정 독을 해독한다. 또한 각기 다른 박테리아를 후원하거나 대적함으로써 장 미생물 생태계에 영향을 미친다.

박테로이데스

박테로이데스는 가장 잘 알려진 장 박테리아 가족이며 최대의 조직을 자랑한다. 탄수화물 분해의 달인인 이 가족은 풍부한 유전자 풀을 가지고 있어 필요에 따라 모든 소화 효소를 척척 만들 수 있다. 우리가 스테이크를 먹든 샐러드로 배를 채우든 혹은 취해서 돗자리를 씹어 먹든, 박테로이데스는 지체 없이 필요한 소화 효소를 점검한다. 우리가 뭘 먹든 박테로이데스는 그것에서 에너지를 만들어 낼 만반의 준비가 되어 있다.

먹는 족족 최대의 에너지를 뽑아내 우리에게 돌려주는 능력 때문에 물만 먹어도 살이 찌는 이유가 그들 때문이 아닌가 하는 의심을 받는다. 실제로 박테로이데스는 육류와 포화지방산을 좋아하는 것 같다. 실제로 소시지 같은 음식을 좋아하고 자주 먹는 사람의 장에서 박테로이데스가 많이 발견된다. 박테로이데스가 많아서 지방을 좋아하는 건지, 지방을 좋아해서 박테로이데스가 많은 건지는 아직 밝혀지지 않았다. 박테로이데스를 가진 사람은 그들의 동료인 파라박테로이데스parabacteroides도 가졌을 텐데, 파라박테로이데스의 특기는 가능한 한 많은 열량을 우리에게 만들어 주는 것이다.

박테로이데스 장 유형은 특히 비오틴을 많이 생산한다. 비오틴은 비타민 B_7 혹은 비타민 H라고 부르기도 한다. 비타민 H는 1930년대에 붙여진 이름으로 불에 익히지 않은 단백질을 너무 많이 먹었을 때 생기는 피부병을 비타민 H가 치유할 수 있어 'heal'의 첫 글자를 따서 지었다. 썩 창의적이진 않지만 아무튼 기억하긴 좋다.

비타민 H는 날달걀에 있는 독성 물질인 아비딘avidin을 해독한다. 만약 날달걀을 먹고 피부병에 걸렸다면 몸에 비타민 H가 적기 때문이다. 몸에 아비딘이 너무 많이 들어오면 몇 안 되는 비타민 H로는 역부족일 수밖에 없고 결국 비타민 H가 부족한 현상이 생겨 피부병으로 이어질 수 있다.

날달걀과 피부병의 연관성이 드러날 만큼의 많은 날달걀을 과거에 누가 먹었는지는 모른다. 그러나 미래에 누군가 비타민 H가 부족할 만큼 많은 아비딘을 먹게 될지는 안다. 바로 유전자 조작 옥수수밭에서 길을 잃은 배고픈 돼지다. 해충으로부터 옥수수를 보호하기 위해 아비딘을 많이 생산하도록 옥수수의 유전자를 조작했다. 해충이나 길 잃은 배고픈 돼지가 이 옥수수를 먹으면 곧바로 아비딘에 중독된다. 그러나 이 옥수수를 익혀서 먹으면 완숙 달걀처럼 소화할 수 있다.

장 박테리아가 비타민 H를 생산한다는 걸 어떻게 알았을까? 인간 세포는 비타민 H를 생산하지 못한다. 그런데 많은 사람들이 섭취한 양보다 더 많은 비타민 H를 배출한다. 몸에서 비타민 H가 생산된 것이 틀림없고 그런 일을 할 수 있는 건 장 박테리아뿐이다. 광고에서처럼 아름다운 피부, 비단결 같은 머리카락, 건강한 손톱을 위해서만 비오틴이 필요한 게 아니다. 비오틴은 생명과 직결된 중요한 대사 과정에 참여한다. 우리는 비오틴이 있어야만 탄수화물과 지방을 만들어 내고 단백질을 분해할 수 있다.

　비오틴이 부족하면 피부, 머리카락, 손톱이 손상될 뿐만 아니라 우울감, 졸음, 감염, 신경 질환 등이 생기고 콜레스테롤 수치도 올라간다. 여기서 주의해야 할 점은 비오틴 부족 증상은 여느 비타민 부족 증상과 똑같다는 점이다. 비오틴 결핍 증상을 들으면 모두가 본인이 해당된다고 생각할 것이다. 부디 오버하지 마시길. 비오틴 결핍이 아니어도 가끔은 콧물이 날 수 있고 나른하게 기운이 빠질 수 있다. 그리고 아비딘이 들어 있는 반숙 달걀을 먹었을 때보다 푸짐한 베이컨 한 접시를 먹었을 때 콜레스테롤 수치가 더 높이 올라간다.

　오랜 기간 항생제를 먹은 사람, 술을 많이 마시는 사람, 소장의 일부를 잘라낸 사람, 투석 치료를 받거나 특정 약을 꼭 먹어야만 하는 사람은 비오틴 결핍 위험 집단에 속한다. 이런 사람은 음식물에서 섭취할 수 있는 것보다 많은 비오틴이 필요하다. 임산부는 건강한 위험 집단이다. 뱃속 태아가 고물 냉장고가 전기를 먹어치우듯 비오틴을 먹어 치우기 때문이다.

　장 박테리아가 비오틴을 얼마나 생산하는지는 아직 정확히 연구되지 않았다. 현재로서는 장 박테리아가 비오틴을 만들고, 항생제 같은 박테리아를 죽이는 물질이 비오틴 결핍을 일으킬 수 있다는 것만 아는 정도다. 프레보텔라 장 유형의 사람이 박테로이데스 장 유형의 사람보다 비오틴 결핍에 취약할 수 있다는 점은 아주 흥미로운 연구 주제가 될 것이다. 2011년에야 비로소 장 유형을 알았기 때문에 앞다투어 답을 찾으려는 물음들이 아직 많이 남았다.

박테로이데스가 단지 비오틴이라는 좋은 '상품'을 가졌기 때문에 성공한 게 아니다. 다른 박테리아와 공생할 줄 알기 때문이다. 어떤 박테리아는 오로지 박테로이데스가 내놓는 찌꺼기를 치우기 위해 장에 머문다. 박테로이데스는 잘 정돈된 현장에서 일해야 능률이 오르기 때문에 청소부 박테리아가 직장을 잃을 걱정은 없다. 청소부 외에 재활용품 제작자도 있다. 이들은 박테로이데스가 내놓는 찌꺼기를 이용할 뿐만 아니라 찌꺼기로 재활용품을 만들어 박테로이데스에게 제공한다. 박테로이데스 역시 몇몇 대사 과정에서 직접 재활용품 제작자 역할을 하기도 한다. 가령 뭔가를 짓기 위해 탄소 원자가 필요하면 버려져 공중에 떠다니는 탄소를 재활용한다. 우리의 신진대사 과정에서 늘 탄소가 찌꺼기로 버려지기 때문에 원료가 부족할 걱정은 없다.

프레보텔라

프레보텔라 가족은 박테로이데스 가족과 정반대다. 연구에 따르면 프레보텔라는 주로 채식주의자들에게서 나타나지만 고기를 적게 먹는 사람이나 고기를 아주 좋아하는 사람의 장에도 종종 나타난다. 말하자면 우리의 장에 어떤 박테리아가 정착하느냐가 단지 식습관에만 달린 게 아니라는 얘기다.

프레보텔라 역시 기쁘게 같이 일하는 데술포비브리오날레즈_{des-}ulfovibrionales라는 동료가 있다. 데술포비브리오날레즈는 날개 기능을 하는 긴 섬유를 이용해 이동할 수 있고, 프레보텔라와 마찬가지로 점막을 꼼꼼히 조사하여 필요한 단백질을 아주 잘 찾아낸다. 이들은 찾아낸 단백질을 먹거나 단백질로 무엇이든 만들어 낼 수 있다. 프레보텔라가 일을 하면 삶은 달걀 냄새와 비슷한 황 화합물이 배출된다. 만약 데술포비브리오날레즈가 이리저리 움직이며 황 화합물을 빠르게 수집하지 않으면 프레보텔라는 자신이 배출한 가스에 취해 곤란에 빠진다. 황 화합물은 건강에 해롭지는 않지만 우리의 코는 안전을 위해 불쾌하게 느낀다. 황 화합물의 농도가 짙어지면 서서히 위험해지기 때문이다.

프레보텔라 장 유형의 대표적인 비타민인 티아민, 즉 그 이름도 유명한 비타민 B_1 역시 황 화합물을 가지고 있어 매우 흥미로운 냄새를 풍긴다. 뇌가 신경 세포를 잘 먹이고 지방 외투로 잘 감싸려면 비타민 B_1이 필요하다. 그래서 비타민 B_1이 부족하면 근육 경련과 건망증이 생길 수 있다.

비타민 B_1이 과하게 부족하면 각기병을 앓는다. 각기병은 서기 500년경에 아시아 지역에 있었다. 각기병을 '베리베리병'_{Beriberi}이라고도 하는데 베리베리는 아프리카 말로 "나는 못한다, 나는 못한다"라는 뜻이다. 신경과 근육 손상으로 더는 똑바로 서서 걷지 못하는 환자의 상태를 묘사한 말이다. 도정한 백미에는 비타민 B_1이 없다. 그러므로 흰 쌀밥만 먹으면 몇 주 안에 비타민 B_1 결핍 증상이 나타날 수 있다.

비타민 B_1이 부족하면 근육 경련과 건망증 말고도 쉽게 짜증이 나고 두통이 잦으며 집중력이 떨어진다. 심하면 부종이나 심부전이 올 수도 있다. 그러나 이런 증상들은 비타민 B_1의 부족뿐만 아니라 여러 원인에서 생길 수 있다. 증상이 눈에 띄게 자주 혹은 강하게 나타나면 비타민 B_1의 결핍을 의심해 볼만 하지만 오로지 비타민 B_1의 결핍만으로 이런 증상이 나타나는 경우는 드물다.

그렇다면 비타민 B_1의 결핍 증상을 아는 게 무슨 소용일까? 결핍 증상은 비타민 B_1이 어떤 일을 하는지 이해하는 데 도움이 된다! 도정한 백미나 술만 먹는 사람이 아니라면 비타민 B_1 부족을 크게 걱정하지 않아도 된다. 평범한 식사만으로도 비타민 B_1을 넉넉히 섭취할 수 있으며 장 박테리아도 비타민 B_1 생산을 돕는다. 그러므로 프레보텔라는 이리저리 돌아다니며 황 화합물이나 배출하는 존재 그 이상의 역할을 한다. 그래서 박테리아 세계는 흥미롭다.

루미노코쿠스

루미노코쿠스 가족에서 과학자들의 입장이 갈린다. 장 유형 연구에 직접 참여한 몇몇 과학자들이 프레보텔라와 박테로이데스만 발견하고 루미노코쿠스 가족은 만나지 못했다고 말한다. 어떤 과학자들은 루미노코쿠스 장 유형을 확신하고 또 어떤 과학자들은 네 번째 혹은 다섯 번째 장 유형이 있을 거라고 주장한다. 그리하여 학회 커피 타임이 엉망이 되는 일이 종종 생긴다.

우리는 일단 루미노코쿠스 장 유형이 있는 것으로 합의하자. 루미노코쿠스가 좋아하는 먹이는 식물성 세포이고 그들의 동료는 점액에 구멍을 내고 당분을 아주 빨리 흡수하는 아커만시아akkermansia 박테리아다. 루미노코쿠스는 혈액을 생산할 때 필요한 헤모글로빈을 만든다.

추측하건대 드라큘라 백작은 헤모글로빈 생산에 문제가 있었던 것 같다. 그의 고향 루마니아에는 붉은 오줌을 누고 마늘과 햇빛을 견디지 못하는 유전자병이 있었다. 붉은 오줌은 혈액 생산에 문제가 생겨 미완성품을 중간 단계에서 바로 배출하기 때문에 생긴다. 그러나 옛날에는 혈액을 마셨기 때문에 붉은 오줌이 나온다고 믿었다. 오늘날 이런 병에 걸린 환자는 호러 영화의 주인공이 되지 않고 병원에서 치료를 받는다.

설령 루미노코쿠스 장 유형이 없더라도 이 박테리아는 우리의 장에 산다. 그러므로 우리가 루미노코쿠스에 대해 그리고 드라큘라와 오줌 색에 대해 조금 더 안다고 손해 볼 건 없다. 예를 들어 장 박테리아가 하나도 없는 무균 쥐는 헤모글로빈을 만들 때 문제가 생긴다. 그러므로 박테리아의 중요성을 강조하는 것은 결코 잘못된 생각이 아니다.

이제 우리는 장 미생물의 작은 세계를 더 잘 알게 되었다. 박테리아의 유전자는 거대한 능력 풀이다. 박테리아는 유전자로 우리의 소화를 돕고, 비타민을 생산하고, 유용한 물질을 우리에게 공급한다. 우리는 유형별로 장을 분류하고 패턴을 찾기 시작했다. 이렇게 하는 이유는 단 하나, 우리의 뱃속에 100조에 달하는 작은 생명체가 살고 있으며 그 많은 생명체가 아무 흔적도 남기지 않고 그냥 지나칠 리 없기 때문이다. 장 박테리아들이 어떻게 우리의 신진대사에 동참하는지, 어떤 것이 좋은 박테리아고 어떤 것이 나쁜 박테리아인지 한 발 더 다가가 자세히 살펴보자.

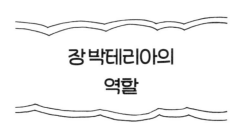

장 박테리아의
역할

우리는 종종 아이들에게 새빨간 거짓말을 한다. 크리스마스 때마다 산타 할아버지가 멋지게 튜닝한 루돌프를 타고 하늘을 날며 전 세계 어린이들에게 선물을 나눠주고, 부활절 때마다 토끼가 정원에 달걀을 숨기는 이야기는 멋지기 때문이다. 거짓말을 하는지도 모른 채 거짓말을 하기도 한다. 대표적인 예가 이유식을 먹일 때 아기에게 하는 거짓말이다. "이모를 위해 한 숟가락, 삼촌을 위해 한 숟가락, 엄마를 위해 한 숟가락, 할머니를 위해 한 숟가락…." 아이에게 거짓말 대신 학문적 진실을 말하려면 이렇게 말해야 할 것이다. "너를 위해 한 숟가락, 박테로이데스를 위해 반 숟가락, 프레보텔라를 위해 반 숟가락, 배에서 기다리고 있는 여러 미생물을 위해 반의반 숟가락." 그리고 우리가 아기에게 이유식을 먹이듯 우리 몸에 미량 영양소를 먹이는 박테로이데스와 그 밖의 미생물에게 반가운 인사를 전해도 좋을 것이다. 아기일 때는 물론이고 성인이 되어서도 우리는 장 박테리아로부터 미량 영양소를 얻는다. 장 박테리아는 소화 효소가 쪼개지 못하는 음식물을 쪼개서 얻은 영양소를 우리와 나눠 갖는다.

박테리아가 생산하는 영양소

장 박테리아가 신진대사와 체중에 영향을 미친다는 생각은 불과 몇 년 전부터 주목받기 시작했다. 먼저 기본적인 사실 하나를 짚고 넘어가자. 박테리아는 우리 몸에서 아무것도 빼앗아 가지 않는다. 장 박테리아는 음식물이 소화·흡수되는 소장에는 거의 살지 않는다. 소화가 거의 끝나거나 소화되지 않는 음식 찌꺼기만 모이는 대장에 대부분의 박테리아가 모여 산다. 소장에서 대장을 지나 직장으로 갈수록 장 점막에 사는 박테리아 밀도가 점점 높아진다. 박테리아 분포가 계속 유지되도록 장이 각별히 신경 쓴다. 분포 균형이 깨지고 박테리아가 겁 없이 소장으로 몰려가서 생기는 질병을 '박테리아 과증식'Bacterial Overgrowth이라 부른다. 한마디로 박테리아가 너무 많아진 상태다. 비교적 연구가 덜 된 이 질병에 걸리면 심한 복부 팽만감, 복통, 관절통, 장염, 영양 실조, 빈혈 등이 나타날 수 있다.

소처럼 되새김질하는 반추동물은 우리와 정확히 반대다. 이런 덩치 큰 동물들이 풀만 먹고도 잘 자란다. 어떤 동물도 채식주의를 놀리는 유머로 소를 조롱하지 않을 것이다. 소의 소화 비결은 박테리아가 사는 장소에 있다. 소는 박테리아를 소화기관 앞부분에 살게 한다. 소는 복잡한 식물성 탄수화물을 직접 소화하려 시도하지 않고 먼저 박테리아와 미생물에게 소화를 맡긴다. 박테리아가 어려운 소화를 끝내고 쉬운 소화만 남기면 그제야 소가 되새김질로 쉽게 소화한다.

박테리아가 소화기관의 앞부분에 살면 단백질을 따로 먹을 필요가 없어서 편리하다. 박테리아는 단백질이 풍부하기 때문에 작은 스테이크와도 같다. 박테리아는 소의 위에서 역할을 마치면 아래로 내려가 소화된다. 말하자면 소에게 박테리아는 단백질 저장소이자 '홈메이드 미생물 스테이크'다. 우리의 장 박테리아는 소화기관 뒷부분에 살기 때문에 이런 편리한 스테이크 서비스를 하지 못한다. 대장에서 역할을 마친 장 박테리아는 그대로 배출된다.

쥐나 다람쥐 같은 설치류의 박테리아도 소화기관 뒷부분에 산다. 하지만 설치류는 인간과 달리 박테리아 단백질을 그냥 버리지 않고 자신의 똥을 먹는다. 우리는 똥을 먹지 않는 대신 마트에 가서 고기나 두부를 사다 먹는다. 비록 박테리아를 소화해 단백질을 얻지는 못해도 박테리아의 노동력에서 이득을 얻는다. 박테리아가 미

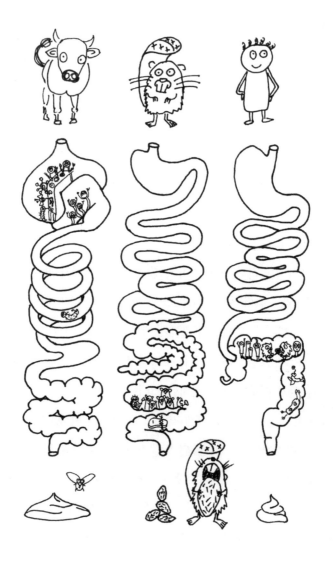

량 영양소를 생산하면 우리는 장 세포를 통해 영양소를 흡수한다.

박테리아는 장 외부에서도 영양소를 생산할 수 있다. 박테리아가 우유를 소화시킨 결과물이 요구르트다. 우유 속의 유당(락토스)은 대부분 분해되어 젖산(락트산)과 더 작은 당분 분자들로 변환된다. 이 과정 덕분에 요구르트는 우유보다 더 새콤한 맛이 난다. 새로 만들어진 젖산은 새콤한 맛을 내는 것 외에 또 다른 효과가 있다. 이 젖산 때문에 우유 단백질이 응고되어 우유가 걸쭉해진다. 그래서 요구르트는 우유와 질감이 다르다. 요구르트는 이미 소화된 우유이므로 그만큼 우리 몸의 노동을 덜어준다. 몸은 그저 남아 있는 쉬운 소화만 마무리하면 된다.

이왕이면 건강에 좋은 요구르트를 만드는 박테리아에게 우유 분해를 맡기는 것이 현명한 선택이다. 그래서 요구르트 생산자를 선정할 때 L-젖산(좌회전 젖산)보다 D-젖산(우회전 젖산)을 많이 생산하는 박테리아를 쓴다. L-젖산과 D-젖산은 정확히 반대로 운동한다. 비유하자면 우리의 소화 효소는 오른손잡이고 L-젖산은 왼손잡이용 가위다. 당연히 가위질이 어려울 수밖에 없다. 그러므로 마트에서 요구르트를 살 때는 이왕이면 'D-젖산 다량 함유'라고 적힌 걸 고르자.

박테리아는 음식물을 단순히 쪼개기만 하는 게 아니라 새로운 물질도 만들어 낸다. 예를 들어 생양배추보다 새콤하게 발효된 사우어크라우트에 비타민이 더 많이 들어 있는데 이는 박테리아가 비타민을 생산하기 때문이다. 치즈에서는 박테리아와 곰팡이가 맛, 부드러운 식감, 치즈 구멍을 책임진다. 살라미나 리오너 소시지에는 종종 발효종이 첨가된다. 발효종을 첨가한다는 말은 대략 이런 뜻이다. "말하기 좀 뭣하지만 박테리아(특히 포도상구균)가 맛을 살린다." 와인이나 보드카에서는 효모가 만들어 내는 알코올이 중요하다. 그러나 박테리아의 노동은 포도주 통에서 끝나지 않는다. 소믈리에의 맛 평가 대부분은 와인병에 적혀 있지 않다. 포도주를 삼킨 뒤에 입안에 남는 소위 '와인 뒷맛'은 박테리아가 업무를 마치는 데 시간이 걸리기 때문에 생긴다. 박테리아는 혀뿌리 부분에 살면서 그곳에서일찍이 음식과 음료를 쪼갠다. 이때 뒷맛이 생긴다. 와인 전문가를 자처하는 미식가들도 같은 와인에서 저마다 조금씩 다른 맛을 느낀다. 혀에 사는 박테리아가 저마다 다르기 때문이다. 자신의 입에 사는 박테리아를 소개하는 것은 얼마나 고마운 일인가. 누가 그런 일을 그토록 자랑스럽게 할 수 있겠는가!

입에 사는 박테리아는 장에 사는 박테리아의 약 10만 분의 1밖에 안 된다. 그럼에도 우리는 입 박테리아의 작업 결과를 맛볼 수 있다. 소화기관은 다양한 능력을 가진 박테리아에게 감사해야 한다. 단순 포도당이나 과당은 소화가 아주 잘 되지만 유당, 그러니까 우유의 당을 만나면 힘을 못 쓰는 소화기관도 있다. 이런 소화기관을 가진 사람은 유당 불내증을 앓게 된다. 만약 복잡한 식물성 탄수화물을 박테리아 없이 쪼개려면 소화기관은 진땀을 흘리며 일일이 적합한 소화 효소를 준비해야 할 것이다. 박테리아는 이런 물질을 쪼개는 전문가다. 그래서 우리의 소화기관은 이들에게 거처를 마련해 주고 음식물 찌꺼기를 준다. 그러면 그들은 우리가 처리할 수 없는 복잡한 덩어리를 척척 해결한다.

서양식 식단은 음식물 90퍼센트와 박테리아가 매일 제공하는 미량 영양소 10퍼센트로 구성된다. 쉽게 말해 아홉 번은 외식하고 한 번은 집에서 먹는 셈이다. 우리에게 미량 영양소를 제공하는 것이 박테리아의 주요 업무인데, 이때 우리가 무엇을 먹는지 어떤 박테리아가 몸에 사는지가 매우 중요하다. 달리 표현하면 체중을 얘기할 때 기름진 열량만 생각할 것이 아니라 식탁에 함께 앉는 박테리아 세계에 대해서도 생각해야 한다.

비만과 장 박테리아

뚱보 박테리아

장에는 뚱보 박테리아가 많이 산다. 뚱보 박테리아는 탄수화물을 쪼개는데, 장에 뚱보 박테리아가 너무 많아지면 문제가 생긴다. 날씬한 쥐는 열량의 일정 부분만 흡수하고 밖으로 내보낸다. 반면 뚱뚱한 쥐는 열량을 알뜰하게 모두 흡수한다. 뚱보 박테리아는 음식물에서 마지막 한 조각까지 영양분을 끄집어내 후덕한 주인에게 돌려준다. 남들보다 많이 먹지도 않는데 살이 찌는가? 어쩌면 장 박테리아가 너무 알뜰하게 음식물에서 열량을 뽑아내기 때문이다.

어떻게 이런 일이 가능할까? 박테리아는 소화되지 않는 탄수화물에서 다양한 지방산을 만들어 낸다. 채소 같은 식물성 탄수화물을 먹으면 장과 간에 필요한 지방산을 만드는 박테리아의 활동이 활발해진다. 그래서 열량이 몸 전체로 퍼지기보다 소화기관에 집중된다. 반면 초코바 같은 정제된 탄수화물을 먹으면 몸 전체에 지방산을 공급하는 박테리아의 활동이 활발해진다. 그래서 같은 열량이라도 바나나보다 초코바 반 개를 먹었을 때 더 뚱뚱해진다. 즉 식물성 탄수화물은 지역적으로 필요한 열량 공급에 더 적합하다.

비만 환자의 장을 조사해 보면 박테리아 구성이 다양하지 못하고 탄수화물을 쪼개는 특정 박테리아 가족이 다수를 차지하는 경우가 많다. 그러나 제대로 비만이 되려면 박테리아 구성 외에도 다른 요소들이 추가되어야 한다. 쥐 실험에서 몇몇 쥐들이 처음보다 60퍼센트나 더 뚱뚱해졌는데 뚱보 박테리아 혼자서는 그렇게 할 수 없다. 그래서 비만의 원인을 하나 더 찾아냈다. 바로 염증이다.

무증상 염증

비만, 당뇨, 높은 콜레스테롤 수치 등 신진대사에 문제가 있는 경우 혈액에서 염증이 발견된다. 그러나 염증 수치가 상처나 패혈증처럼 당장 치료가 필요한 정도로 심하진 않다. 이런 염증을 '무증상 염증'이라 부른다. 박테리아는 염증 박사다. 박테리아 표면에는 몸에게 "염증을 일으켜라!"라고 말하는 신호 물질이 있다.

상처가 났을 때는 이런 메커니즘이 도움이 된다. 염증을 통해 박테리아가 배출되고 제거되기 때문이다. 박테리아가 장 점막에 머무는 한 이 신호 물질은 별 문제가 되지 않는다. 그러나 점막에 머물지 않는 나쁜 박테리아가 있을 때나 기름진 음식물을 많이 먹었을 때는 너무 많은 신호 물질이 혈액으로 들어간다. 우리 몸은 신호를 받고 가벼운 염증 모드에 돌입하며 위급 상황을 대비해 약간의 지방을 저장해둔다.

박테리아의 신호 물질은 다른 장기에 머물며 신진대사에 영향을 줄 수 있다. 쥐와 사람의 경우 신호 물질이 간이나 지방 조직과 결합해 지방이 쌓이게 된다. 흥미로운 것은 박테리아로 인한 염증 물질이 갑상선에도 영향을 미친다는 점이다. 염증 물질이 갑상선의 기능을 방해하여 갑상선 호르몬 생산에 지장을 주고, 그 결과 지방 연소가 더 느려진다.

심한 염증은 몸을 쇠약하게 하고 더 마르게 하지만 무증상 염증은 뚱뚱하게 만든다. 한 가지 잊지 말아야 할 것은 박테리아만 무증상 염증을 일으키는 게 아니라는 사실이다. 호르몬 불균형, 에스트로겐 과다, 비타민 D 결핍, 글루텐 함량이 높은 음식 등도 무증상 염증을 일으킨다.

식욕과 포만감

두둥! 진짜가 온다! 2013년에 중대한 가설이 세워졌다. "장 박테리아는 주인의 식욕에 영향을 줄 수 있다." 밤 10시에 참을 수 없는 허기 때문에 초콜릿 아이스크림을 먹고 연이어 짭짤한 과자 한 봉지를 뚝딱 해치웠다면 이것은 머리 꼭대기에서 복잡한 계산을 담당하는 기관이 내린 결정이 아니다. 즉, 뇌가 아니라 배가 내린 결정이다. 지난 사흘간 다이어트로 고생했으면 장 박테리아들이 햄버거를 간절히 요구한다. 요구 방식이 어찌나 매혹적인지 우리는 그들의 소원을 도저히 거절할 수 없다.

이 가설을 이해하려면 음식이라는 소재를 깊이 생각해 봐야 한다. 여러 음식 중에서 고를 수 있으면 우리는 대개 먹고 싶은 음식으로 결정한다. 결정한 음식을 얼마나 먹느냐는 포만감이 결정한다. 이론적으로 박테리아는 식욕과 포만감 둘 다에 영향을 미칠 수 있다. 사실 현재로서는 박테리아가 식욕에 미치는 영향은 단지 추측일 뿐이다. 그러나 완전히 허무맹랑한 추측은 아니다. 우리가 무엇을 얼마나 먹느냐는 박테리아에게 삶과 죽음을 의미하기 때문이다. 30억 년간 박테리아는 인간과 상호작용을 하면서 인간 세계에 적응할 충분한 시간을 가졌다.

어떤 음식에 식욕을 일으키려면 뇌에 전달되야 하는데 그것은 굉장히 힘든 일이다. 뇌는 단단한 피부에 감싸져 있다. 그리고 피부보다 훨씬 두꺼운 외투가 뇌를 통과하는 모든 혈관을 감싸고 있다. 당분, 미네랄, 신경 전달 물질 같은 지용성의 아주 작은 물질만이 이 험난한 길을 뚫고 뇌에 도달할 수 있다. 예를 들어 아주 작은 지용성 물질인 니코틴은 뇌에 도달할 수 있어 심리적 만족감을 주고 긴장을 풀어 준다.

박테리아는 혈관을 통과하여 뇌에 도달할 수 있는 타이로신과 트립토판 같은 작은 아미노산을 만들어 낸다. 타이로신과 트립토판은 뇌에서 도파민과 세로토닌으로 바뀐다. 도파민? 이거야말로 '보상센터'의 표제어가 아니고 무엇이랴! 세로토닌? 어디서 많이 들어본 이름이다! 세로토닌이 적어서 우울증이 온다고 하지 않았나?! 세로토닌은 만족감을 주는 동시에 졸음도 준다. 작년 크리스마스를 떠올려 보면… 그래, 분명 행복한 기분이었지만 역시 나른하고 졸려서 소파에 늘어져 있었다.

원리는 이렇다. 박테리아는 원하는 음식을 넉넉히 얻으면 우리에게 보답한다. 보답을 받은 우리는 행복해서 박테리아가 원하는 음식에 식욕이 생긴다. 박테리아는 직접 만든 물질을 이용할 뿐만 아니라 우리의 자체 통신 체계인 뇌를 부추김으로써 이 일을 한다. 포만감도 같은 원리다.

박테리아를 위해 먹으면 포만감 신호 물질이 확실히 많아지는 것이 여러 연구에서 확인됐다. 박테리아를 위해 먹는다는 말은 소화되지 않은 채 대장에 도달하여 박테리아의 먹이가 될 수 있는 음식물을 먹는다는 뜻이다. 애석하게도 거의 매일 먹는 면과 토스트는 박테리아가 원하는 음식이 아니다! 이것에 대해서는 나중에 프리바이오틱스를 얘기할 때 자세히 다루기로 하고 일단은 패스.

포만감 신호는 일반적으로 두 부서에서 담당한다. 한 번은 뇌에서 한 번은 뇌를 제외한 몸에서. 신호를 보낼 때 벌써 일이 잘못될 수 있다. 비만인 경우 포만감 유전자가 자주 실수를 하는 탓에 포만감을 알리는 데 실패한다. '이기적인 뇌' 때문인데 영양분을 넉넉히 얻지 못한 뇌가 자기 위주로 신호를 보낸다. "나는 아직도 배가 고프다!" 하지만 신체 조직과 뇌만 음식을 원하는 게 아니다. 미생물도 음식을 원한다. 그러나 미생물은 장 박테리아를 모두 합쳐도 고작 2킬로그램 남짓으로 상대적으로 작고 사소하다. 이들이 무슨 근거로 발언권을 주장할 수 있을까?

장 박테리아의 수많은 기능을 생각하면 그들도 소망을 표현할 권리를 가지는 것이 마땅하다. 장 박테리아가 무슨 일을 하는지 보라. 그들은 면역 체계의 가장 중요한 트레이너다. 소화를 돕고 비타민을 생산하고 곰팡이 핀 빵이나 약을 해독한다. 당연히 이게 끝이 아니다. 장 박테리아의 기능을 전부 열거하려면 밤을 새워야 할지도 모른다. 장 박테리아는 포만감에 대한 발언권을 가질 자격이 충분하다!

박테리아마다 욕구가 다른지는 아직 불명확하다. 오랫동안 과자를 끊으면 언제부턴가 더는 과자가 먹고 싶지 않다. 그렇다면 초콜릿이나 젤리를 달라고 외치던 박테리아 로비스트가 그새 굶어 죽은 걸까? 이에 대해서는 추측만 할 뿐이다.

우리의 몸을 작용과 반응의 2차원적인 모형으로 상상해선 안 된다. 뇌, 그 밖의 신체기관, 박테리아, 음식물이 4차원적으로 상호작용을 한다. 결국 각각에 대해 더 많이 알고 이해하는 것이 최선의 길이다. 박테리아에는 뇌나 유전자보다 우리가 이리저리 살피고 연구하고 새로 배울 것이 훨씬 많다. 그래서 박테리아는 흥미롭고 매력적이다. 박테리아가 우리의 뱃살과 허벅지만 살찌우는 게 아니다. 콜레스테롤 같은 혈액 지방에도 관여한다. 이것은 대단한 폭발력을 가진 발견인데 비만과 콜레스테롤 수치는 고혈압, 동맥경화, 당뇨병 같은 우리 시대의 주요 건강 문제와 직결되기 때문이다.

콜레스테롤과 장 박테리아

박테리아와 콜레스테롤의 연관성은 1960년대에 처음 발견되었다. 미국 연구팀이 아프리카의 마사이 전사들을 조사했는데 그들의 콜레스테롤 수치를 보고 깜짝 놀랐다. 마사이 전사들은 오로지 육류만 먹고 우유를 물처럼 마셨는데도 콜레스테롤 수치가 높지 않았으며, 동물성 지방을 많이 섭취했는데도 고지혈증이 없었다. 학자들은 우유에 콜레스테롤 수치가 높아지지 않게 하는 신비한 물질이 들어 있을 거라 추측했다.

그 후 학자들은 이 신비한 물질을 찾기 위해 온갖 실험을 했다. 우유 말고도 낙타와 쥐의 젖을 검사했다. 어떨 땐 콜레스테롤 수치가 내려갔고 또 어떨 땐 아니었다. 일관되지 않은 실험 결과로는 아무것도 시작할 수 없었다. 발상을 바꿔 마사이 전사에게 우유 대신 콜레스테롤이 많이 함유된 식물성 커피메이트(프림)를 먹게 했다. 그런데도 마사이 전사들의 콜레스테롤 수치가 높아지지 않았다. 학자들은 결국 '우유 가설'이 틀렸다는 결론을 내렸다.

학자들은 "마사이 전사들은 우유를 종종 응고시켜서 마셨다."라고 깔끔한 필체로 버젓이 적어 놓고도 우유를 응고시키려면 박테리아가 필요하다는 사실을 아무도 생각하지 못했다. 박테리아만 떠올렸으면 프림 실험도 논리적으로 설명이 되었을 텐데. 콜레스테롤이 함유된 식물성 가짜 우유를 마시더라도 그전에 장에 정착한 박테리아는 아무 일 없이 계속 장에서 살 수 있다. 마사이 전사들이 일반 우유 대신 응고된 우유를 마셨을 때 콜레스테롤 수치가 약 18퍼센트나 낮아졌는데도 학자들은 여전히 헛다리를 짚으며 우유에 들어 있는 신비한 물질만 찾으려 했다.

설령 마사이 전사 연구가 제대로 핵심을 짚었더라도 실험 조건이 미흡해서 오늘날 학문적으로 인정받기는 어려웠을 것이다. 일단 피험자 수가 너무 적다. 게다가 마사이 전사들은 매일 13시간 정도를 걷고 매년 몇 달씩 단식하기 때문에 고기를 주식으로 먹는 유럽인과 단순히 비교하기는 어렵다. 그럼에도 마사이 전사의 연구 결과는 수십 년 뒤에 재조명되었다. 바야흐로 박테리아에 관심을 가진 연구팀이 생긴 것이다. "콜레스테롤 수치를 낮추는 박테리아가 있는 게 아닐까? 까짓거 실험해 보면 되잖아!" 곧 레시피가 개발되었다. 영양소 육수를 플라스크 냄비에 넣고 37도로 따끈하게 끓인 후 콜레스테롤을 넣고 락토바실루스 퍼멘텀lactobacillus fermentum 박테리아를 첨가한다. 짜잔! 콜레스테롤이 사라졌다! 전부는 아니어도 주목할 만큼 많이.

　박테리아를 유리 플라스크에 넣어보고 후편모생물 안에 넣어보면서 다양한 실험이 이어졌다. 나는 학술지에서 다음과 같은 문장을 읽고 감정의 롤러코스터를 탔다. "락토바실루스 플란타룸 Lp91은 콜레스테롤과 혈액 지방 수치를 확실히 낮출 수 있고, 좋은 HDL 콜레스테롤을 높여 동맥경화증 발병률을 낮춘다. 112마리 시리아 햄스터 실험에서 명확히 밝혀졌다." 시리아 햄스터 부분에서 실망이 이만저만이 아니었다. 임상 시험을 할 수 있는 첫 번째 길이 동물 실험이다. 학술지에 "112명의 비만 미국인 실험에서 명확히 밝혀졌다."라고 적혔더라면 훨씬 더 감명 깊었을 텐데.

　그럼에도 이 연구 결과는 매우 의미가 있다. 쥐나 돼지 실험에서도 좋은 결과가 나왔기 때문에 인체에도 실험해 볼 필요가 있다는 의견이 나왔다. 마침내 사람에게도 정기적으로 박테리아를 주입하고 정해진 시간이 흐른 뒤 콜레스테롤 수치를 측정했다. 박테리아의 종류, 양, 기간, 섭취 방식을 달리하여 다양하게 실험했다. 어떤 땐 성공적이었고 어떨 땐 아니었다. 게다가 주입된 박테리아가 위산에서 살아남아 콜레스테롤 수치에 영향을 미칠 수 있었는지 사실상 확신할 수 없었다.

의미를 둘만한 진짜 연구들이 몇 년 전부터야 비로소 시작되었다. 2011년 캐나다인 114명이 한 연구를 위해 매일 두 번씩 락토바실루스 루테리가 첨가된 요구르트를 마셨다. 락토바실루스 루테리는 당연히 소화되지 않는 형식으로 바꿔서 첨가했다. 그러자 6주 만에 나쁜 LDL 콜레스테롤이 평균 8.91퍼센트 낮아졌다. 이 수치는 약한 콜레스테롤약으로 부작용 없이 얻을 수 있는 효과의 절반에 해당한다. 다른 박테리아 종류를 추가한 연구에서는 LDL 콜레스테롤 수치가 심지어 11~30퍼센트 낮아졌다. 이제 성공적인 연구 결과를 검증할 후속 연구만 남았다.

앞으로 실험해 볼 수 있는 박테리아 후보가 몇백 종류나 남았다. 유력한 후보만 어느 정도 추려내려면 먼저 박테리아의 능력을 알아야 한다. 아니 정확히 말해 박테리아가 어떤 유전자를 가졌는지부터 파악해야 한다. 현재 주요 후보자는 BSH_{Bile Salt Hydroxylase} 유전자를 가진 박테리아다. BSH 유전자를 가진 박테리아는 담즙산염을 개조할 수 있다. 담즙산염? 그게 콜레스테롤과 무슨 상관이지? 그 답은 이름 안에 들어 있다. 콜레스테롤은 담(쓸개)을 뜻하는 'chol'과 딱딱함을 뜻하는 'stereos'가 합쳐진 단어다. 콜레스테롤을 발견했을 때 처음에는 다들 담석인 줄 알았다. 쓸개는 우리 몸에서 지방과 콜레스테롤 운송을 담당하는데 박테리아가 BSH 유전자를 이용해 쓸개의 작업을 방해할 수 있다. 그러면 쓸개에서 녹은 콜레스테롤과 지방은 체내에 흡수되지 못하고 곧장 변기 속으로 사라진다. 이것은 박테리아에게 도움이 된다. 박테리아는 쓸개의 힘을 약화시켜 자신을 공격하지 못하게 함으로써 안전하게 대장에 도달할 수 있는 것이다. 박테리아가 콜레스테롤을 다루는 메커니즘은 이것 말고도 많다. 예를 들어 박테리아는 콜레스테롤을 직접 흡수하여 자기 세포벽을 짓고, 콜레스테롤을 새로운 성분으로 바꾸고, 콜레스테롤을 생산하는 장기들을 뒤에서 조종하기도 한다. 콜레스테롤 대부분은 간과 장에서 생산되는데 박테리아의 신호 물질이 생산 과정에 간여할 수도 있다.

이쯤에서 약간 신중할 필요가 있다. 몸에 콜레스테롤이 그렇게 나쁠까? 콜레스테롤의 70~95퍼센트는 우리의 몸이 직접 생산한다. 그것은 엄청난 노동이다! 편파적인 언론 보도 때문에 사람들은 콜레스테롤이 나쁘다고 생각하게 되었다. 이것은 완전히 잘못된 생각이다. 너무 많은 콜레스테롤은 그다지 좋지 않으나 너무 적어도 안 좋다. 체내에 콜레스테롤이 없으면 성호르몬과 비타민 D도 없을 것이고 세포도 나약해진다. 또한 콜레스테롤이 너무 적으면 건망증, 우울증, 공격적인 태도가 생길 수 있다. 지방과 콜레스테롤 문제는 케이크와 소시지를 간식으로 즐겨 먹는 뚱뚱한 할머니뿐만 아니라 우리 모두에게 해당한다.

콜레스테롤은 몸에서 대단히 중요한 역할을 하는 기본 성분이다. 그러나 너무 많으면 해가 된다. 역시 균형이 중요하다. 당연히 우리의 박테리아들이 콜레스테롤 균형에 도움을 준다. 그렇지 않다면 '우리의 박테리아'라 불리지도 않았을 테다. 어떤 박테리아는 콜레스테롤 형성을 방해하는 프로피오네이트propionate를 생산한다. 또 어떤 박테리아는 콜레스테롤 형성을 지원하는 아세테이트acetate를 생산한다.

작고 빛나는 박테리아 점들로 시작해서 어느덧 식욕과 포만감, 콜레스테롤까지 오다니 이렇게 다양한 이야기를 하게 될 거라 예상한 사람은 아마 없을 것이다! 지금까지의 긴 얘기를 짧게 줄이면 박테리아는 우리에게 영양소를 제공하고, 소화를 돕고, 몸에 필요한 물질을 생산한다. 어떤 학자들은 바야흐로 장 미생물을 하나의 장기로 봐야 한다고 주장한다. 장 미생물은 다른 장기와 똑같이 한 뿌리를 가졌고 우리와 함께 발달하며, 수많은 세포로 구성되었고, 끊임없이 다른 장기와 동맹을 맺는다.

나쁜 박테리아와
기생충

세상에는 좋은 것과 나쁜 것이 있다. 우리의 미생물도 그렇다. 나쁜 것들은 대부분 패거리로 뭉친다. 사실 그들은 최선을 다한다. 오로지 자기 자신을 위해.

닭고기와 살모넬라

용감하고 선구적인 요리사라도 달걀을 깰 때 날것에 대한 본질적인 두려움을 느낄 때가 있다. 바로 살모넬라 때문이다. 덜 익은 닭고기나 익히지 않은 밀가루 반죽을 뜯어 먹은 뒤 설사와 구토의 끝없는 아리아를 펼치는 시림을 한두 명쯤은 모두 봤을 테다.

살모넬라는 예기치 않은 경로를 통해 음식에 섞인다. 예를 들어 '세계화'를 통해 닭고기와 달걀에 들어온다. 대략 이런 식이다. 닭 모이에 쓸 곡식을 아프리카에서 구하면 아주 저렴하다. 그래서 우리는 아프리카에서 곡식을 들여온다. 그러나 아프리카에는 야생 거북이와 도마뱀이 독일보다 많다. 그러므로 살모넬라가 곡식과 함께 우리에게 온다. 엥? 어떻게? 살모넬라는 파충류의 흔한 장 박테리아다. 거북이가 독일로 팔려 갈 곡식에 느릿느릿 똥을 누는 동안 아프리카 농부는 벌써 수확을 시작한다. 유럽 대륙을 지나는 느긋한 크루즈 여행 끝에 거북이의 장 박테리아가 섞인 곡식이 독일 양계장에 도착하고 배고픈 닭이 그것을 먹는다. 살모넬라는 닭의 자연적인 박테리아가 아니라 오히려 병원체에 가깝다.

그렇게 살모넬라는 닭에게 도달해 번식한 후 닭똥에 섞여 밖으로 나온다. 닭은 모든 생산품을 한 통로로만 배출하기 때문에 달걀 역시 닭똥에 있던 살모넬라와 접촉할 수밖에 없다. 살모넬라는 우선 달걀 껍데기에 머물다가 껍데기가 깨지면 비로소 달걀 안으로 들어간다.

닭고기 안에는 어떻게 들어갈까? 그 과정은 다소 끔찍하다. 값싼 먹이를 먹은 닭은 일반적으로 대형 도축장으로 보내진다. 그곳에서 살해되고 머리가 잘려 거대한 수조에 담긴다. 그러면 닭의 장 속에 있던 살모넬라가 수조에 우글거리게 된다. 수조는 순식간에 살모넬라의 구역이 된다. 매일 닭 20만 마리가 죽는 공장에서 저렴한 먹이를 먹은 닭 한 무더기만 있으면 나머지 닭들에게 넉넉히 살모넬라를 나누어 줄 수 있다. 이렇게 도축된 닭들은 저렴한 냉동식품이 되어 할인 마트에 진열된다. 그러나 닭을 뜨겁게 굽거나 삶으면 살모넬라는 모두 사라지므로 크게 걱정하지 않아도 된다.

잘 익힌 닭고기는 살모넬라 감염의 원인이 아니다. 냉동 닭을 싱크대나 체에 담아 해동시키는 순간 문제가 시작된다. 박테리아는 얼었다 녹아도 거뜬히 살아남는다. 실험실에는 영하 80도에도 끄떡없이 살아남아 해동 뒤에 다시 활기차게 활동하는 기이한 박테리아들이 대형 도서관의 책만큼이나 많다. 하지만 살모넬라는 열에 약하다. 75도에서 10분만 끓여도 살모넬라 전부를 제거할 수 있다. 그러므로 잘 익힌 닭고기가 아니라 냉동 닭을 해동시킨 싱크대에서 씻은 채소가 불행을 낳는다.

우리는 설사를 하면서 비로소 가축의 장 미생물과 접촉했다는 걸 깨닫는다. 그 외에는 부지불식간에 어디에선가 살모넬라와 접촉할 수밖에 없다. 자기 땅에서 난 곡식만 먹은 닭의 유기농 달걀이라면 위험한 살모넬라에서 조금은 더 안전할 것이다. 그리고 닭고기는 양계장 주인만 빼고 모두가 저렴한 닭을 좋아하니….

이런 닭을 제대로 익히지 않고 먹으면 우리는 닭의 근육 세포뿐만 아니라 살모넬라 세포도 먹게 된다. 살모넬라 같은 단세포 생물이 우리를 물리치려면 1만에서 100만 개가 힘을 합쳐야 한다. 박테리아의 백만 대군을 합치면 크기가 소금 알갱이의 5분의 1쯤 된다. 이 작은 부피로 소금 알갱이 6억 개에 해당하는 부피를 가진 거대한 우리를 황급히 변기로 뛰어가게 만든다. 어떻게 그게 가능할까? 마치 오바마의 머리카락 하나가 미국인 전체를 통치하는 것과 같다.

살모넬라는 오바마의 머리카락보다 훨씬 빨리 많아진다. 그것이 한 가지 비결이다. 온도가 10도를 넘으면 살모넬라는 곧장 겨울잠에서 깨어나 열심히 자란다. 그들은 여기저기 돌아다니다 장 내벽에 들러붙는다. 게다가 팔을 무수히 많이 갖고 있어서 단단히 붙어 있을 수 있다. 그 다음엔 우리의 세포 속으로 밀고 들어가 염증을 일으키고 몸은 이 병원체를 빨리 쓸어버리기 위해 대량의 수분을 장에 쏟아 넣는다.

우연한 섭취부터 물로 쓸어버리기까지는 몇 시간에서 며칠이 걸린다. 어린이나 노약자가 아니면 몸이 알아서 쓸어버리므로 항생제는 먹지 않는 게 낫다. 이런 경우 항생제는 도움보다는 해가 더 많을 것이다. 그럼에도 장을 지원하고 살모넬라를 철저히 경계하기 위해 할 수 있는 모든 걸 하는 것이 좋다. 설사나 구토 후에 살모넬라를 손에 붙이고 나와 다시 살려주는 일을 해서는 안 된다. 매몰차게 물과 비누로 깨끗이 씻어냄으로써 메시지를 명확히 전달한다. "여긴 내 구역이야. 매달리는 거 딱 질색이니 빨리 떠나."

살모넬라는 음식을 통해 우리 몸에 들어오는 가장 흔한 악당이다. 살모넬라가 닭이나 달걀에만 있는 건 아니지만 그곳에서 특히

활기차게 활동한다. 종류도 아주 다양하다. 실험실에서 환자의 대
변 샘플을 받아 다양한 항체로 실험해 볼 수 있다. 어떤 항체는 살
모넬라를 만나면 육안으로 확인될 만큼 커다란 덩어리로 뭉친다.

덩어리로 뭉치는 것이 확인되면 심지어 이렇게 확언할 수 있다.
"구토를 유발하는 살모넬라XY에 맞서는 항체가 강하게 반응한다.
그러므로 이 세균은 분명 구토를 유발하는 살모넬라XY일 것이다."
이것은 몸에서 벌어지는 메커니즘과 똑같다. 면역 체계는 새로운
살모넬라를 만나면 이렇게 말한다. "이봐, 여기 어딘가에 너한테 맞
는 모자가 있을 거야." 그런 다음 곧장 옷장에서 적당한 모자를 찾

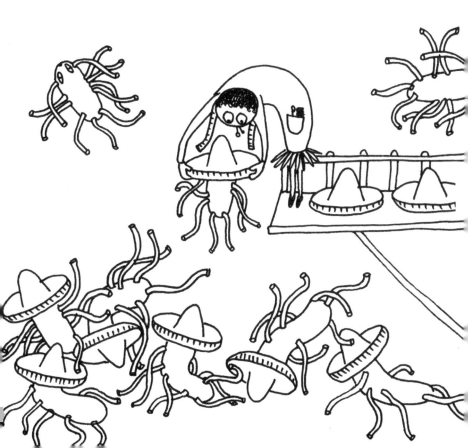

아 그들에게 씌우고 모자 제작자에게 살모넬라용 모자 백만 개를 주문한다. 살모넬라가 모자를 쓰면 위험해 보이는 험상궂은 인상은 사라지고 살짝 우스꽝스러워진다. 모자 때문에 날렵하게 이리저리 헤엄쳐 다니지 못하고 앞이 잘 보이지도 않아 뭔가를 표적 삼아 공격할 수 없다. 실험실에서 사용한 여러 항체가 말하자면 이런 모자인 셈이다. 맞는 모자를 찾으면 곧 살모넬라는 무거운 모자를 쓰고 서로 뭉쳐서 가라앉고, 과학자들은 모자를 보고 어떤 살모넬라가 대변 샘플에 있었는지 알 수 있다.

면역 체계에게 모자를 찾아오라고 시키기 싫거나 구토와 설사의 절대적 광팬이 아니라면 다음 규칙을 지키는 것이 좋다.

1. 날고기나 달걀 껍데기에 닿았던 모든 것을 삶거나 깨끗이 씻어내자. 도마, 손, 숟가락, 수세미, 체….

2. 가능하면 육류나 달걀은 완전히 익혀서 먹자. 그렇다고 낭만적인 만찬에 나온 티라미수를 전자레인지에 돌려 먹는 건 확실히 오버다. 티라미수에 쓸 달걀이라면 신선하고 좋은 유기농 달걀을 사서 10도 이하에 보관하자.

3. 부엌 밖에서도 경계를 늦추지 말자. 이구아나에게 먹이를 주고 곧장 자신도 뭔가를 먹은 뒤 다시 곧장 변기로 달려가면서 그때 비로소 '아~ 살모넬라가 파충류의 흔한 장 박테리아랬지' 후회해 봐야 소용없다.

위장병과 헬리코박터균

토르 헤위에르달Thor Heyerdahl은 명확한 관점을 가진 침착한 남자였다. 그는 조류와 바람을 관찰하고 옛날 낚싯바늘이나 나무껍질로 만든 옷을 조사했다. 그 결과 그는 남아메리카와 동남아시아의 항해자들이 조류를 따라 뗏목을 타고 폴리네시아까지 와서 정착했다고 믿었다. 그러나 당시 누구도 뗏목으로 태평양 8,000킬로미터를 항해할 수 있다고 생각하지 않았다. 토르 헤위에르달은 사람들과 논쟁하는 데 시간을 낭비하는 대신 직접 해보기로 했다. 그는 남아메리카로 갔고 옛날 방식 그대로 나무로 뗏목을 만들어 코코넛과 파인애플 통조림을 챙긴 후 폴리네시아로 항해를 시작했다. 넉 달 후 그는 자신 있게 말할 수 있었다. "거봐! 내 말이 맞잖아!"

30년 뒤 배리 마셜Barry Marshall이라는 과학자가 토르 헤위에르달 못지않게 흥미진진한 탐험을 시작했다. 그는 탐험을 위해 넓은 태평양 대신 형광등이 초라하게 비추는 작은 실험실로 갔다. 배리 마셜은 액체가 든 시험관을 입에 대고 잠시 멈췄다가 결심한 듯 과감하게 액체를 삼켰다. 동료 존 워런John Warren이 곁에서 긴장한 표정으로 지켜보고 있었다. 며칠 후 배리 마셜은 위염에 걸렸고 자신 있게 말할 수 있었다. "거봐! 내 말이 맞잖아!"

다시 30년 뒤 베를린과 아일랜드의 과학자들이 각각 다른 분야인 토르 헤위에르달과 배리 마셜의 연구를 연결했다. 마셜의 균에서 폴리네시아의 첫 정착민에 대한 정보를 얻는 탐험이었다. 이번에는 아무도 항해하지 않았고 아무도 뭔가를 마시지 않았다. 대신 사막 원주민들과 뉴기니 고지대 주민들의 위를 조사했다.

이것은 패러다임 깨기, 자신의 연구를 위한 헌신, 프로펠러를 가진 미생물 그리고 배고픈 호랑이에 관한 이야기다.

전 세계 인구 절반의 위에 헬리코박터균이 살고 있다. 비교적 최근에 알게 되었고 처음 발표되었을 때는 비웃음을 사기도 했다. "어떤 생물이 그렇게 살기 힘든 혹독한 곳에 살겠어?", "산과 소화 효소로 가득한 동굴에 생물이 산다고?" 헬리코박터균은 산과 소화 효소 모두 개의치 않는다. 이 혹독한 장소에서 근사하게 지낼 두 가지 전략을 개발했기 때문이다.

첫 번째 전략은 염기성 물질을 생산하여 주변의 산을 중화시키는 것이고, 두 번째 전략은 위산으로부터 위벽을 보호하는 점막 밑에 들어가 서식하는 것이다. 헬리코박터균은 젤처럼 끈끈한 점막을 묽게 만들 수 있어서 점막 밑에서도 힘들이지 않고 움직일 수 있다. 게다가 프로펠러 구실을 하는 긴 단백질 털도 가졌다.

마셜과 워런은 헬리코박터균이 위염과 위궤양을 일으킨다고 예상했다. 당시에는 위염이나 위궤양이 스트레스나 잘못된 위산 분비로 생긴다는 것이 정설이었다. 그러므로 마셜과 워런은 어떤 생물도 위산에서 살아남지 못한다는 패러다임을 깨야 했을 뿐만 아니라 감염 없이도 작은 박테리아가 질병을 일으킬 수 있음을 증명해야 했다. 그때까지 사람들은 박테리아를 열이나 감기 혹은 상처에 염증을 내는 원인 정도로만 알고 있었다.

건강했던 마셜이 실험을 위해 헬리코박터균을 마시고 위염에 걸렸다가 다시 항생제로 치료했음에도 불구하고 거의 10년이 더 지나서야 비로소 그들의 발견이 학계의 인정을 받았다. 오늘날에는 위에 문제가 생기면 기본적으로 헬리코박터균을 검사한다. 검사 방법은 비교적 간단하다. 특정 액체를 마셨을 때 위에 헬리코박터균이 있으면 액체에 함유된 물질을 분해하고 냄새가 없는 특정 가스를 만들어 내는데, 기계가 이 가스를 분석한다. 마시기 – 기다리기 – 숨쉬기 – 끝.

마셜과 워런이 몰랐던 사실이 있다. 그들은 위장병의 원인뿐만 아니라 인류 역사상 가장 오래된 '애완동물'도 발견했다! 헬리코박터균은 5만 년 넘게 우리 몸에 살았고 우리와 나란히 발달했다. 우리의 조상이 민족 대이동을 할 때 헬리코박터균도 같이 이동했고 경우에 따라 새로운 종족도 형성했다. 그래서 현재 헬리코박터균 유형이 아프리카에 셋, 아시아에 둘 그리고 유럽에 하나가 있다. 인구 집단이 서로 멀어지고 오랫동안 떨어져 있을수록 위 속의 헬리코박터균도 더 큰 차이를 보인다.

노예 무역과 함께 아프리카 유형이 미국에 도달했다. 북인도에서는 불교 신자와 무슬림이 각기 다른 헬리코박터균을 갖고 있다. 산업 선진국에서는 종종 가족마다 고유한 헬리코박터균을 가진다.

반면 아프리카 국가들처럼 가깝게 접촉하는 사회에서는 공동체가 같은 헬리코박터균을 공유한다.

모든 사람이 위에 헬리코박터균이 있다고 해서 모두가 위장병에 걸리는 건 아니다. 그랬더라면 독일인 3분의 1이 위장병을 앓았을 터이다. 그러나 대부분의 위장병이 헬리코박터균 때문인 것도 사실이다. 그 이유는 헬리코박터균마다 위험성이 다양하기 때문이다. 헬리코박터균의 위험한 공격 성향 중 가장 잘 알려진 두 성향을 꼽자면 'cag A'와 'Vac A'다. cag A는 주사기처럼 특정 물질을 우리의 세포에 주입한다. Vac A는 계속해서 위 세포를 찔러 망가트린다. 위에 사는 헬리코박터균이 작은 주삿바늘을 가졌거나 위 세포를 찌르고 다니기를 좋아하면 위장병에 걸릴 확률이 매우 높다. 이 성향이 없다면 헬리코박터균은 위를 그냥 돌아다닐 뿐 큰 해를 끼치지는 않는다.

헬리코박터균은 서로 공통점도 많지만 집주인인 사람만큼이나 매우 독특하기도 하다. 헬리코박터균은 늘 집주인에게 맞추고 집주인과 함께 변한다. 헬리코박터균의 이런 능력을 이용하면 누가 누구에게 이 균을 전염시켰는지 추적할 수 있다. 호랑이는 헬리코박터 아시노니키스helicobacter acinonychis라는 고양이 헬리코박터균을 가졌다. 헬리코박터 아시노니키스는 인간 헬리코박터균과 많은 부분에서 닮았기 때문에 저절로 궁금해진다. 누가 누구를 잡아먹은 걸까? 사람이 호랑이를 아니면 호랑이가 사람을?

유전자를 조사해 보면 고양이 헬리코박터균의 유전자가 사람의 위에 들어오면 활동성을 잃는다. 그러므로 헬리코박터균이 호랑이에서 사람에게 전염된 건 아닌 것 같다. 반면 호랑이가 사람을 잡아먹으면서 인간 헬리코박터균까지 먹었고, 인간 헬리코박터균은 호랑이 이빨에 씹히지 않고 위로 들어가 그곳에 적응해 살았다. 그 결과 호랑이는 헬리코박터균을 갖게 되었고 후손들에게도 물려주었다. 역시 최소한의 정의는 살아있었다!

잠깐, 그렇다면 헬리코박터균이 좋다는 거야 나쁘다는 거야?

헬리코박터균은 나쁘다

헬리코박터균이 위 점막에 둥지를 틀고 마구 휘젓기 때문에 세포를 보호하는 점막이 약해진다. 그 결과 위산이 음식물뿐만 아니라 우리의 위 세포까지 부분적으로 소화한다. 설상가상으로 이 균이 작은 주사를 가졌거나 찌르고 다니기를 좋아한다면 위 세포는 그야말로 끝장이다. 헬리코박터균을 가진 5명 중 1명이 불운하게도 위벽에 손상을 입는다. 위궤양의 4분의 3 그리고 소장의 거의 모든 궤양이 헬리코박터균 때문이다. 항생제로 이 균을 죽이면 곧 위장병도 없어진다. 브로콜리에서 추출한 설포라판sulforaphane은 항생제를 대체할 수 있다. 설포라판은 헬리코박터균이 위산을 중화하는 데 사용하는 효소를 차단한다. 항생제 대신에 설포라판을 써보고 싶다면 양질의 추출액을 복용하고 늦어도 2주 후에는 헬리코박터균이 사라졌는지 의사에게 검사를 받는 것이 좋다.

헬리코박터균이 위를 오래 자극하도록 두는 것은 좋지 않다. 곤충에게 쏘여봐서 다들 잘 알 것이다. 아무리 긁어도 계속 가려우면 결국 인내심을 잃고 살에 상처를 입히고 피를 본다. 이와 비슷한 일이 위 세포에서도 일어난다. 만성 염증으로 세포가 오래 자극을 받으면 결국 세포 스스로 제 살을 망가뜨린다. 노인의 경우 이로 인해 입맛을 잃기도 한다.

위에는 잃은 것을 부지런히 보충하는 줄기세포가 있다. 만에 하나 줄기세포가 피로해지면 실수가 잦아지고 언젠가는 암세포가 생긴다. 헬리코박터균을 가진 사람 중 약 1퍼센트가 위암에 걸린다. 1퍼센트 수치만 보면 그다지 심각해 보이지 않는다. 그러나 기억할지 모르겠지만, 전 인류의 절반이 이 균을 가졌다는 걸 생각하면 1퍼센트는 어마어마하게 높은 수치다. 헬리코박터균을 가지고 있으면 그렇지 않은 경우에 비해 위암에 걸릴 확률이 40배 높다.

헬리코박터균과 염증, 궤양과 암의 연관성 발견으로 마셜과 워런은 2005년에 노벨상을 받았다. '박테리아 칵테일'이 노벨상 수상 축하 칵테일이 되기까지 20년이 걸렸다.

헬리코박터균과 파킨슨병을 연결 짓기까지는 더 긴 시간이 걸렸다. 이미 1960년대에 파킨슨병 환자들에게 위장병이 자주 확인되었지만 당시 의사들은 위와 떨리는 손의 상관관계를 알 수 없었다. 괌에 사는 여러 주민을 조사한 뒤에야 비로소 깜깜하기만 했던 어둠에 빛이 들었다.

괌에는 파킨슨병과 비슷한 증상을 보이는 환자들이 아주 많았다. 그들은 손을 떨었고 표정이 자유롭지 못했으며 움직임이 느렸다. 특히 소철 열매를 먹는 지역일수록 발병률이 높다는 사실이 밝혀졌다. 소철 열매에는 신경 세포에 안 좋은 독성분이 들어 있다. 헬리코박터균은 이것과 거의 똑같은 물질을 생산할 수 있다. 헬리코박터균이 없는 쥐에게 박테리아 추출물을 주입하자 소철 열매를 먹은 괌 주민들과 비슷한 증상을 보였다. 모든 헬리코박터균이 이런 독을 생산하는 것은 아니지만 만약 독을 생산한다면 그 헬리코박터균은 나쁜 박테리아다.

결론적으로 헬리코박터균은 세포를 자극하고 망가트릴 수 있으며 독을 생산하여 몸 전체에 해를 입힐 수 있다. 우리의 몸은 어째서 이런 위험한 균을 그토록 오랜 세월 비교적 무방비한 상태로 두었을까? 우리의 면역 체계는 어째서 헬리코박터균에게 그토록 오랜 세월 관용을 베풀었을까?

헬리코박터균은 좋다

헬리코박터균과 그 효력에 대한 대규모 연구에서 다음과 같은 결론을 얻었다. "우리 몸에 유해하다고 알려진 작은 주사기를 가진 헬리코박터균이 몸에 아주 유익하게 상호작용한다." 12년 넘게 1만 명 이상의 피험자를 관찰한 결과, 이런 유형의 헬리코박터균을 가진 사람은 위암 발병 확률이 높지만 폐암이나 뇌졸중으로 사망할 위험은 확연히 낮았다. 여느 피험자들과 비교하면 심지어 절반이나 낮았다.

이 실험 전에도 헬리코박터균이 무조건 나쁘지만은 않을 거라는 추측이 있었다. 쥐 실험에서 헬리코박터균이 부지런히 새끼 쥐의 천식을 막아주는 것이 증명되었다. 쥐에게 항생제를 먹이자 헬리코박터균의 보호 기능이 사라졌고 새끼 쥐는 다시 천식을 앓았다. 어른 쥐에게 이 균을 주입하면 보호 기능은 남아있지만 효력이 약했다. 쥐는 인간이 아니라고 따질 사람도 있겠지만 이 결과는 헬리코박터균 비율이 감소하고 천식, 알레르기, 당뇨, 아토피 피부염 등이 증가하는 산업 선진국의 일반적인 추세와 잘 맞는다. 이것만 가지고 헬리코박터균이 천식을 막아주는 유일한 구원자라고 말할 수는 없다. 그러나 적어도 그 일에 동참하는 건 맞는 듯하다.

그렇다면 이런 명제를 세울 수 있지 않을까? "헬리코박터균은 면역 체계에게 쿨한 태도를 가르친다." 헬리코박터균은 위에 살면서 이른바 '조절 T세포'의 생산을 돕는다. 나이트클럽에서 싸움이 벌어지기 일보 직전, 조절 T세포가 거나하게 취한 면역 체계의 어깨에 손을 올리며 말한다. "내가 조절할게." 그래서 이름이 조절 세포인 건 아닐 테지만 그것이 그들의 역할이다.

분개한 면역 체계가 "야 재수 없는 꽃가루, 내 폐에서 당장 꺼져!"라고 소리치며 빨갛게 충혈된 눈과 콧물로 달려들 때 조절 T세

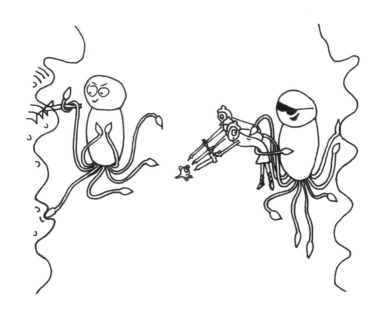

포가 말한다. "진정해. 너무 그러지 마. 꽃가루는 그저 가루를 뿌릴 꽃을 찾고 있을 뿐이잖아. 오고 싶어서 여기까지 온 것도 아니고 이 상황이 얼마나 실망스럽겠어. 여긴 꽃이 하나도 없으니." 이런 든든한 친구가 많으면 면역 체계도 점차 흥분을 가라앉힌다.

어떤 쥐가 헬리코박터균 덕분에 조절 세포를 많이 생산하면 천식을 앓는 다른 쥐에게 조절 세포를 나눠 주어 호전시킬 수 있다. 쥐에게 기관지 확장 스프레이 사용법을 가르치는 것보다 훨씬 간단한 방법이다.

피부 습진 역시 헬리코박터균을 가진 사람에게서 3분의 1정도 더 적게 나타난다. 우리 시대에 장염, 자가 면역, 만성 염증 등이 흔해진 것은 수천 년간 우리를 보호했던 헬리코박터균을 아무것도 모른 채 없애버렸기 때문인지도 모른다.

헬리코박터균은 좋기도 하고 나쁘기도 하다

헬리코박터균은 많은 능력을 가졌기 때문에 단순히 좋다 나쁘다로 나눌 수 없다. 좋은지 나쁜지는 헬리코박터균이 우리 몸에서 정확히 무엇을 하느냐에 따라 좌우된다. 위험한 독을 생산하는가 아니면 몸을 보호하는가. 몸이 헬리코박터균에 어떻게 반응하는가. 세포가 계속해서 자극을 받는가 아니면 위 점액을 넉넉히 생산하여 헬리코박터균과 우리를 동시에 보호하는가. 진통제, 담배, 술, 커피, 지속적인 스트레스 같은 위 점막 자극제는 어떤 구실을 하는가. 위에 사는 '애완동물'이 그런 걸 좋아하지 않기 때문에 결국 위장병이 생기는 걸까?

세계보건기구는 위장병이 있을 때 잠재된 원인을 없애는 것이 좋다고 권한다. 가족 중에 위암, 특정 림프종, 파킨슨병을 앓은 사람이 있으면 예방 차원에서 헬리코박터균을 미리 없애는 게 좋다.

토르 헤위에르달은 2003년 88세 나이로 이탈리아에서 사망했다. 그리고 몇 년 뒤 헬리코박터균의 연구를 통해 폴리네시아 정착민에 대한 그의 이론이 인정되었다. 조금만 더 살았더라면 좋았을 텐데. 아시아 헬리코박터균 두 가문이 각각 다른 조류를 타고 정말로 동남아시아 경로를 지나 새로운 세계를 정복했다. 그러나 남아

메리카 가설은 아직 증명되지 않았다. 토르 헤위에르달의 이론이 미생물학적 항해를 마칠 때까지 어떤 박테리아를 더 만나게 될지 누가 알겠는가!

고양이와 톡소플라스마

32세 여자가 할인 마트에서 구입한 새 면도칼로 손목을 그었다.

50대 속도광이 나무를 세게 들이받고 죽었다.

쥐가 고양이 밥그릇 옆에서 쉬다가 고양이 밥이 되고 말았다.

이 셋의 공통점은 무엇일까? 셋은 우리 몸의 거대한 세포 동맹을 위해 최선의 것만 요구하는 내적 신호 외에 다른 것에도 귀를 기울였다. 셋은 자신의 몸이 아닌 언젠가 고양이의 장에서 왔을 다른 것에 관심을 기울였다.

고양이의 장은 톡소플라스마의 보금자리다. 톡소플라스마는 단 한 개의 세포로 이루어져 있지만 원시동물에 속한다. 박테리아와 비교했을 때 톡소플라스마의 유전 정보는 확실히 더 복잡하게 구성되었다. 또한 세포 경계도 다르며 추측하건대 더 흥미진진한 삶을 살 것이다.

톡소플라스마는 고양이의 장에서 증식한다. 고양이가 그들의 숙주이고, 다음 고양이에게 전달될 때까지 잠깐 택시 구실을 하는 다른 모든 동물은 '중간 숙주'라 부른다. 고양이는 평생 단 한 번 톡소플라스마에 감염되며, 이 시기에만 우리에게 위험하다. 나이 든 고양이는 대부분 이미 톡소플라스마 감염을 겪었기 때문에 더 이상 아무 해도 입히지 않는다. 감염기에 톡소플라스마는 고양이의 배설물에 들어 있고 약 이틀 동안 고양이 집에서 자란 뒤 다음 고양이에게 갈 채비를 한다. 기다리던 고양이는 오지 않고 고양이 주인이 의무감에 똥을 치우러 오면 톡소플라스마는 일단 눈앞에 있는 포유동물에게로 간다. 고양이 배설물을 떠난 톡소플라스마는 새로운 숙주를 만날 때까지 5년을 기다릴 수 있으므로 톡소플라스마에 감염될 후보가 고양이 주인만은 아니다. 톡소플라스마가 몸 안으로 들어오는 주요 원인 중 하나가 날음식이다. 전 인류의 약 3분의 1이 톡소플라스마를 갖고 있으며 이것을 가지고 있을 확률은 대략 자신의 나이와 비슷하다.

톡소플라스마는 기생충에 속한다. 작은 땅 어딘가에서 물과 풀을 먹고 살지 않고 생명체 안에서 기생한다. 우리는 공짜로 가져가기만 하는 동물을 일컬어 기생충이라 부른다. 집세를 내는 것도 아니고 그렇다고 호감 가는 면이 있는 것도 아니다. 그 정반대다. 그들은 인류라는 생태계를 오염시킴으로써 우리에게 해를 끼친다.

건강한 성인이라면 톡소플라스마 감염에 크게 걱정하지 않아도 된다. 가벼운 독감 증상으로 끝나거나 아무 증상이 없을 때도 있다. 톡소플라스마는 우리 몸에 들어오면 생체 조직 안의 작은 아파트로 들어가 일종의 겨울잠을 잔다. 우리가 죽을 때까지 우리와 함께 살지만 정말 조용한 세입자라 있는지 없는지 티도 안 난다. 한 번 감염되면 다시는 감염되지 않는다. 빈방이 없어 들어올 수가 없는 것이다.

그러나 임산부라면 심각할 수 있다. 기생충이 피를 타고 태아에게 갈 수 있기 때문이다. 톡소플라스마를 처음 접하는 면역 체계는 재빨리 방어하지 못한다. 이런 일이 늘 벌어지는 건 아니지만 만에 하나 벌어지면 큰 해를 입고 심하면 유산되기도 한다. 조기에 발견하면 약을 먹을 수 있지만 자각 증상이 거의 없기 때문에 그럴 기회는 별로 없다. 게다가 독일에서는 톡소플라스마 스캔이 임산부의 기본 검사에 속하지 않는다. 첫 검진 때 산부인과 의사가 "고양이를 키우세요?"라는 엉뚱한 질문을 하면 스몰토크러니 넘겨짚지 말고 잘 교육 받은 좋은 의사를 만난 것에 감사해야 한다.

집에 임산부가 있다면 고양이 화장실을 매일 청소해야 한다(당연히 임산부가 직접 치우면 안 된다!). 안 익은 고기는 절대 먹으면 안 되고 과일과 채소는 반드시 잘 씻어 먹는다. 톡소플라스마는 사람 간에 전염되지 않는다. 방금 감염된 고양이의 배설물에 사는 따끈따끈한 신참에게만 그럴 능력이 있다. 그러나 앞서 얘기했듯이 그들의 생명력은 아주 질겨서 고양이 주인의 손에서도 오래 살아남는다. 옛날부터 좋은 생활 습관으로 인정받은 손 씻기가 여기서 다시 진가를 발휘한다.

여기까지는 그럭저럭 괜찮은 것 같다. 임산부가 아니면 톡소플라스마는 전반적으로 하찮은 기생충이고 기껏해야 말썽쟁이쯤 되는 것 같다. 그래서 오랫동안 톡소플라스마는 이렇다 할 주목을 받지 못했다. 그런데 두둥~ 조앤 웹스터Joanne Webster의 겁 없는 쥐가 모든 것을 바꿔놓았다. 조앤 웹스터는 1990년대에 옥스퍼드대학에서 아주 간단하지만 기발한 실험을 했다. 커다란 우리 안에 상자 네 개를 놓고 각 상자 안에 쥐 오줌, 물, 토끼 오줌, 고양이 오줌을 담은 그릇을 넣었다. 그리고 우리 안에 쥐를 넣었다. 지금까지 고양이를 한 번도 만난 적이 없는데도 쥐는 고양이 오줌을 피했다. 쥐의 생물학적 프로그램이 대략 이렇게 말하기 때문이다. "저기에 오줌을 싼 놈은 널 먹으려는 놈이니 그쪽 근처는 얼씬도 하지마!" 또한 쥐들 사이에 또 다른 주의 사항이 이미 전달되어 있다. "누군가 오줌 그릇이 있는 이상한 상자에 너를 넣으면 정신 바짝 차려!" 일반적으로 모든 쥐가 똑같이 행동했다. 낯선 환경을 잠깐 조사한 뒤 위험하지 않은 오줌이 든 상자로 돌아갔다.

그러나 예외적으로 전혀 다르게 행동하는 쥐들이 있었다. 그들은 과감하게 네 상자를 모두 살핀 후 타고난 본능과 반대로 고양이 오줌이 든 박스로 들어가 편안하게 쉬었다. 오랜 관찰 끝에 웹스터는 이들이 심지어 고양이 오줌이 든 상자를 다른 상자보다 더 좋아한다는 것을 확인했다. 그들은 마치 고양이 오줌을 제일 좋아하는 것처럼 보였다.

죽음을 뜻하는 냄새가 어떻게 갑자기 매력적이고 흥미롭게 느껴질 수 있단 말인가. 어쩌다 이 쥐들은 자신을 죽일 존재에 매혹된 광팬이 되었을까? 보통 쥐들과 이들의 차이점은 딱 한 가지였다. 고양이 오줌에 열광하는 쥐들은 톡소플라스마에 감염된 상태였다. 톡소플라스마의 기가 막힌 계획이다. 이 기생충은 쥐들을 유인하여 자신의 숙주인 고양이의 입으로 뛰어들게 만들었다.

웹스터의 실험은 학계에 큰 반향을 일으켜 세계 곳곳의 연구팀들이 같은 실험을 진행했다. 웹스터의 실험에 허점은 없었는지, 그들의 실험실 쥐도 감염 뒤에 비슷한 행동을 보이는지 확인한 후 웹스터의 실험을 정식으로 인정했다. 그들은 또한 감염된 쥐들이 고양이 공포증만 극복했을 뿐 개 오줌은 여전히 무서워한다는 걸 알아냈다.

격렬한 논쟁이 불거졌다. 어떻게 작은 기생충이 포유동물(=쥐)의 태도를 극적으로 바꿔놓을 수 있단 말인가? 죽느냐 사느냐, 그것은 중대한 문제다. 기생충 따위가 결정할 문제가 아니란 말이다.

작은 포유동물이든 큰 포유동물(=인간)이든 매한가지다. 찾으려고만 들면 우리 중에도 잘못된 반사나 반응 혹은 겁 없는 행동으로 안 좋은 상황을 야기해 소위 '고양이 먹이'가 될 후보자들이 얼마든지 있다. 그들을 찾아내는 한 가지 방법이 있었으니 바로 교통사고를 낸 사람들의 피를 검사하는 것이다. 톡소플라스마 보균자가 그렇지 않은 사람보다 교통사고를 더 많이 낼까?

그렇다! 톡소플라스마 보균자가 그렇지 않은 사람들보다 교통사고를 일으킬 확률이 높았다. 특히 방금 균이 들어와서 아직 겨울잠에 들지 않은 상태라면 더욱 높았다. 소규모 연구 셋과 대규모 연구 하나가 이 사실을 증명했다. 대규모 연구는 체코에서 신병 3,890명의 혈액을 채취해 톡소플라스마가 있는지 검사한 후 신병들의 교통사고 기록을 분석했다. 그 결과 톡소플라스마 감염과 특정 혈액형(RH−)의 조합이 주요 위험 요소였다. 실제로 혈액형이 기생충 발생에 영향을 미칠 수 있다. 어떤 혈액형은 다른 혈액형보다 감염의 효력을 더 잘 막아준다.

그렇다면 면도칼로 손목을 그은 여자와는 무슨 관련이 있을까? 왜 그녀는 피를 보고 놀라지 않을까? 피부, 조직, 신경이 베일 때 통증보다 쾌감을 느낄까? 어떻게 통증이 밋밋한 찌개에 칼칼한 맛을 주는 홍고추 구실을 할까?

이 의문에 대한 답변 중 하나가 톡소플라스마다. 톡소플라스마에 감염되면 면역 체계는 기생충으로부터 우리를 보호하기 위해 IDO라는 효소를 출동시킨다. IDO효소는 침입자가 즐겨 먹는 먹이를 분해해 버리고 침입자를 겨울잠 모드로 이끈다. 그런데 애석하게도 효소가 분해한 침입자의 먹이는 세로토닌을 생산하는 원료이기도 하다. 기억할지 모르겠지만 세로토닌이 부족하면 우울증이나 공포증이 생길 수 있다.

IDO효소가 기생충의 먹이를 모두 분해했기 때문에 뇌에 세로토닌이 부족하게 되고 결국 우울해지는 것이다. 또한 분해된 세로토닌 원료는 뇌의 특정 수용체에 작용하여 의욕 상실을 야기하기도 한다. 이 수용체는 진통제의 목표물이기도 해서 진통제를 먹으면 무감각한 신경 안정 상태가 된다. 웬만큼 강력한 조처가 아니면 좀처럼 무감각한 상태에서 벗어나 다시 감각을 되찾기가 어렵다.

우리의 몸은 똑똑하다. 몸은 유용성과 위험성을 저울질한다. 기분이 나빠졌다면 기생충은 퇴치되어야 한다. 이때 가장 흔한 타협안으로 IDO효소가 파견된다. 몸은 때때로 자기 세포에서 먹이를 빼앗기 위해 이 효소를 이용한다. 특히 임신 기간에 IDO효소가 활발히 활동하는데, 오직 태아와 접촉하는 부분에서 면역 세포로부터 먹이를 빼앗아 세포의 힘을 약하게 한다. 그리하여 힘을 잃은 면역 세포들이 낯선 태아에게 관대해진다.

IDO효소가 야기한 신경 안정 상태가 자살로 이어질 만큼 심각해질까? 달리 표현하면 어떨 때 자살을 생각하게 될까? 기생충이 어디에 있을 때 자해에 대한 두려움이 사라질까?

두려움은 편도체라 불리는 뇌 영역에서 담당한다. 눈과 편도체를 곧장 잇는 섬유조직이 있어 우리는 거미를 보자마자 두려움을 느낀다. 뒤통수를 다쳐 뇌의 시각 센터가 파괴되어 앞이 안 보여도 두려움은 여전하다. 비록 거미를 못 보지만 느낄 수는 있다. 그러므로 편도체가 두려움의 발생에 참여하는 것이 확실하다. 편도체를 다치면 두려움도 사라질 것이다.

톡소플라스마는 중간 숙주에서 주로 근육이나 뇌에 잠복해 있다. 뇌에서는 세 군데에서 발견되는데 이마 바로 뒷부분, 후각 센터, 편도체 순으로 빈도가 높다. 편도체는 두려움을 책임지고, 후각 센터는 쥐들이 고양이 오줌을 좋아하게 할 수 있다. 이마 바로 뒷부분은 다소 복합적이다.

이마 바로 뒷부분은 매초마다 여러 선택지를 만들어 낸다. 피험자에게 뇌파 전극을 붙이고 신앙, 성격, 도덕성에 관한 질문이나 높은 지적 능력을 요구하는 질문을 하면 이 부위가 눈에 띄게 활동하는 것을 확인할 수 있다. 뇌과학 이론에 따르면 이곳에서 매초마다 많은 설계도가 그려진다. "부모님의 종교를 그대로 따를 수 있다. 회의 때 지루하면 책상에 낙서를 할 수 있다. 책을 읽으면서 차를 마실 수 있다. 개에게 우스꽝스러운 옷을 입힐 수 있다. 카메라 앞에서 노래를 부를 수 있다. 시속 150킬로미터로 질주할 수 있다. 면도칼로 손목을 그을 수 있다…" 순식간에 수백 가지 선택지가 만들어지고 그중에서 이기는 쪽이 실행된다.

적극적인 기생충이라면 이곳에 둥지를 트는 것이 당연하다. 어쩌면 이곳에서 자해 충동을 지원함으로써 행동 선발 대회에서 자해 충동이 이기게 할 수도 있을 것이다.

과학자들이 조앤 웹스터의 멋진 실험을 사람에게 시도하지 않을 리가 없다. 그랬다면 그들은 과학자라 불리지도 않았을 것이다. 그리하여 이제 사람이 여러 동물의 오줌 냄새를 맡게 됐다. 톡소플라스마에 감염된 사람은 그렇지 않은 사람과 달리 고양이 오줌 냄새를 좋게 평가했다. 그리고 여자보다 남자가 고양이 오줌 냄새를 확실히 더 좋아했다.

후각은 오감 중에서 가장 근본적인 감각이다. 미각, 청각, 시각, 촉각과 달리 후각은 통제 없이 곧장 뇌로 전달된다. 신기하게도 우리는 모든 감각으로 꿈을 꿀 수 있지만 후각만은 아니다. 꿈에는 냄새가 없다. 톡소플라스마 외에 송로버섯을 탐지하는 돼지도 냄새를 통해 감정이 생길 수 있음을 아주 잘 안다. 송로버섯에서는 굉장히 매력적인 수돼지 냄새가 난다. 송로버섯을 땅속에 감춰두면 암돼지는 사랑의 묘약을 마신 듯 그 주변을 열심히 파헤친다. 그리고 실망스럽게도 주인 손에 들어가게 될 전혀 섹시하지 않은 시커먼 버섯을 발견한다. 암돼지의 절망을 생각하면 송로버섯이 지금보다 더 비싸도 될 것 같다. 아무튼 확실한 사실은 냄새에 매혹될 수 있다는 것이다.

브랜드들도 냄새의 매혹 효과를 이용한다. 전문 용어로 이것을 '향기 마케팅'이라 한다. 미국의 의류 브랜드 홀리스터Hollister는 심지어 페로몬 향을 이용했다. 프랑크푸르트에 있는 홀리스터 매장 앞에는 향기 나는 옷을 사기 위해 십 대들이 길게 줄을 선다(홀리스터는 독일의 십 대 청소년들이 열광하는 미국 의류 브랜드로, 독일의 홀리스터 매장은 페로몬을 넣어 특수 제작한 향수를 상품에 뿌린다 — 옮긴이). 쇼핑 거리가 돼지 방목장에서 가까웠더라면 몇몇 진기한 장면들을 목격할 수도 있었을 텐데.

기생충이 우리로 하여금 냄새를 다르게 느끼도록 할 수 있다면 완전히 다른 감각도 만들어 낼 수 있지 않을까?

완전히 잘못된 감각이 주요 증상인 질병이 있다. 바로 조현병이다. 조현병 환자는 개미는커녕 곤충 한 마리도 보이지 않는데 등에 개미가 기어오르는 기분을 느낀다. 그들은 남들이 못 듣는 목소리를 듣고 그 명령을 따른다. 또한 무감각한 신경 안정 상태가 될 수도 있다. 전 인류의 0.5~1퍼센트가 조현병을 앓는다.

조현병의 증상은 한두 가지로 명확하게 정의할 수 없다. 대다수 의사는 조현병 치료에 뇌에 과도하게 존재하는 특정 신호 물질, 즉 도파민을 없애는 약을 쓰는데 그러면 어떻게든 효과가 있다. 톡소플라스마는 뇌의 도파민 생산을 돕는 유전자를 갖고 있다. 모든 조현병 환자가 이 기생충을 갖고 있는 건 아니므로 톡소플라스마 감염이 조현병의 유일한 원인일 수는 없다. 그러나 보통 사람보다 조현병 환자에게 톡소플라스마 보균자가 두 배로 많았다.

이론적으로 보면 톡소플라스마는 뇌에 있는 두려움, 냄새, 행동 센터를 통해 우리에게 영향을 미칠 수 있다. 교통사고, 자살 시도, 조현병에서 확인되는 보균자 비율을 볼 때 톡소플라스마 감염이 아무 흔적도 남기지 않고 우리를 그냥 지나치는 건 아닌 것 같다. 이런 발견이 의학에 적용되려면 아직 시간이 필요할 것이다. 추측은 증명되어야 하고 치료 가능성은 철저히 연구되어야 한다. 어쩌면 연구자들이 검증을 위해 평생을 바쳐야 할지도 모른다. 항생제만 보더라도 발견된 후 몇십 년이 지나서야 비로소 약국에 들어왔다. 그러나 그 긴 시간이 결국엔 생명을 구한다. 콘터간(1960년 전후에 판매된 진정제로 이 약을 먹은 임산부들이 손목과 어깨가 붙은 기형아를 출산했다. ― 옮긴이) 혹은 석면은 더 오래도록 연구되고 검증되었어야 했다.

톡소플라스마는 몇 년 전까지 알던 것보다 우리에게 더 많은 영향을 미칠 수 있다. 그리고 그것으로 새로운 시대가 열렸다. 고양이 똥 한 덩어리를 통해 무엇이 우리의 삶을 결정하는지 알 수 있는 시대. 음식물, 동물 그리고 우리 몸 안에 사는 미생물이 서로 얼마나 밀접하게 연결되어 있는지 서서히 이해하기 시작하는 시대.

으스스한가? 약간은 그렇다. 하지만 지금까지 그저 운명으로 받아들일 수밖에 없었던 것들을 차근차근 풀어가는 점이 흥미진진하지 않은가? 우리는 삶에 닥친 위험을 우리 손으로 해결할 수 있다. 고양이 화장실을 청소하고, 고기를 잘 익히고, 과일과 채소를 깨끗이 씻기만 해도 벌써 충분하다.

요충

우리의 장을 좋아하는 작은 하얀색 벌레가 있다. 그들은 수백 년 동안 인간에게 맞춰 자신을 바꿨다. 인류의 절반이 적어도 한 번은 이 벌레를 손님으로 맞았었다. 대부분은 전혀 감지하지 못한 채 그냥 살아가지만 어떤 사람들에게는 입 밖에 내기 어려운 성가신 전염병이다. 타이밍을 잘 맞추면 항문 밖으로 우리에게 손을 흔드는 모습을 볼 수도 있다. 그들은 피부가 하얗고 크기가 1~1.5센티미터이며 끝이 뾰족하다. 계속 길어지는 것만 빼면 하늘에 그어진 비행운과 약간 닮았다. 손가락 하나와 입만 있으면 누구나 이 기생충에 감염될 수 있다. 손가락과 입이 없는 것이 이때만큼은 장점이 된다.

구더기처럼 생긴 이 벌레의 뒤를 밟아 보자. 임신한 요충부인은 태어날 알에게 안전한 미래를 마련해 주고 싶다. 그것은 쉬운 일이 아니다. 안전한 미래를 위해서는 알이 사람의 입으로 들어가 소장에서 부화하여 대장에서 어른이 되어야 한다. 그러나 현재 요충부인은 대장 끝부분에 있다. 소망대로 알을 입으로 보내려면 소화의 흐름을 거슬러야 한다. 입으로 알을 보낼 좋은 방법이 없을까? 요충부인은 '적응'이라는 유일한 지성을 발휘하여 해결책을 찾는다. 아첨하는 행동을 일컬어 '똥구멍을 간질이다'라고 하는 것이 요충부인 때문에 생겼는지는 일단 따지지 말기로 하자.

요충부인은 언제 우리가 조용히 눕고 다시 일어나기 귀찮아하는지 잘 안다. 그때에 맞춰 요충부인은 항문으로 가서 수많은 작은 주름에 알을 낳고 가려워질 때까지 오랫동안 거칠게 항문을 헤집고 다닌다. 그런 다음 재빨리 장으로 돌아간다. 이제 곧 손가락이 와서 나머지를 해결할 것을 경험으로 알기 때문이다. 이불 밑에서 손가락이 엉덩이로 가서 곧장 표적에 닿는다. 가려움 자극을 계속 전달했던 신경이 이제 애원한다. "제발 긁어 줘!" 우리는 이 애원을 들어준다. 그리고 요충의 후손이 빠른 속도로 입 근처에 갈 수 있도록 돕는다.

엉덩이를 긁은 뒤 손을 안 씻을 확률이 가장 높을 때는 언제일까? 잠이 들어 아무것도 모를 때 혹은 너무 피곤해서 손 씻으러 가기 귀찮을 때 그리고 역시 요충 산란기에. 그다음 손가락으로 초콜릿케이크를 맛보는 꿈을 꿨다면 그게 무슨 뜻인지 말 안 해도 알 것이다. 그렇다. 알이 입속으로 쏘옥! 지금 '우엑' 소리를 내고 싶었다면 당신은 불공평한 사람이다. 닭의 알은 먹으면서 요충의 알은 왜? 닭의 알이 훨씬 크고 익혀서 먹는 것 말고는 다 같은 알이다!

초대 없이 장에 들어와서 가족 계획을 완성하는 생물을 우리는 곱지 않은 눈으로 본다. 또한 그런 생물이 장에 산다는 얘기를 다른 사람들에게 감춘다. 우유부단한 집주인처럼 똑부러지게 거절도 못 하고 온갖 방랑객을 다 재워 준다. 그러나 요충은 좀 다르다. 요충은 아침에 운동하라고 집주인을 깨우고 마사지로 면역 체계에 활기를 주라며 집주인을 다그치는 손님이다. 또한 집주인의 음식을 빼앗아 먹지도 않는다.

그렇지만 요충 손님을 그대로 두는 건 좋지 않다. 그 대신 한번 재워 줬으면 평생 다시는 찾아오지 않는다. 과학자들의 추측에 따르면 어려서 요충이 있었던 사람은 살면서 천식이나 당뇨병에 걸릴 위험이 적다. 그렇다면 "요충 우대, 요충 대환영"이라고 현수막이라도 내걸어야 하는 거 아닌가? 너무 지나치게 후한 대접을 해선 안 된다. 요충이 기고만장해지면 달갑지 않은 세 가지 일이 일어날 수 있다.

1. 잠을 충분히 못 자면 집중력이 떨어지고 마음이 조급해져 평소보다 예민해진다.
2. 요충과 인간 모두 원하지 않는 일, 요충이 길을 잃고 헤매는 일이 생긴다. 요충이 정해진 장소를 이탈하면 바로 몰아내야 한다. 걸핏하면 길을 잃는 요충을 몸 안에 두고 싶은 사람이 어디 있겠는가.
3. 장이 예민하거나 요충이 심하게 돌아다니면 염증을 유발한다. 이때 나타날 수 있는 반응은 정말 다양하다. 변비, 잦은 설사, 복통, 두통, 구역질 혹은 그 밖의 전혀 새로운 반응들.

요충을 손님으로 맞는 집주인으로서 위에 언급한 내용 중 해당 사항이 있는가? 그렇다면 당장 병원으로 출발! 병원에 가면 의사가 스카치테이프 사용법을 알려 줄 것이다. 만들기 책에는 적혀있지 않은 생소한 방법인데, 의사의 친절 수준에 따라 약간의 차이는 있겠지만 대략 이렇게 설명된다. 엉덩이를 양쪽으로 벌린다. 항문에 스카치테이프를 붙였다 떼어 낸다. 병원에 가져온다. 접수대 간호사에게 준다. 끝.

요충 알도 작은 구슬처럼 스카치테이프에 잘 붙는다. 정원에 숨겨진 부활절 달걀을 끌어당기는 거대한 자석이 있다면 달걀을 찾느라 고생하지 않아도 되니 얼마나 편리하고 좋을까! 요충 알은 부활절 달걀보다 한참 작기 때문에 어떻게든 쉽게 찾는 요령을 개발하는 것이 좋다. 안 그랬다가는…. 요충 알을 찾을 때 명심할 것이 있는데 반드시 아침에 해야 한다. 거의 모든 요충부인이 밤에 알을 낳기 때문이다. 알을 찾기도 전에 정원에 물난리가 나거나 깨끗하게 청소되는 일이 벌어져선 안 된다. 그러므로 아침에 일어나자마자 맨 처음 스카치테이프를 항문에 붙여야 한다.

스카치테이프를 현미경으로 보면 타원형 알이 보인다. 벌써 애벌레로 성장했으면 알 가운데에 줄이 하나 그어져 있다. 성가신 장기 불청객을 내쫓기 위해 의사는 약을 처방하고 약사는 복용법을 설명한다. 가장 흔히 처방되는 약(예를 들면 우리에게 익숙한 구충제 메벤다졸)은 작전 수준이 딱 유치원생이다. 기생충이 내 장을 괴롭혔으니 나도 똑같이 기생충의 장을 괴롭히겠어!

약은 입에서 항문까지 가면서 배은망덕한 불청객을 만난다. 불청객에게도 입과 장이 있다. 그래서 약은 똑같이 불청객의 입에서 장 끝까지 통과한다. 메벤다졸은 우리 몸보다 기생충의 장에 훨씬 많은 해를 끼친다. 메벤다졸 때문에 기생충은 먹이를 전혀 먹지 못하게 되고 혹독한 다이어트는 죽음으로 끝이 난다. 장기 불청객에게 먹을 걸 전혀 주지 않는다면 어떻게 될지 상상해 보라. 비슷한 원리다.

요충 알은 장수한다. 현재 몸에 기생충이 있고 입 근처에 손을 가져갈 수밖에 없다면 적어도 알의 개수를 줄이려는 노력은 해야 한다. 침대 시트와 속옷을 매일 갈아입고, 최소한 60도에서 빨고, 손을 잘 씻고, 가려움증이 심하면 손으로 긁지 말고 연고를 발라 가라앉히자. 어머니는 매일 마늘을 먹으면 기생충이 없어진다고 믿는다. 나는 그런 연구 결과를 어디에서도 찾지 못했다. 하지만 점퍼를 입으면 따뜻하다는 연구 결과도 없지만 어머니의 말대로 점퍼를 입으면 정말 따뜻했다. 모든 방법을 다 썼는데도 요충이 없어지지 않으면 또 병원에 가야 한다고 절망하지 말고 인기 많은 장을 가진 것에 기뻐하자. 긍정의 힘, 아자!

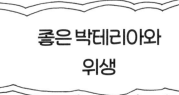

좋은 박테리아와
위생

우리는 나쁜 박테리아로부터 자신을 보호하고 싶다. 살모넬라나 나쁜 헬리코박터균을 자발적으로 몸 안에 키우고 싶은 사람은 아무도 없을 것이다. 비록 박테리아에 대해 전부 알지는 못하지만 뚱보 박테리아, 당뇨 스위치, 기분을 우울하게 만드는 미생물이 몸 안에 있는 건 싫다. 할 수 있는 최고의 방법은 위생이다. 날음식을 먹을 때 조심하고 만나는 사람 모두와 입을 맞추지 않으며, 병원체를 뜨거운 물로 씻어낸다. 그러나 위생은 때때로 우리가 생각하는 것과 다르다.

장의 청결은 숲속의 청결과 같다. 아무리 의욕적인 청소부라도 숲을 깨끗이 청소하기 위해 대걸레를 들지는 않을 것이다. 유용한

식물이 균형을 유지하는 한 숲은 깨끗하다. 그러므로 숲을 깨끗이 하려면 유용한 식물을 심고 잘 자라기를 바라야 한다. 또한 좋은 식물을 찾아내 더 많이 번식하고 더 크게 자라도록 잘 가꿔야 한다. 때때로 골치 아픈 해충이 나타나면 저울질을 해보고 도저히 그냥 둬서는 안 되겠다 싶을 때 화학 몽둥이를 휘두른다. 살충제는 정말 기적처럼 해충을 없앤다. 그렇다고 살충제를 데오드란트처럼 자주 사용해서는 안 된다.

현명한 위생은 일상에서 시작된다. 정말 조심해야 할 것은 무엇일까? 무엇이 과도한 위생일까? 장을 깨끗하게 하는 청소 도구로 크게 세 가지를 꼽을 수 있다. 안티바이오틱스(항생제), 프리바이오틱스, 프로바이오틱스. 항생제는 급성 병원체를 없앨 수 있다. 프리바이오틱스와 프로바이오틱스는 좋은 박테리아를 지원한다. 프로바이오틱스는 '생명을 위한다'라는 뜻으로 우리가 먹고 건강해질 수 있는 살아 있는 박테리아다. 프리바이오틱스는 '생명 이전'이라는 뜻으로 대장에서 좋은 박테리아의 건강한 먹이가 됨으로써 좋은 박테리아가 잘 성장하게 하는 일종의 영양제다. 안티바이오틱스 즉 항생제는 '생명을 막는다'라는 뜻으로 우리가 나쁜 박테리아의 공격을 받았을 때 박테리아를 죽여 우리를 구한다.

두려움으로 인한 위생

청결은 감탄스러울 만큼 매혹적이다. 왜냐하면 청결 대부분이 우리의 머릿속에서 이루어지기 때문이다. 페퍼민트 사탕을 먹으면 상쾌하고, 깨끗하게 닦인 창문을 보면 눈이 환해지며, 샤워를 마치고 새 시트가 깔린 침대에 누우면 그야말로 천국이다. 우리는 깨끗한 냄새를 좋아한다. 윤이 나게 닦은 표면을 쓰다듬기 좋아하고 소독약을 뿌리고 나면 안 보이는 균으로부터 안전하다는 생각에 마음이 편안하다.

130년 전 유럽에서 박테리아가 결핵을 유발한다는 사실이 밝혀졌다. 그때 처음으로 박테리아에게 공식적인 낙인이 찍혔다. 눈에 보이지 않는 나쁘고 위험한 존재! 전 유럽이 새로운 규칙을 도입했다. 병원균의 전염을 막기 위해 환자들을 격리했다. 학교에서는 침 뱉는 것이 금지되었고 신체 접촉을 기피했으며, 손수건을 같이 쓰지 않았다. 또한 성관계 시 키스할 수 있는 곳이 제한되었다. 규칙들이 거북스럽게 들리겠지만 이미 우리의 사회 질서 안에 깊이 자리를 잡았다. 그때 이후로 침 뱉는 것이 안 좋은 행동으로 통하고 손수건이나 칫솔을 더는 아무렇지 않게 공유하지 않았다. 그리고 독일은 다른 나라보다 신체적 거리를 멀게 유지하게 되었다.

학교에서 침을 뱉지 않음으로써 죽음의 병을 멀리하는 건 좋은 일 같았다. 이 규칙은 뇌에 각인되어 규칙을 어기고 다른 사람을 위험에 처하게 하는 사람은 경멸을 받았다. 부모는 사회적 경멸을 자식에게 가르쳤고 결국 침을 뱉는 행위는 나쁜 이미지를 얻었다. 청결은 좋은 일로 인정을 받았다. 사람들은 뒤죽박죽 지저분한 생활 공간을 깔끔하게 정돈하기 위해 애썼다. 헨켈사(독일의 종합 생활용품 업체로 세제 및 홈케어 제품을 주로 생산한다. ─옮긴이)는 오염을 피하고 청결을 유지하려는 태도를 한마디로 잘 표현했다. "더러움은 있어야 할 자리를 잘못 찾은 물질이다."

몸을 청결하게 하기 위해 목욕을 하는 것은 그때까지 부자들의 특권이었다. 그러나 20세기 초 독일 가정의학과 의사들이 목소리를 내기 시작했다. "일주일에 한 번은 꼭 목욕합시다!" 당시 큰 기업들은 직원을 위해 목욕탕을 짓고 비누와 수건을 무료로 나누어 주는 건강 캠페인을 벌이기도 했다. 1950년에야 비로소 '일주일에 한 번 목욕하기'가 서서히 자리잡았다. 온 가족이 토요일마다 목욕을 했다. 같은 물에 순서대로. 가족을 위해 힘들게 일하는 가장이 첫 번째 순서였다. 옛날에는 악취나 눈에 보이는 오물을 없애는 것이 청결이었다. 시간이 지나면서 이런 생각은 점점 사라져 이제는 매주 토요일에 온 가족이 하는 공동 목욕을 상상하기 어렵다. 오늘날 우리는 심지어 눈에 보이지 않는 무언가를 씻어버리기 위해 소독약을 구입한다. 소독약은 쓰기 전이나 쓴 다음에나 눈에 보이는 차이가 없다. 그럼에도 돈을 쓸 가치가 있다.

신문과 텔레비전 뉴스에서 위험한 독감바이러스, 약제에 내성을 가진 균, 출혈성 대장균 등 우리가 겁내는 눈에 보이지 않는 모든 위험한 것들에 대해 이야기한다. 어떤 사람은 출혈성 대장균 박테리아가 무서워 샐러드를 먹지 않고 어떤 사람은 온몸 소독 샤워를 인터넷에 검색하는 등 저마다 다양한 방식으로 두려움에 대처한다. 그들의 태도를 비판하기는 아마 쉬울 것이다. 그러나 그 전에 균에 대한 두려움이 어디에서 왔는지를 먼저 이해해야 한다.

두려움에 기반한 위생은 몽땅 죽이거나 닦아낸다. 무엇을 죽이는지 정확히 모르면서 그냥 나쁜 걸 죽인다고 생각한다. 그러나 이때 나쁜 것과 좋은 것을 모두 죽인다. 이런 식의 위생은 바람직하지 않다. 위생 표준이 높은 국가일수록 알레르기와 자가 면역 질환이 많다. 소독을 많이 하는 가정일수록 식구들이 알레르기와 자가 면역 질환에 더 많이 걸린다. 30년 전에는 대략 10명 중 1명이 알레르기 반응을 보였다면 오늘날에는 3명 중 1명이 그렇다. 30년 전이나 지금이나 감염 환자 수는 크게 줄어들지 않았다. 현명한 위생은 다르다. 박테리아 연구가 위생 개념을 바꿔놓고 있다. 현명한 위생은 위험한 균을 없애는 것에서 끝나지 않는다.

이 세상에 존재하는 모든 박테리아의 95퍼센트 이상은 우리에게 아무 해도 끼치지 않으며 우리를 크게 돕는 박테리아도 많다. 그러므로 일반 가정에서는 소독을 할 필요가 없다. 하지만 집에 환자가 있거나 개가 거실에 똥을 쌌다면 얘기가 달라진다. 더욱이 병든 개가 똥을 쌌다면 물불 가리지 않고 온갖 도구가 총출동된다. 스팀 청소기, 락스, 작은 화염 방사기…. 이런 소독은 약간 재밌기도 하다. 바닥에 신발 자국이 가득하면 물과 세제 몇 방울이면 족하다. 그러면 벌써 대략 90퍼센트가 없어진다. 바닥에 살던 일반 박테리아는 언젠가 다시 정상을 회복하겠지만 나쁜 박테리아는 남아 있는 수가 워낙 적어 재공격의 기회를 얻긴 어렵다.

위생에서는 박테리아를 몽땅 없애는 것이 아니라 수를 줄이는 것이 중요하다. 나쁜 박테리아도 우리에게 좋을 수 있다. 치명적이지만 않으면 면역 체계를 훈련시키는 좋은 트레이너이기 때문이다. 싱크대에 사는 살모넬라 몇천 마리는 면역 체계를 훈련시키는 소규모 단체 관광객에 불과하다. 그 수가 아주 많아져야 비로소 위험해진다. 밀폐된 공간, 따뜻하고 눅눅한 분위기, 맛있는 음식. 이 세 가지 조건이 갖춰지면 박테리아는 급격히 많아진다. 박테리아의 번식을 막을 수 있는 네 가지 살림 기술이 있다. 희석, 건조, 온도, 청소.

희석

희석 기술은 실험실에서도 사용한다. 박테리아에 물을 타서 다양한 농도의 박테리아 시약을 만든 후 나방애벌레에게 먹이고 관찰한다. 나방애벌레가 병에 걸리면 색이 변한다. 이 방식으로 특정 박테리아가 어느 정도의 농도에서 병을 일으키는지 확인할 수 있다. 어떤 박테리아는 한 방울에 1천 마리만 들어 있어도 병을 일으키고 어떤 박테리아는 1천만 마리가 되어야 병을 일으킨다.

가정에서는 채소나 과일을 물에 씻을 때 희석 기술을 쓴다. 그러면 땅에서 온 대부분의 박테리아는 무해한 수준으로 희석된다. 한국에서는 물에 식초를 약간 섞어 박테리아를 괴롭히기도 한다. 방안 공기를 환기하는 것도 희석 기술에 속한다.

그릇, 숟가락, 도마 등을 물에 충분히 담가 희석한 후 수세미로 다시 한번 닦아내면 걱정 없이 혀로 핥아도 될까? 수세미는 기분 좋게 따뜻하고 눅눅하며 먹이로 가득한 장소다. 지나가던 모든 미생물이 들어와 살기에 완벽한 조건이다. 현미경으로 수세미를 본다면 백이면 백 모두가 30분가량 바닥에 쪼그리고 앉아 앞뒤로 몸을 흔들며 진저리를 칠 것이다.

수세미는 잘 안 닦이는 거친 오물을 없앨 때만 쓰고 수세미질을 한 숟가락이나 그릇은 흐르는 물에 잠깐 헹구는 것이 좋다. 줄곧 젖어 있는 행주도 마찬가지다. 설거지 후에 행주로 물기를 닦는 것은 박테리아를 없애기보다 오히려 골고루 퍼트리는 행위다. 그러므로 수세미와 행주는 사용한 후 물기를 꼭 짜서 바짝 말려야 한다. 그러지 않으면 눅눅하고 풍요로운 박테리아 천국이 된다.

건조

박테리아는 건조한 곳에서 번식할 수 없고 심지어 죽기도 한다. 물걸레질을 한 뒤 마른걸레질까지 해야 정말 깨끗하다. 데오드란트를 뿌린 건조한 겨드랑이는 박테리아가 살기 어려운 곳이다. 그래서 냄새가 안 난다. 건조는 좋은 것이다. 음식물을 잘 말리면 오래 두고 먹을 수 있다. 국수, 시리얼, 딱딱하게 말린 통밀빵, 콩, 말린 과일(건포도처럼), 육포 등에서 확인할 수 있다.

온도

자연은 1년에 한 번씩 냉각기를 갖는다. 겨울은 일종의 박테리아 대청소 기간이다. 음식물 보관에서도 냉장고가 중요한 역할을 한다. 음식물을 너무 많이 넣으면 냉장고 역시 낮은 온도에도 불구하고 박테리아 천국이 될 수 있다. 냉장고 온도는 5도를 넘지 않도록 유지하는 것이 제일 좋다.

웬만한 빨래는 희석 기술이면 충분하지만 행주나 속옷 혹은 환자가 입었던 옷은 60도 이상에서 빠는 게 좋다. 40도 이상이면 대장균 대부분이 죽고 70도면 끈질긴 살모넬라도 죽는다.

청소

청소는 단백질과 지방으로 구성된 막을 표면에서 제거하는 것을 의미한다. 청소를 하면 막 안과 막 밑에 살던 모든 박테리아가 제거된다. 청소에는 대개 물과 세제를 사용한다. 청소는 거실, 부엌, 욕실 등 모든 구역에서 쓸 수 있는 기술이다.

청소 기술을 최대치로 발전시킬 수 있다. 주사약처럼 환자의 혈관에 직접 주입하는 약을 생산할 때 이 기술이 필요하다. 약에는 박테리아가 단 하나라도 들어 있어선 안 된다. 제약회사 연구실은 이 때 아이오딘의 승화 과정을 이용한다. 승화란 아이오딘 고체가 열을 받으면 액체를 거치지 않고 곧장 기체가 되는 것을 뜻한다. 아이오딘를 끓이면 푸른색 연기가 자욱해진다.

여기까지는 스팀 청소기와 비슷해 보인다. 하지만 여기서 끝이 아니다. 아이오딘은 승화의 반대인 (역)승화도 가능하다. 온도를 낮추면 기체가 다시 고체로 바뀐다. 이때 사방에 있는 모든 미생물이 작은 알갱이에 갇힌다. 그러면 온몸을 소독하고 무균의 오버올을 입은 직원이 와서 바닥에 떨어진 아이오딘 알갱이들을 쓸어 담는다. 청소 끝~!

손에 바르는 크림도 같은 원리다. 크림을 바르면 지방 막에 박테리아를 가두게 되고, 손을 씻으면 박테리아가 지방 막에 갇힌 채 씻겨 나간다. 피부가 생산하는 자연적인 지방 막은 비누 없이 물만으로도 박테리아를 씻어 내보낼 수 있다. 이때 지방 막은 완전히 씻겨 나가지 않고 남아 손을 씻은 후에도 금세 다시 피부 보호 역할을 시작할 수 있다. 손을 자주 씻는 건 좋지 않다. 샤워도 마찬가지다. 지방 보호막을 너무 자주 씻어내면 피부는 무방비 상태로 노출된다. 이때 악취 박테리아가 틈을 노리고 들어오면 땀에서 고약한 냄새가 난다. 그래서 다시 샤워, 다시 악취, 다시 샤워, 다시 악취… 악순환이 반복된다.

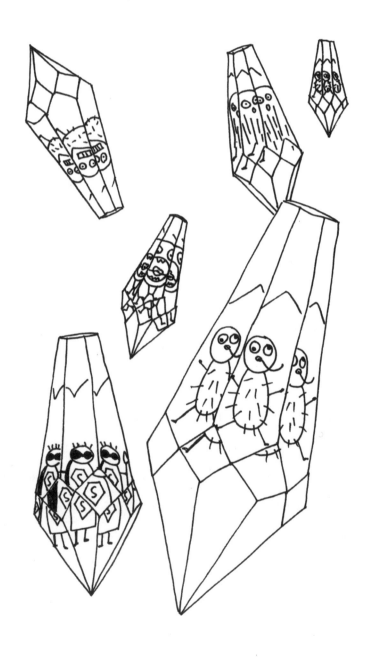

아이오딘의 (역)승화 과정으로 인해 기체 상태의 아이오딘이 고체로 바뀌면서 박테리아가 갇힌다.

새로운 방법

젠틀맨으로 구성된 연구팀이 현재 아주 새로운 실험을 하고 있다. 박테리아를 이용해 땀 냄새를 없애기 위해서다. 그들은 겨드랑이를 소독하고 냄새가 없는 박테리아를 뿌린 뒤 시간을 잰다. 몇 분 후 피험자는 다시 셔츠를 입고 집에 돌아간다. 얼마 후 피험자들은 다시 실험실로 불려 나오고 연구자들이 그들의 냄새를 맡는다. 결과가 아주 좋다. 냄새가 없는 박테리아가 악취 박테리아를 추방했다.

독일 뒤렌에서는 악취가 나는 공중화장실에 동일한 방법을 쓴다. 청소할 때 세제처럼 쓸 수 있는 박테리아 믹스를 개발한 것이다. 냄새가 없는 박테리아 믹스가 증식하면서 악취 박테리아의 자리를 빼앗는다. 박테리아로 화장실을 청소하다니 정말 기발한 아이디어! 그러나 애석하게도 생산자는 박테리아 믹스에 어떤 박테리아를 혼합했는지 밝히지 않는다. 그래서 학술적으로 이 상품을 분석할 수가 없다. 아무튼 뒤렌의 공중화장실은 박테리아 덕을 톡톡히 보고 있는 듯하다.

이렇듯 박테리아를 이용하는 새로운 방법은 우리에게 중요한 사실을 알려 준다. 위생은 박테리아를 모조리 쓸어버리는 게 아니다. 위생은 좋은 박테리아 다수와 나쁜 박테리아 소수의 건강한 균형을 뜻한다. 진짜 위험으로부터 현명하게 보호하면서 목적의식을 갖고 좋은 박테리아를 증식해야 한다. 이것을 명심한다면 미국의 작가 수엘렌 호이 Suellen Hoy가 한 말에 동의할 수 있다. "여행 경험이 많

은 중산층 미국 여성의 입장에서 볼 때 더러운 것보다 깨끗한 것이
낫다."

위험한 무기 항생제

항생제는 위험한 병원체를 확실하게 죽인다. 친구, 이웃, 친척, 사
돈에 팔촌까지 몽땅 싹 죽인다. 그래서 항생제는 위험한 박테리아
에 맞서는 최고의 무기이자 좋은 박테리아도 죽이는 가장 위험한
무기가 되기도 한다. 그렇다면 누가 항생제를 가장 많이 생산할까?
박테리아! 엥?

　항생제는 무기다. 적대적인 곰팡이와 박테리아가 항생제를 무기
로 서로 싸운다. 연구자들이 이것을 알아낸 이후로 제약회사는 대
량으로 박테리아를 키우고 있다. 거대한 수조에서(크게는 10만 리터
까지) 숫자로 표현할 수 없을 만큼 상상을 초월하게 많은 박테리아
가 자란다. 이 박테리아들이 항생제를 생산하면 그것을 수거하여
약으로 압축한다. 이 약은 대단한 인기를 누린다. 특히 미국에서.

　장 미생물에 미치는 항생제의 효력에 대한 연구 보고서를 보면,
샌프란시스코 전 지역과 그 주변에서 지난 2년간 항생제를 먹지 않
은 사람이 단 두 명뿐이었다. 독일의 경우 4명 중 1명이 평균적으로
1년에 한 번 항생제를 복용한다. 가장 빈번한 이유는 감기다. 모든

미생물학자들이 이 얘기를 듣고 총 맞은 것처럼 아파한다. 감기는 대개 박테리아가 아니라 바이러스가 원인이기 때문이다! 항생제는 세 가지 방법으로 박테리아를 공격한다. 몸에 구멍 내기, 독살, 불임으로 만들기. 항생제는 바이러스에 관심 없다.

그러므로 많은 경우 감기에 걸렸을 때 항생제를 먹는 것은 아무런 효과가 없다. 그럼에도 복용 후 차도가 있다면 그것은 플라세보 효과거나 면역 체계의 업적이다. 결국 쓸데없는 항생제 복용으로 좋은 박테리아를 죽였으니 자해를 한 셈이다. 자해를 예방하고 싶다면 알 수 없는 감염일 때 의사에게 프로칼시토닌PCT 테스트를 하자고 청하면 된다. 이 테스트는 감기의 원인이 박테리아인지 바이러스인지 알려 준다. 특히 어린 환자라면 이 테스트를 해 보는 것이 좋다.

정말로 항생제를 복용해야 한다면 군말 없이 그냥 따르자. 그러면 실보다는 득이 확실히 많을 것이다. 예를 들어 중증 폐렴이나 어린아이의 중증 감염이면 부작용 없는 항생제를 먹는 편이 낫다. 그러면 작은 알약 하나로 생명을 구할 수 있다. 항생제가 박테리아의 증식을 막고 면역 체계가 병원체를 죽인다. 그리고 금세 다시 건강해진다. 비록 약간의 대가를 치르긴 하겠지만 모든 걸 따져봤을 때 역시 가장 현명한 대처다.

치러야 할 대가 중 가장 빈번한 것이 설사다. 설사까진 아니더라도 아침에 변기에 앉자마자 전혀 우아하지 않게 엄청난 양이 쏟아져 나올 수 있다. 대량 학살된 장 미생물의 송장이 섞여서 그렇다. 항생제는 감기에 훌쩍거리는 코로 가지 않고 곧장 위로 미끄러져서 장으로 간다. 그곳에서 피로 흡수된 후 코로 가기 전에 장 미생물의 몸에 구멍을 내고 독살하고 불임으로 만든다. 그렇게 몰살된 장 미생물은 다음번 '화장실 비즈니스' 때 밖으로 배출된다.

항생제는 장 미생물을 완전히 바꿔놓을 수 있다. 항생제로 인해 장 미생물은 다양성을 잃고 콜레스테롤 흡수 능력, 비타민(피부에 좋은 비타민 H 같은) 생산 능력, 음식물 분해 능력 등이 저하되기도 한다. 하버드와 뉴욕에서 발표한 장 미생물 변화에 대한 첫 번째 연구에 따르면 메트로니다졸과 겐타마이신 항생제가 가장 강한 변화를 야기했다.

어린이와 노인들에게는 더욱 심각하다. 이들의 장 미생물은 매우 불안정하기 때문에 항생제 처방 뒤에 회복이 어렵다. 스웨덴의 한 연구에 따르면 항생제를 복용한 어린이의 장 미생물 구성이 두 달 만에 크게 바뀌는 것으로 관찰됐다. 나쁜 박테리아가 많아지고 비피도박테리아나 락토바실루스 같은 좋은 박테리아가 줄었다. 이때 처방된 항생제는 암피실린과 겐타마이신이었다. 조사된 어린이가 단 아홉 명뿐이라 연구 결과에 크게 힘이 실리지 못했지만 결과를 주의 깊게 고려해야 한다.

아일랜드의 퇴직자들을 대상으로 한 실험에서는 결과의 양분 현상이 나타났다. 어떤 장은 항생제 복용 후에 거뜬히 회복했고 어떤 장은 오랫동안 변한 상태로 머물렀다. 왜 그런지는 아직 밝혀지지 않았다. 혹독한 경험 뒤에 다시 안정을 되찾는 능력을 심리학에서와 마찬가지로 장에서도 '회복탄력성'이라 부른다.

항생제 내성

항생제를 사용한 지 50년이 흘렀는데도 불구하고 장기적인 영향에 대한 연구는 여전히 손에 꼽힐 정도로 미미하다. 그 이유는 기술 때문이다. 연구에 필요한 기기가 불과 몇 년 전에 개발됐다. 그사이 확실하게 증명된 유일한 영향은 내성이다. 항생제 복용 후 2년이 지나도 장에는 여전히 나쁜 박테리아가 살아남아 손자의 손자의 손자의 손자에게 혹독했던 전쟁 이야기를 들려준다.

나쁜 박테리아는 항생제에 대항했고 살아남았다. 기발한 기술 덕분이었다. 예를 들어 당시 그들은 자신의 세포벽에 작은 펌프를 설치해 소방수가 지하실에서 물을 퍼내듯이 항생제를 밖으로 퍼냈다. 어떤 박테리아는 변장을 해서 항생제의 눈을 피했다. 또 어떤 박테리아는 항생제도 분해할 수 있는 도구를 개발했다.

항생제가 박테리아를 마지막 하나까지 죽이는 일은 드물다. 어떤 독을 쓰느냐에 따라 몇몇 박테리아 가문이 죽을 뿐이다. 항생제의 공격에서 살아남는 박테리아도 있고 더 강력한 투사로 변하는 박테리아도 있다. 중병에 걸렸을 때 이런 투사들이 문제가 될 수 있다. 살아남은 박테리아가 내성 기술을 많이 개발할수록 항생제로 다스리기가 점점 어려워진다.

어떤 약으로도 다스릴 수 없는 내성 강한 박테리아 때문에 유럽에서만 매년 수천 명이 사망한다. 수술 후 면역 체계가 약해지거나 오랜 항생제 치료로 내성이 생긴 박테리아가 절대다수가 된 경우 특히 위험하다. 그러나 항생제는 제약회사에 큰 수익을 가져다주는 분야가 아니기 때문에 새로운 항생제가 거의 개발되지 않는다.

장 박테리아와 항생제의 불필요한 전쟁을 없애고 싶다면 다음의 네 가지를 명심하자.

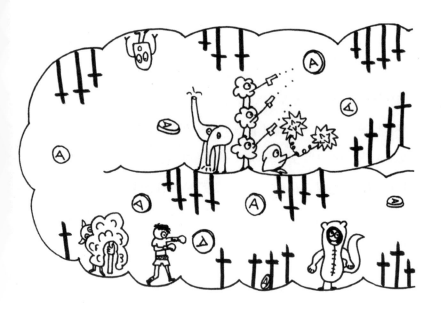

1. 성급하게 항생제를 먹지 말자. 꼭 먹어야 한다면 필요한 만큼 오래 그리고 가능한 한 짧게 먹자. 하루 이틀 먹고 중단하는 것이 아니라 원인을 제공한 박테리아가 박멸되고 잔여 박테리아들이 다시 염증을 일으키지 못할 만큼 오래 먹는다. 가능한 한 짧게 복용해야 하는 까닭은 항생제에 내성이 생긴 박테리아가 장을 점령할 수 있기 때문이다. 다시 몸이 좋아진 것 같을 때 항생제 복용을 중단해도 되는지에 대해서는 현재 학자마다 의견이 분분하다.

2. 유기농 고기를 먹자. 국가별로 내성 수준이 다르며 이는 축산 농가의 항생제 사용과 연관이 있다. 인도나 스페인 같은 나라는 동물이 먹는 항생제 양을 전혀 통제하지 않아 내성이 강한 박테리아들이 우글거린다. 그런 나라일수록 치료가 안 되는 감염증이 다른 나라에 비해 확실히 더 많다. 독일에는 항생제 규제가 있지만 느슨해서 많은 수의사가 '자칭 합법적인' 항생제 거래로 돈을 번다.

   유럽 연합은 2006년에 비로소 항생제를 일명 '능력 보강제'로 사료에 섞는 것을 금지했다. 여기서 능력 보강이란 오물로 가득한 축사에서 감염으로 죽지 않을 능력을 강화한다는 뜻이다. 그런 능력 보강이라면 역시 항생제가 최고다. 유기농 축사의 동물은 항생제 복용이 엄격히 제한되어 정해진 양만 먹일 수 있다. 만약 정해진 양을 넘기면 이 가축은 유기농 마크

없이 일반 육류로 팔린다. 가능하다면 얼마를 더 써서 유기농 제품을 구매하는 것이 내성 세균 증가를 막고 장내 건강을 위하는 길이다. 당장 피부로 느껴지는 건 없겠지만 유기농 육류 구매는 보다 안전한 미래에 대한 투자다.

3. 과일과 채소를 잘 씻어 먹자. 이것 역시 축산업과 관련이 있는데, 동물의 배설물이 거름으로 이용되기 때문이다. 독일에서는 과일과 채소의 항생제 잔류량을 검사하지 않는다. 내성을 가진 장 박테리아는 두말할 것도 없다. 적어도 우유, 달걀, 육류만큼은 적정 한계를 두고 통제되어야 한다. 과일과 채소를 씻을 때는 부족한 것보다 과한 것이 낫다. 소량의 항생제라도 박테리아의 내성을 키울 수 있다.

4. 여행 시에 조심하자. 여행객 4명 중 1명이 높은 내성을 지닌 박테리아를 집에 데려온다. 일부는 몇 달 후 사라지기도 하지만 어떤 박테리아는 오래 잠복한다. 인도 같은 박테리아 문제 국가를 여행할 때는 특별히 조심해야 한다. 아시아와 중동에서는 주의해서 손을 씻고 과일과 채소를 꼼꼼하게 씻어 먹는다. 만약을 대비해 물은 끓여서 먹는 게 좋다. 남유럽도 예외가 아니다. "요리해라, 껍질을 벗겨라, 아니면 두고 가라!" 이 구호를 명심하면 설사 예방은 물론 자신과 가족에게 박테리아 기념품을 선물하는 일도 없을 것이다.

항생제의 대안이 있을까?

식물(페니실린 같은 곰팡이는 식물이 아니다)은 내성을 유발하지 않고 수백 년째 기능하는 항생제를 만들어 낸다. 식물이 꺾이거나 구멍이 나면 그 자리에 항생제 성분이 있어야 한다. 안 그러면 주변의 온갖 박테리아가 순식간에 몰려와 잔치를 벌인다. 초기 감기, 요도염, 구강인후염이면 약국에서 응축된 식물성 항생제를 살 수 있다. 예를 들어 무, 겨자, 카모마일, 세이지 응축액이 대표적이다. 어떤 응축액은 박테리아뿐만 아니라 바이러스도 줄여준다. 응축액 덕분에 우리 면역 체계의 부담이 줄어들어 악당을 추방할 기회가 많아진다.

증상이 심하거나 눈에 띄는 호전이 없는 질병이라면 식물성 항생제가 해결책이 못 된다. 식물성 응축액을 고집하다가 약효가 확실한 항생제 복용을 미루면 오히려 해가 될 수 있다. 최근 감염 때문에 심장이나 귀에 손상을 입는 어린이 환자들이 확실히 늘었는데 주로 부모가 아이에게 항생제를 먹이지 않으려다 시기를 놓친 경우다. 아이를 위해 내린 결정이 경우에 따라 오히려 불운한 결과를 낳을 수 있다. 정상적인 의사라면 무턱대고 항생제를 처방하지 않는다. 의사가 항생제를 처방했다면 꼭 필요하기 때문이다.

인간과 위험한 박테리아 사이에 권력 다툼이 벌어진다. 우리는 박테리아에 맞서 항생제로 무장하고 박테리아는 더욱 강한 내성으로 재무장한다. 그러면 제약회사 연구원들은 더 강한 항생제로 재

재무장을 할 수밖에 없다. 항생제를 먹는 순간 우리도 거래에 동참한다. 우리는 나쁜 박테리아를 추방한다는 희망으로 좋은 박테리아를 희생시킨다. 가벼운 감기라면 확실히 손해 보는 거래지만 심각한 질병이라면 의미가 있다.

멸종하는 장 박테리아를 보호하기 위한 노력은 아직 없다. 확언컨대 우리는 항생제 발견 이후 부모로부터 물려받은 많은 박테리아를 죽였다. 그렇게 생긴 빈자리를 가능한 한 좋은 박테리아로 다시 잘 채워 넣어야 한다. 프로바이오틱스가 그 일을 한다. 그들은 전쟁이 끝난 후 장 미생물이 다시 건강한 균형을 회복하도록 돕는다.

프로바이오틱스

우리는 매일 수백만 마리 이상의 살아있는 박테리아를 몸속으로 들인다. 박테리아는 주로 날음식에 있지만 어떤 박테리아는 끓여도 살아남는다. 우리는 생각 없이 손가락을 입에 넣고, 입에 사는 박테리아를 삼키고, 키스를 통해 다른 사람의 박테리아를 몸속으로 들인다. 일부는 강한 위산과 공격적인 소화 과정에도 살아남아 대장에 안착한다.

대장에 안착한 박테리아의 대부분을 우리는 아직 모른다. 아마도 무해하거나 우리가 아직 발견하지 못한 어떤 좋은 일을 할 것이다. 몇몇 소수가 병원체이긴 하지만 기본적으로 수가 적기 때문에 몸에 이렇다 할 해를 끼칠 수 없다. 수많은 박테리아 중 극히 일부만이 철저한 검사를 통과해 공식 기관으로부터 유익함 판정을 받고 프로바이오틱스 자격을 갖는다.

마트 냉장 코너 앞에서 우리는 요구르트에 적힌 '프로바이오틱스 유산균 함유'라는 글귀를 확인한다. 무슨 뜻이고 어디에 좋은지 정확히 알진 못하지만 광고 내용은 정확히 기억한다. 면역력 강화! 변비 탈출! 쾌변에 성공한 언니, 이모, 고모가 이 요구르트를 강력 추천한다. 좋은 일이다. 나 역시 좋은 요구르트를 위해 약간의 돈을 더 낼 마음이 있다. 그래서 프로바이오틱스 유산균 제품들이 쇼핑 카트에 탁, 냉장고에 착, 그리고 입안으로 쏙 들어간다.

인간은 훨씬 오래전부터 프로바이오틱스 유산균을 섭취해 왔다. 이런 박테리아가 없었다면 아마 인류도 없었을 것이다. 몇몇 남미 사람들은 이러한 사실을 몸소 체험했다. 그들은 임산부를 북극으로 데려가 거기서 아이를 낳게 했다. '북극에서 태어난 사람'이라는 법적 인증을 받으면 나중에 북극 석유를 합법적으로 채취할 수 있었기 때문이다. 결과는? 아기들이 돌아오는 도중 죽고 말았다. 북극은 너무 추워 박테리아가 얼마 없기 때문에 아기는 생존에 필요한 박테리아를 충분히 얻지 못했다. 집으로 돌아오는 길에 기후가 따뜻해지자 그곳의 나쁜 박테리아들이 신생아를 죽였다.

생존에 큰 몫을 하는 유익한 박테리아는 항상 우리 몸과 주변에 있다. 조상들은 비록 이 사실을 몰랐지만 본능적으로 바르게 행동했다. 좋은 박테리아에게 음식을 맡김으로써 나쁜 부패 박테리아로부터 음식을 보호했다. 좋은 박테리아를 이용해 음식물을 오래 보관하는 방법을 찾아낸 것이다. 세계 모든 문화권에 유익한 미생물로 만든 전통 음식이 있다. 독일에는 양배추 절임(사우어크라우트)과 발효 빵, 프랑스에는 크렘프레슈(우유에서 지방분을 뺀 크림—옮긴이), 스위스에는 구멍 난 치즈, 이탈리아에는 살라미와 올리브, 터키에는 아이란 요구르트가 있다. 미생물이 없었더라면 이 모든 음식도 존재하지 않았으리라.

아시아에는 이런 음식이 셀 수 없이 많다. 간장, 콤부차, 된장, 김치, 인도의 라시…. 그리고 아프리카의 푸푸(카사바 등을 익혀 반죽해 만드는 떡 같은 것—옮긴이)까지 목록은 끝없이 이어진다. 이런 음식에는 미생물의 노동이 들어가는데 그것을 '발효'라고 부른다. 발효가 되면 종종 산이 생기기 때문에 요구르트나 채소에서 신맛이 난다. 산과 여러 유익한 박테리아가 유해한 박테리아로부터 음식을 보호한다. 발효는 음식을 오래 보관할 수 있는 가장 오래되고 가장 건강한 기술이다.

옛날에는 음식이 다양한 만큼 음식을 책임지는 박테리아 또한 매우 다양했다. 독일 팔츠 지방의 유산균 우유에 사는 박테리아와 튀르키예 아나톨리아 지방의 아이란에 사는 박테리아가 달랐다. 남쪽 국가는 고온에서 일하는 걸 좋아하는 박테리아를 이용했고 북쪽 나라는 실온을 좋아하는 박테리아를 이용했다.

유산균 우유, 요구르트, 그 밖의 발효 음식은 우연히 만들어졌다. 누군가 우유를 밖에 놓아두자 박테리아들이 우유 통에 (소에서 곧장 혹은 우유를 짤 때 공기에서) 들어갔고 우유가 응고되어 새로운 음식이 탄생했다. 어떤 우유에 특별히 맛있는 요구르트 균이 들어갔으면 그 요구르트를 한 숟가락 떠서 다른 우유에 넣어 맛있는 요구르트를 더 많이 생산했다. 선별된 종만 작업하는 오늘날의 요구르트와 달리 옛날에는 여러 다양한 박테리아가 큰 팀을 이루어 작업했다.

현대에는 발효 식품 속 박테리아의 다양성이 대폭 줄었다. 산업화로 인해 발효 과정도 실험실에서 일일이 선별한 박테리아로 규격화되었다. 오늘날에는 우유를 짠 후 혹시 모를 병원체를 죽이기 위해 잠깐 가열하는데 이때 요구르트 균도 같이 죽는다. 그래서 마트에서 구입한 우유를 밖에 두고 요구르트가 되기를 기다려 봐야 소용없다.

박테리아가 풍부했던 전통 음식들이 이제는 박테리아가 아닌 식초로 보존된다. 대부분의 오이피클이 그렇다. 박테리아로 발효되는 것도 있지만 발효된 후 다시 고온에서 살균 처리된다. 마트에서 파는 양배추 절임도 마찬가지다. 박테리아가 살아 있는 양배추 절임은 이제 유기농 상점에서만 구입할 수 있다.

20세기 초반부터 과학자들은 좋은 박테리아의 중요성을 알았다. 당시 노벨상 수상자였던 일리야 메치니코프Ilja Metchnikoff가 요구르트를 연구했다. 그는 불가리아 농부들을 관찰했고 백 살이 넘도록 건강하게 장수하는 사람이 많은 것을 알게 됐다. 메치니코프는 장수 비결이 우유를 담는 가죽 자루에 있다고 생각했다. 농부들이 우유를 담아 집까지 먼 길을 가는 동안 우유가 유산균 우유나 요구르트로 바뀌었는데 이런 박테리아 음식을 정기적으로 먹는 것이 장수의 비결이라고 확신한 것이다. 자신의 저서 《생명 연장》The Prolongation of Life에서 그는 좋은 박테리아를 통해 건강하게 오래 살 수 있다고 주장했다. 이때부터 박테리아는 익명의 요구르트 구성 요소가 아니라 중요한 건강 요인이 되었다. 그러나 그의 발견은 시대를 잘못 만났다. 그의 발견이 있기 직전 박테리아가 병의 원인임이 밝혀졌다. 1905년에 미생물학자 스타멘 그리고로브Stamen Grigorov는 메치니코프가 말한 요구르트균인 락토바실루스 불가리쿠스lactobacillus bulgaricus를 발견했지만 그것을 바탕으로 결핵 치료법 개발에 몰두했다. 대략 1940년 이후부터는 항생제의 유익한 효과 때문에 박테리아가 적을수록 이롭다는 인식이 널리 확산되었다.

살아서 장까지

일리야 메치니코프의 발견과 그리고로브의 요구르트 균이 우리의 마트에 입성한 것은 아기들 덕분이다. 모유를 먹일 수 없어 분유를 먹이는 엄마들은 종종 아기의 설사 때문에 마음고생이 컸다. 분유 회사들은 적잖이 당황했다. 분유와 모유는 성분이 비슷한데 분유를 먹는 아기들이 설사를 자주 하는 이유를 알아내지 못했기 때문이다. 분유에서 무엇이 빠진 걸까? 그것은 바로 박테리아였다! 촉촉한 엄마 젖꼭지 주변과 모유를 먹은 아기들의 장에서 많이 발견되는 박테리아, 비피도박테리아와 락토바실루스 박테리아다. 이 박테리아는 유당을 쪼개고 유산을 생산하므로 유산균에 속한다. 한 일본인 과학자가 락토바실루스 카세이 시로타lactobacillus casei shirota 박테리아로 요구르트를 생산했고 처음에는 아기들을 위한 약으로 약국에서만 팔았다. 이 요구르트를 아기에게 매일 조금씩 먹이면 설사를 덜 했다. 산업계는 겸손해진 자세로 다시 메치니코프의 관점에서 아기의 장 박테리아를 연구하기 시작했다.

요구르트에는 대개 락토바실루스 불가리쿠스가 들어 있다. 그러나 그것은 불가리아 산악 지대 농부들이 먹었던 박테리아와 정확히 똑같은 종류가 아니다. 스타멘 그리고로브가 발견한 박테리아는 오늘날 정확히 '락토바실루스 헬베티쿠스 에스피피 불가리쿠스'lactobacillus helveticus spp. bulgaricus로 표기한다. 이 박테리아는 대부분 소화 과정에서 죽고 극히 일부만 살아서 대장에 도착한다. 수가 적더라도 면역 체계에 미치는 효력에는 아무 문제가 없다. 면역 세포는 박테리아의 빈 껍질 몇 개만 슬쩍 봐도 벌써 의욕적으로 일을 시작한다.

프로바이오틱스 요구르트에는 아기 설사 연구에서 착안한 살아서 대장에 도착하는 박테리아가 들어 있다. 소화 과정을 이겨낼 수 있는 박테리아는 락토바실루스 람노수스, 락토바실루스 아키도필루스, 혹은 앞에서 언급된 (일명 야쿠르트균이라 불리는) 락토바실루스 카세이 시로타 등이다. 살아 있는 박테리아는 당연히 대장 뒷부분에서 많은 일을 할 수 있다. 그 효과를 증명하는 많은 연구가 있었지만 유럽 식품안정청을 설득하기에는 부족했나보다. 야쿠르트Yakult나 악티멜Actimel 같은 요구르트 광고에서 '기적의 효과' 같은 카피가 금지되었다. (2012년부터 EU 식품 과대광고 금지 규정이 강화되어 면역 기능 강화처럼 건강 보조 기능을 앞세운 광고가 규제되었다. — 옮긴이)

게다가 프로바이오틱스 박테리아가 넉넉히 장에 도달하는 것이 언제나 100퍼센트 확실하진 않다. 냉장 유통에 문제가 생길 수도 있고 위산이 유난히 강하거나 소화 과정이 느린 사람이면 박테리아가 장에 도달하기 전에 폭삭 늙어버릴 것이다. 당연히 심각한 일은 아니다. 하지만 돈을 더 내고 특별히 구입한 보람도 없이 일반 요구르트와 똑같아진 셈이니 아쉬울 뿐이다. 거대한 장 미생물 생태계에서 뭔가를 이루려면 약 10억 개가량의 박테리아가 팔팔하게 살아서 입성해야 한다.

결론: 요구르트는 좋은 식품이다. 그러나 모두가 우유 단백질이나 여러 동물성 지방을 소화할 수 있는 건 아니다.

좋은 소식: 요구르트 외에 프로바이오틱스 세계가 하나 더 있다. 현재 연구자들이 엄선한 박테리아를 가지고 실험하고 있다. 그들은 박테리아를 배양 접시에 담긴 장 세포에 넣거나, 박테리아 혼합액을 쥐에게 먹이거나, 살아있는 박테리아로 가득한 캡슐을 사람에게 먹인다. 우리는 그사이 프로바이오틱스 연구를 통해 좋은 박테리아들이 발휘할 수 있는 마술 같은 세 가지 능력을 발견했다.

1. 마사지와 향유 바르기: 프로바이오틱스 박테리아는 장을 잘 돌본다. 그들은 뷰티르산butyric acid 같은 작은 지방산을 생산하여 향유를 바르듯 장 융모에 바른다. 관리가 잘 된 장 융모는 훨씬 안정적이고 더 크게 자란다. 융모가 클수록 우리는 영양분, 미네랄, 비타민을 더 잘 흡수할 수 있고 장 융모가 안정적일수록 찌꺼기가 덜 남는다. 그 결과 더 많은 영양소를 얻고 해로운 물질을 덜 내놓는다.
2. 안전 보장 서비스: 좋은 박테리아는 그들의 보금자리인 우리의 장을 지키며 나쁜 박테리아에게 쉽게 넘기지 않는다. 장을 지키기 위해 그들은 병원체가 감염시키려는 정확한 곳을 차지하고 꼼짝하지 않는다. 나쁜 박테리아가 들어와서 보면 앉으

려는 자리에 벌써 좋은 박테리아들이 차지하고 앉은 것도 모자라 옆자리에 짐까지 올려서 나쁜 박테리아가 앉을 엄두도 못 내게 한다. 이런 신호에 아랑곳하지 않고 나쁜 박테리아가 물러나지 않더라도 크게 문제가 될 건 없다. 안전 보장 서비스 박테리아가 더 많은 트릭을 알고 있기 때문이다. 예를 들어 그들은 소량의 항생제와 방어 물질을 만들어 낯선 박테리아를 쫓아낸다. 또한 다양한 산을 이용해 요구르트나 양배추 절임을 부패로부터 지키듯이 우리 장을 나쁜 박테리아들이 살기 불편한 곳으로 만든다. (형제가 많은 사람은 아마 알 터인데) 먹이를 먼저 먹어 치우는 것도 한 가지 방법이다. 어떤 프로바이오틱스 박테리아는 나쁜 박테리아가 먹으려는 먹이를 눈앞에서 모조리 먹어 치운다. 그러면 나쁜 박테리아는 흥미를 잃고 포기한다.

3. 좋은 상담자와 전문가: 주인공은 늘 마지막에 등장하는 법! 박테리아를 제일 잘 아는 전문가는 역시 박테리아다. 박테리아가 우리의 장과 면역 세포에 협조하면 우리는 박테리아로부터 중요한 내부 정보와 좋은 조언을 얻을 수 있다. 박테리아 껍질 상태는 어떤지, 보호 점액을 얼마큼 만들어야 하는지, 박테리아 방어 물질(디펜신)을 얼마큼 생산해야 하는지, 면역 세포가 낯선 물질에 적극적으로 방어해야 하는지 아니면 느긋하게 신입으로 받아들여야 하는지.

건강한 장에는 프로바이오틱스 박테리아가 많이 산다. 우리는 그들의 능력 덕분에 매일 매초 이익을 얻는다. 그러나 때로는 항생제, 나쁜 식습관, 질병, 스트레스 등으로 인해 박테리아 공동체가 공격적으로 바뀔 수 있다. 그러면 우리의 장은 관리도 보호도 조언도 얻지 못한다. 이런 경우라면 대부분의 연구 결과가 권하듯 약국으로 가는 게 제일 좋다. 약국에서 살아 있는 박테리아를 용병으로 데려와 당장의 위기를 넘기면 된다.

프로바이오틱스 효과

프로바이오틱스의 효과를 톡톡히 볼 수 있는 증상이 설사다. 장염이나 항생제 복용으로 인한 설사라면 약국에서 구한 다양한 박테리아가 설사를 가라앉히고 평균 하루면 끝나게 해준다. 게다가 다른 지사제와 달리 부작용이 거의 없어 어린이나 노인에게 특히 좋다. 궤양 대장염이나 과민성 장증후군 같은 장 질환의 경우에도 프로바이오틱스를 먹으면 설사와 염증이 가라앉는다.

프로바이오틱스는 면역 체계에 좋다. 잔병이 많고 특히 감기에 잘 걸리는 사람이면 다양한 프로바이오틱스를 시험해 보기를 권한다. 돈이 많이 들어 부담스럽다면 매일 요구르트를 한 컵씩 먹어도 된다. 가벼운 증상에는 꼭 살아 있는 박테리아가 아니어도 된다. 노

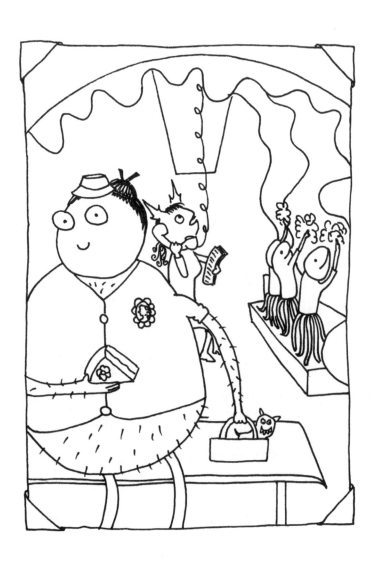

인 혹은 지친 운동선수가 정기적으로 프로바이오틱스를 섭취하면 감기에 걸리지 않거나 걸리더라도 가볍게 지나간다는 것이 몇몇 연구에서 증명되었다.

또한 알레르기도 예방할 수 있다. 이 효과는 설사나 면역력 저하에 대한 프로바이오틱스의 효과만큼 확실하게 입증되진 않았다. 그럼에도 알레르기와 아토피 피부염 위험이 높은 아이를 둔 부모에게는 프로바이오틱스가 여전히 좋은 선택이다. 많은 실험에서 눈에 띄는 보호 효과가 나타났다. 일부 실험에서는 효과가 입증되지 않았지만 그것은 실험마다 다양한 박테리아를 사용했기 때문일 수 있다. 내가 부모라면 '부족한 것보다는 차라리 많은 게 낫다' 원칙을 따를 것이다. 프로바이오틱스는 어떤 경우에도 알레르기 위험이 있는 아이에게 해가 되지 않는다. 이미 알레르기나 아토피 피부염을 앓고 있는 경우에도 대부분의 실험에서 증상이 완화되는 것으로 나타났다.

설사, 장 질환, 면역 체계와 같이 연구가 잘 된 분야 이외에 최근 들어 좋은 결과를 보여 주는 새로운 분야가 있다. 소화 불량, 여행자 설사, 유당 불내증, 비만, 관절염, 당뇨 등이다.

변비나 복부 팽만으로 약사에게 프로바이오틱스 추천을 부탁하면 약사는 원하는 효과를 100퍼센트 보장하는 프로바이오틱스를 추천해 주지 못한다. 약학은 언제나 실험 뒤에 있다. 그러니 도움이 되는 박테리아를 찾을 때까지 직접 이것저것 시험해 봐야 한다. 복용한 박테리아 이름을 적어두고 4주 후에도 아무 변화가 없으면 다른 박테리아로 바꿔서 다시 4주를 지켜본다. 소화기 전문의가 어떤 박테리아가 좋을지 조언해 줄 수 있다.

어떤 프로바이오틱스든지 적용되는 규칙은 같다. 약 4주 동안 규칙적으로 복용해야 하며 유통기한 전에 먹어야 한다(안 그러면 거대한 장 생태계에서 효력을 내기도 전에 죽을 수 있다). 프로바이오틱스를 구입하기 전에는 반드시 자신의 증상에 맞는 것인지 확인해야 한다. 박테리아는 다양한 유전자를 갖고 있다. 설사 병원체를 몰아내는 박테리아를 복용했을 때 어떤 유전자는 면역 체계에 좋은 조언을 주지만 어떤 유전자는 싸우자고 달려든다.

유산균

지금까지 가장 잘 연구된 프로바이오틱스는 유산균(락토바실루스와 비피도박테리아)과 사카로미세스 보울라디saccharomyces boulardii이다. 후자는 주목받아 마땅하지만 현재 제대로 주목받지 못하는 효모다. 박테리아가 아니기 때문에 나는 이것을 덜 사랑한다. 그러나 효모로서 독보적인 장점을 가지고 있다. 효모는 항생제가 털끝 하나 못 건드린다!

따라서 항생제가 모든 박테리아를 몰살시키고 나면 사카로마이

세스는 느긋하게 장에 정착할 수 있다. 이렇게 해서 못된 기회주의 자로부터 장을 보호하고 독소를 제거한다. 그러나 사카로마이세스는 유산균보다 부작용이 더 많다. 일부 사람들은 효모가 몸에 안 맞아 두드러기가 나기도 한다.

많은 사람이 몇몇 효모 이외에 오로지 유산균만 프로바이오틱스로 알고 있다는 것은 이 분야가 아직 초보 단계에 있다는 것을 방증한다. 락토바실루스는 일반적으로 성인의 대장에서 거의 발견되지 않기 때문에 비피도박테리아가 대장에서 만날 수 있는 거의 유일한 건강 박테리아다. 이것 못지않게 잘 연구된 프로바이오틱스 박테리아가 딱 하나 더 있다. 니슬 대장균 1917$_\text{E.coli Nissle 1917}$이다.

이 박테리아는 전쟁에서 돌아온 어느 병사의 대변에서 발견되었다. 그의 모든 전우는 발칸전쟁에서 끔찍한 설사로 고생했는데 이 병사만 멀쩡했다. 그 후 많은 연구를 통해 이 박테리아가 설사, 장질환, 약한 면역 체계를 개선하는 것이 증명되었다. 병사는 오래전에 사망했지만 우리는 오늘날에도 여전히 그의 훌륭한 대장균을 실험실에서 배양하고, 포장하고, 약국 선반에 보내 다른 사람들의 장에서 좋은 일을 하도록 한다.

현재 프로바이오틱스 이용에 한 가지 한계가 있다. 우리는 실험실에서 일일이 선별한 박테리아를 먹는다. 프로바이오틱스를 매일 먹지 않으면 그 박테리아는 대부분 금세 장에서 사라진다. 장마다 돕거나 적대시하는 박테리아 세력이 이미 형성되어 있기 때문에 입을 통해 새로 굴러들어 온 박테리아가 자리를 차지하고 정착하기는 쉽지 않다. 그러므로 현재 프로바이오틱스는 장을 위한 잠깐의 요양 치료 정도라고 할 수 있다. 프로바이오틱스를 끊으면 다시 원래부터 있던 장 박테리아들이 일을 맡아야 한다. 최근에는 장기적인 결과를 위해 '팀 믹스 전략'에 관심을 갖는다. 낯선 장에서 발붙이고 살도록 서로 도울 수 있는 여러 박테리아를 혼합해 복용하는 전략이다. 이들은 서로를 위해 먹이를 생산하거나 찌꺼기를 처리한다.

팀 믹스 전략에 따라 약국과 마트에 진열된 제품 대부분에 우리의 오랜 친구 유산균이 혼합되어 있다. 이런 제품은 실제로 효과가 더 좋다. 팀 믹스 전략으로 프로바이오틱스 박테리아를 장에 정착시킬 수 있으리란 생각이 멋지긴 하지만, 좋게 말해 아직은 이렇다 할 성과가 없다.

그럼에도 꿋꿋하게 팀 믹스 전략을 추진했을 때 그 결과가 매우 인상 깊다. 예를 들어 클로스트리듐 디피실리clostridium difficile 박테리아 감염에서 그렇다. 클로스트리듐 디피실리는 항생제가 휩쓸고 간 뒤에도 전쟁에서 살아남아 장의 텅 빈 자리를 빽빽이 메울 수 있는 지독한 박테리아다. 클로스트리듐 디피실리에 감염되면 피가 섞인 끈적한 설사를 하게 되는데 환자들이 항생제나 프로바이오틱스를 꾸준히 복용해도 이 증상이 여러 해 동안 다스려지지 않는다. 이럴 땐 몸도 힘들지만 무엇보다 정신적으로 절망하게 된다.

이런 위급 상황에서 의사는 아주 창의적이어야 한다. 현재 몇몇 용감한 의사는 건강한 사람의 온갖 장 박테리아를 모두 혼합하여 환자에게 이식한다. 다행스럽게도 이식 과정은 비교적 간단하다(수의학에서는 수십 년 전부터 이런 식으로 많은 질병을 치료했다). 박테리아가 들어 있는 건강한 대변만 있으면 끝이다. 장 박테리아 혼합 이식은 결국 대변 이식을 뜻한다. 당연히 대변을 그대로 이식하는 게 아니라 정화한 뒤에 이식한다. 그러면 이식 경로가 항문이든 입이든 상관없다.

지금까지 치료 불가였던 중증 클로스트리듐 디피실리 설사의 경우 대변 이식을 통해 치료될 가능성이 약 90퍼센트에 달한다. 이렇게 높은 성공 비율을 가진 약은 흔치 않다. 높은 성공 비율에도 불구하고 대변 이식은 정말 희망이 없는 경우에만 사용된다. 경우에 따라 다른 사람의 질병이나 잠재된 유해균까지 같이 옮겨질 위험성이 아직 남아있기 때문이다. 몇몇 기업들이 무해함을 보증하는 인공 이식을 연구하고 있는데 이것이 성공하면 전체가 한 단계 나아갈 것으로 기대된다.

프로바이오틱스의 가장 큰 잠재력은 장기적으로 성장할 좋은 박테리아를 이식하는 데 있다. 이미 중증 당뇨병에서 좋은 결과를 보였다. 또한 박테리아 이식을 통해 제1형 당뇨의 발병을 막을 수 있는지도 실험 중이다(제1형 당뇨는 췌장에서 인슐린이 만들어지지 않는 당뇨병이다. 어린 나이에 발병하는 경우가 많아 소아 당뇨라고도 한다. — 옮긴이).

대변에서 갑자기 당뇨병이라니? 일반인이 보기에 비약처럼 느껴질 수 있다. 그러나 전혀 엉뚱한 이야기는 아니다. 대변을 이식할 때 단순히 방어하는 박테리아만 이식하는 게 아니라 신진대사와 면역 체계를 조절하는 미생물도 같이 이식한다. 우리는 이런 장 미생물의 60퍼센트를 아직 전혀 모른다. 프로바이오틱스 효과를 낼 박테리아 종을 찾는 일은 과거 약초를 찾는 것만큼이나 많은 수고가든다. 차이가 있다면 지금 우리가 찾는 약초가 산속이 아니라 몸 속에 있는 것뿐이다. 매일의 모든 식사가 이 거대한 미생물 생태계에 긍정적으로든 부적적으로든 영향을 미친다.

프리바이오틱스

프리바이오틱스는 한마디로 특정 음식물을 통해 좋은 박테리아를 지원하는 것이다. 프리바이오틱스는 프로바이오틱스보다 훨씬 일상적이다. 대신 한 가지 조건이 있다. 장 어딘가에 좋은 박테리아가 반드시 살고 있어야 한다. 그러면 프리바이오틱스 음식물로 이 박테리아를 지원하고 나쁜 박테리아를 이기도록 힘을 실어준다.

박테리아는 우리보다 훨씬 작기 때문에 음식물을 보는 관점도 전혀 다르다. 음식물 알갱이 하나하나가 마치 맛있는 혜성이 떨어지는 것처럼 엄청난 사건이 된다. 소장이 흡수할 수 없는 것을 우리는 식이섬유라고 부른다. 식이섬유는 결코 불필요한 짐이 아니다. 적어도 대장에 있는 박테리아에게는 아니다. 장 박테리아는 식이섬유를 좋아한다. 다는 아니지만 대부분 좋아한다. 어떤 박테리아는 소화되지 않은 아스파라거스 섬유소를 좋아하고 어떤 박테리아는 소화되지 않은 육류 섬유소를 선호한다.

환자에게 식이섬유를 많이 먹으라고 권하면서도 왜 그래야 하는지 명확히 모르는 의사들도 더러 있다. 식이섬유 섭취를 권하는 것은 좋은 박테리아에게 넉넉한 먹이를 처방하는 것과 같다. 마침내 음식을 넉넉히 받은 좋은 박테리아가 식이섬유를 이용해 비타민과 건강한 지방산을 생산하거나 면역 체계를 훈련시킨다. 그러나 우리의 대장에는 병원체도 늘 같이 있다. 병원체는 특정 음식물로 인돌, 페놀, 암모니아 같은 물질을 만들어 낸다. 인돌, 페놀, 암모니아는 실험실 약장에 경고 마크와 함께 보관되는 것들이다.

바로 여기에 프리바이오틱스가 투입된다. 프리바이오틱스는 좋은 박테리아만 먹을 수 있는 식이섬유다. 우리가 먹는 음식물에도 이런 구별이 있다면 카페테리아 식당은 진실이 밝혀지는 장소일 텐데. 예를 들어 설탕은 충치 박테리아도 좋아하기 때문에 프리바이오틱스가 아니다. 나쁜 박테리아는 프리바이오틱스를 전혀 혹은 거의 먹을 수 없다. 좋은 박테리아는 프리바이오틱스를 먹고 더욱 강해져서 점점 더 넓은 구역을 정복한다.

안타깝게도 우리는 식이섬유를 너무 적게 먹는다. 프리바이오틱스는 두말할 것도 없다. 성인의 식이섬유 하루 권장량이 30그램인데 유럽인 대부분이 절반만 먹는다. 하루 15그램은 너무 적은 양이라서 장내 좋은 박테리아들 사이에 치열한 경쟁이 벌어지고 그 과정에서 나쁜 박테리아가 승리하기도 한다.

이때 어렵지 않게 좋은 박테리아를 위해 그리고 자신을 위해 좋은 일을 할 수 있다. 게다가 우리는 모두 아무리 먹어도 질리지 않는 가장 좋아하는 프리바이오틱스 음식을 하나씩은 갖고 있다. 할머니의 냉장고에는 항상 감자 샐러드가 있고, 아빠는 귤을 넣은 치커리 샐러드를 자주 만들고(치커리를 따뜻한 물에 잠시 헹구면 쓴맛이 없어지고 더 아삭하다), 동생은 부드러운 생크림소스를 뿌린 아스파라거스나 우엉을 좋아한다.

이것은 비피도박테리아나 락토바실루스 역시 아주 맛있게 먹을 음식들이다. 우리는 좋은 박테리아들이 좋아하는 음식을 많이 찾아냈다. 달래과 식물, 국화과 식물, 혹은 저항력이 강해서 소화되지 않고 식이섬유 구실을 하는 음식들까지. 파나 아스파라거스뿐만 아니라 양파와 마늘도 달래과 식물에 속한다. 국화과 식물에는 치커리 외에 우엉, 돼지감자, 엉겅퀴 등이 있다.

쌀이나 감자를 익힌 뒤 식히면 저항력이 생겨 소화되지 않고 식이섬유 구실을 한다. 소화 저항력이 커진 감자 샐러드나 차가운 초밥이 멀쩡한 모습으로 대장에 도달하는 것이다. 특별히 좋아하는 프리바이오틱스 음식이 없는 사람은 모두 한 번씩 먹어보고 제일

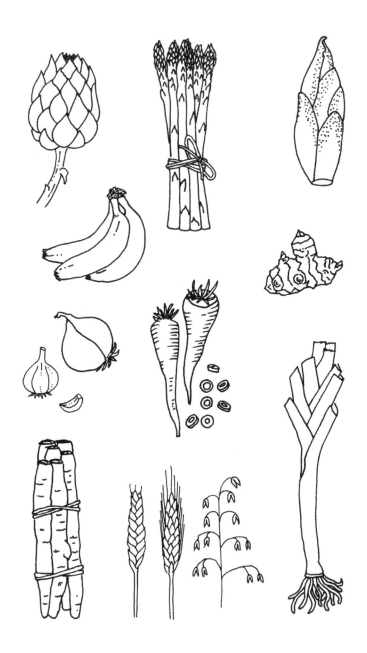

엉겅퀴, 아스파라거스, 치커리, 초록 바나나, 돼지감자, 마늘, 양파, 파스닙,
우엉, 밀(통밀), 호밀, 귀리, 파에는 프리바이오틱스가 풍부하다.

괜찮은 것으로 정하면 된다. 그 음식을 정기적으로 먹다 보면 재미있는 현상을 확인하게 되는데 원래부터 좋아했던 것처럼 문득문득 그 음식이 먹고 싶어질 때가 생긴다.

평소 국수, 백밀빵, 피자 같이 식이섬유가 적은 음식을 주로 먹었다면 갑자기 과하게 식이섬유가 많은 음식으로 바꾸지 않는 것이 좋다. 그러면 설렁설렁 일하던 박테리아들이 갑자기 밀어닥친 일거리에 당황한 결과 과도하게 흥분하여 전속력으로 바퀴를 돌려 신진대사를 진행한다. 결과는? 정신없이 방귀를 뀐다. 그러므로 서서히 식이섬유를 늘리고 한 번에 너무 많이 먹지 않도록 주의한다. 어차피 음식이란 일차적으로 우리를 위한 것이고 그다음이 장 박테리아를 위한 것이다.

정신없이 뀌는 방귀는 결코 좋은 게 아니다. 가스가 많이 차면 장은 불편할 수밖에 없다. 그러나 약간의 방귀는 건강을 위해 반드시 필요하다. 우리의 장에는 열심히 일해 많은 것을 생산하는 미생물들이 산다. 지구가 우리의 배기가스를 허용하는 것처럼 우리도 장 미생물의 배기가스를 친절하게 허용해야 한다. 방귀 소리가 웃길 수는 있다. 그러나 모든 방귀가 고약한 냄새를 풍기는 건 아니다. 비피도박테리아 혹은 락토바실루스는 결코 불쾌한 냄새를 퍼트리지 않는다. 방귀를 뀌지 않으려면 장 박테리아를 굶겨야 하는데 그것은 장 미생물의 집주인으로서 결코 좋은 행동이 아니다.

확실하게 하고 싶다면 약국에서 프리바이오틱스를 살 수 있다.

예를 들어 치커리 뿌리에서 추출한 이눌린이나 우유에서 분리한 갈락토올리고당 등이 있다. 이런 제품들은 건강에 좋은 효과가 검증되었고 비피도박테리아와 락토바실루스에 매우 효율적으로 영양분을 공급한다.

프리바이오틱스는 대체로 프로바이오틱스만큼 연구가 많이 진행되지는 않았다. 그러나 견고하게 입지를 다진 몇몇 분야가 있다. 프리바이오틱스는 좋은 박테리아를 지원해 장에 독이 생기는 걸 막는다. 특히 간에 문제가 있는 사람은 장에서 나쁜 박테리아가 만들어 내는 독성 물질을 제대로 해독할 수 없기 때문에 중독 증상이 나타난다. 박테리아 독은 피로감과 경련을 넘어 혼수상태에 이르기까지 다양한 증상을 야기한다. 이런 경우 병원에서 종종 고농축 프리바이오틱스를 처방한다. 그러면 증상이 곧 없어진다.

팔팔한 간을 가진 평범한 사람에게도 박테리아 독이 해를 끼친다. 가령 식이섬유가 너무 적으면 대장 초입에서 벌써 다 소비되고 대장 끝부분에 사는 박테리아가 굶주린 나머지 단백질을 먹으면 독이 생긴다. 박테리아와 육류는 때때로 좋지 않은 콤비다. 썩은 고기를 생각하면 짐작이 될 것이다. 썩은 고기의 독은 대장을 손상시키고 최악의 경우 암을 유발한다. 그래서 대장암 대부분이 대장 끝부분, 바로 직장에서 생긴다. 그래서 프리바이오틱스 연구는 특히 대장암 예방 효과를 실험한다. 지금까지의 연구들이 좋은 전망을 약속한다.

갈락토올리고당과 이눌린

갈락토올리고당은 몸에서 저절로 생산된다는 점이 매우 흥미롭다. 모유는 90퍼센트가 갈락토올리고당이고 10퍼센트가 소화되지 않는 여타 식이섬유다. 하지만 우유에는 갈락토올리고당이 식이섬유의 10퍼센트밖에 안 된다. 아기에게 무엇이 중요한지 바로 알 수 있다. 분유를 먹는 아기에게 갈락토올리고당을 섞어 먹이면 모유를 먹는 아기와 장 박테리아 구성이 비슷해진다. 또한 몇몇 연구가 밝혀냈듯이 갈락토올리고당이 함유된 분유를 먹은 아기가 그렇지 않은 아기들보다 알레르기와 아토피 피부염을 덜 앓는다. 유럽에서는 2005년 이후로 갈락토올리고당을 분유에 첨가하는 것이 허용되었다. 허용이지 의무는 아니다.

갈락토올리고당에 대한 관심이 높아진 후 또 다른 효과가 증명되었다. 갈락토올리고당은 장 세포에 정박하는데 병원체들이 주로 정박하는 바로 그 자리를 먼저 차지하여 작은 방패 구실을 한다. 자리를 빼앗긴 나쁜 박테리아는 장 세포에 매달릴 수 없고 매달린다고 해도 기껏해야 갈락토올리고당을 잡고 있다가 곧 미끄러진다. 이 발견을 계기로 갈락토올리고당을 이용한 여행자 설사 예방 연구가 이제 시동을 걸었다.

이눌린은 갈락토올리고당보다 더 오래전부터 연구되었다. 약간 달콤하고 젤리처럼 말랑한 특성 때문에 가공식품에서 때때로 설탕이나 지방 대체물로 사용된다. 이눌린은 사슬처럼 연결된 일종의 당류이다. 우리는 당이라고 하면 대개 사탕수수에서 나온 특정 분자를 생각하는데 당의 종류는 백여 개가 넘는다. 제과 회사가 치커리에서 뽑은 당을 썼더라면 과자는 충치의 죄인이 되지 않았을 터이다. 단것은 결코 건강에 나쁘지 않다. 단지 우리가 건강에 안 좋은 단것만 먹을 뿐이다.

무설탕 혹은 저지방을 자랑하며 광고하는 식료품이라도 건강에 안 좋을 수 있다. 아스파탐 같은 단맛을 내는 합성 감미료는 발암 물질로 의심되고 '라이트'라고 적힌 상품에 주로 사용되는 단맛 합성 감미료들이 돼지 사육장에서 사용된다. 돼지들을 살찌우기 위해! 그러므로 의심의 눈초리를 보낼 이유가 충분하다. 그러나 이눌린을 설탕이나 지방 대체물로 쓴 상품은 동물성 지방과 설탕이 첨가된 다른 상품보다 건강에 좋다. 라이트 상품을 살 때 포장에 적힌 내용을 정확히 확인하는 것이 좋다. 그러면 대부분의 경우 몸에도 좋고 장 박테리아에게도 좋은 상품을 고를 수 있다.

이눌린은 갈락토올리고당만큼 장 세포에 단단히 정박하지 않는다. 이눌린이 여행자 설사를 예방한다는 주목할 만한 연구 결과는 없다. 그러나 이눌린을 복용한 피험자들은 확실히 속이 편안해졌다고 말했다. 가짜 이눌린을 복용한 플라세보 피험자들에게는 이런 편안한 효과가 나타나지 않았다. 우리는 이눌린을 다양한 길이로 생산할 수 있고, 길이를 달리할 수 있기 때문에 좋은 박테리아에게 골고루 나눠줄 수 있다. 짧은 이눌린은 대장 초입의 박테리아들이 먹고 긴 이눌린은 대장 끝부분의 박테리아들이 먹는다.

다양한 길이를 가진 이른바 ITF$_{MIX}$(이눌린과 프락토올리고당의 혼합물)는 특히 '넓은 면적 = 좋은 결과'가 모토인 소장에서 진가를 발휘한다. 가령 칼슘을 흡수할 때는 장 내벽을 통과할 박테리아가 필요하다. 한 실험에서 ITF$_{MIX}$는 여학생들의 칼슘 흡수를 약 20퍼센트까지 개선했다. 이것은 뼈에 좋고 골다공증을 예방할 수 있다.

칼슘은 프리바이오틱스의 한계가 어느 정도인지 잘 보여 주는 좋은 예다. 첫째, 뼈에 좋은 효과를 보려면 프리바이오틱스만 먹어선 안 된다. 칼슘을 충분히 섭취해야 한다. 둘째, 다른 기관에 문제가 있으면 프리바이오틱스를 아무리 먹어도 소용없다. 갱년기 여성은 골다공증을 앓는다. 나팔관이 중년의 위기를 맞기 때문이다. 나팔관은 호르몬 생산을 그만두고 퇴직자의 삶을 여유롭게 누리는 법을 점차 배워야 한다. 뼈에는 호르몬이 없다. 제아무리 좋은 프리바이오틱스라도 골다공증을 막을 수 없다.

그렇다고 프리바이오틱스를 싸잡아 얕잡아봐서는 안 된다. 음식만큼 장 박테리아에 강한 영향을 미칠 수 있는 건 없다. 프리바이오틱스는 이미 우리의 장에 정착한 좋은 박테리아를 지원하는 가장 강력한 도구다. 하루라도 감자 샐러드를 먹지 않으면 입안에 가시가 돋는다는 우리 할머니 같은 '프리바이오틱스 중독자'는 수혜자가 누군지 모른 채 좋은 일을 하는 기부 천사다. 게다가 할머니가

두 번째로 좋아하는 음식이 양파 수프다. 예전에 가족 전체가 병이 난 적이 있었는데 그때 할머니가 환한 미소와 함께 양파 수프를 가져오시고 잠시 피아노를 쳐 주셨다. 박테리아의 도움이 있었는지는 밝혀지지 않았지만 가능성이 전혀 없진 않다.

기억하자. 좋은 박테리아가 좋은 일을 한다. 그러니 이들을 잘 먹여서 대장 곳곳에 정착해 번성하게 하자. 공장에서 대량 생산된 국수나 빵만으로는 안 된다. 채소나 과일에서 나온 진짜 식이섬유도 같이 섭취해야 한다. 식이섬유도 달고 맛있다. 신선한 아스파라

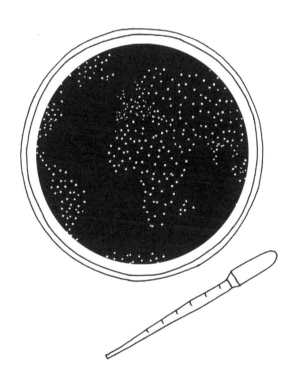

거스든 초밥이든 혹은 약국에서 구입한 농축액이든 상관없다. 박테리아가 그것을 먹고 좋은 노동으로 우리에게 보답한다.

현미경으로 보면 박테리아는 어두운 배경에 하얀 점처럼 보인다. 그러나 그들은 하얀 점에 불과하지 않다. 우리 모두는 저마다의 고유한 장 박테리아를 갖는다. 어떤 박테리아는 얌전하게 점막에 머물고, 면역 체계를 훈련시키고, 장 융모에 향유를 바르고, 우리가 버린 찌꺼기를 먹어치우고, 비타민을 생산한다. 어떤 박테리아는 장 세포 근처를 어슬렁거리다 가끔씩 공격을 하고 독을 만들어 낸다. 좋은 박테리아와 나쁜 박테리아가 적절한 비율만 유지하면 나쁜 박테리아는 우리를 단련시키고 좋은 박테리아는 우리의 건강을 돌본다.

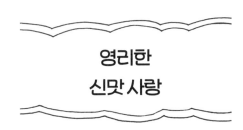

영리한
신맛 사랑

자신의 소망과 욕구를 알아내려 굳이 애쓸 필요 없다. 이따금 무의미하게 방바닥을 뒹구는 사람이라면 몰라도. 그러나 인간이 무엇을 왜 먹고 싶은지 이해하는 것은 유익하고 흥미롭다.

물 한 잔을 준비하고 콜라에 들어 있는 만큼의 설탕을 거기에 넣어보자. 이 설탕물을 기꺼이 단숨에 들이켤 수 있는 사람은 아마 거의 없을 것이다. 한 잔을 더 마셔야 한다면 심지어 구역질이 날 수도 있다. 왜 그럴까? 우리 몸이 영리하기 때문이다.

만약 우리가 수백만 년의 진화 과정에서 미처 준비하지 못했던 무언가를 하게 되면 설탕물 실험 결과는 완전히 달라진다. 설탕물에 레몬즙을 약간 넣으면(콜라에는 탄산과 인산이 들어간다) 짜잔! 음~

맛있다. 이제 설탕물을 단숨에 들이켤 수 있고 뇌가 손뼉을 치며 외친다. 유후!

몸은 과일이나 좋은 박테리아(예를 들어 요구르트에 들어 있는 유산균)의 신맛을 잘 안다. 우리의 미각은 다른 영양소와 조합된 적당한 신맛을 좋아한다. 그러므로 기분 좋게 하는 상큼한 음식을 준비하고 싶을 때 신맛을 첨가한다. 수프에 토마토, 생선에 레몬즙, 채소 육수에 와인을 조금 넣는 식으로. 미생물에 관심이 많은 사람은 이런 영리한 욕구에 흥미를 갖고 속으로 물으리라. 신맛이 당기는 것은 혹시 몸이 좋은 박테리아를 갈망한다는 뜻일까?

지난 수천 년 동안 우리는 대부분 좋은 미생물을 통해 신맛 욕구를 채웠다. 조상들은 양배추를 발효시켜서 먹었고 중세 시대에는 대부분 위험하게 오염되었던 물 대신에 와인을 마셨다. 조상들은 새콤한 반죽으로 빵을 만들었고 신맛 우유와 요구르트를 생산했다. 감귤류 혹은 새콤한 레모네이드는 구하기 힘들었다. 그러므로 우리도 이 기회에 직접 박테리아로 신맛을 만들어 보자.

박테리아로 채소 발효시키기

발효란 박테리아가 음식을 미리 소화시킨다는 뜻이다. 나쁜 박테리아나 곰팡이는 음식을 맛있게 발효시키지 않고 상하게 만들어 먹을 수 없게 한다. 반면 좋은 박테리아는 음식을 변화시켜 소화가 더 잘 되게 한다. 좋은 박테리아는 양배추 세포(혹은 다른 식물 세포)를 소화 효소보다 더 잘 쪼갠다. 다시 말해 좋은 박테리아는 장의 업무를 덜어주는 것은 물론 발효 과정에서 비타민도 생산한다. 동시에 나쁜 박테리아를 제거하는 산성 성분을 만들어 음식이 오래도록 상하지 않게 한다. 우리 주변에는 좋은 박테리아가 많이 있다. 그러니 그들에게 약간의 먹이를 제공하고 의미 있는 임무를 맡기자. 그러면 좋은 박테리아들이 많아지고 더 강해질 것이다.

1. 양배추가 대표적이지만 당근이나 오이처럼 생으로 먹을 수 있는 거의 모든 채소가 해당된다(오이피클이 왕 중의 왕인데, 그것은 특정 과정을 통해서만 아삭함을 유지하기 때문이다). 좋은 박테리아가 이미 양배추 잎이나 당근 껍질에 살고 있기 때문에 특별한 박테리아를 따로 추가하지 않아도 된다. 이때 유기농 채소인지 확인하는 것이 좋다.

2. 발효 시간에 따라 채소를 갈거나 아주 얇게 썰고(발효 시간: 1주) 혹은 통째로 둔다(발효 시간: 4~6주). 이때 청결에 주의하자. 온갖 부엌 박테리아가 유리병에 들어가면 안 되니까.

3. 채소 1킬로그램에 소금 10~15그램을 넣는다. 그러면 박테리아 성장이 전체적으로 느려져서 나쁜 박테리아가 모든 것을 점령하기 전에 좋은 박테리아가 제 임무를 수행할 수 있다. 소

금의 양을 잘 맞추는 것이 중요하다. 너무 많으면 발효가 되지 않고 너무 적으면 모두 상해버려 퀴퀴한 맛이 날 수 있다. 천연 소금이 적합하다. 아이오딘이 첨가된 정제 소금은 절대 안 된다. 아이오딘은 박테리아를 방해하기 때문이다.

4. 적당히 잘 버무린다. 소금을 골고루 섞어 유난히 단단한 세포막의 일부를 연다. 소금의 도움으로 양배추 세포에서 물이 빠져나오는데 나중에 양배추를 이 물에 담가 보관할 수 있다.

5. 공기가 통하지 않게 밀봉할 수 있는 유리병에 꾹꾹 눌러 담는다. 채소가 물속에 완전히 잠기는 것이 중요하다. 산소가 발효에 힘쓰는 박테리아를 방해하고, 물 밖으로 나온 부분은 산성 성분의 보호를 받지 못해 곰팡이가 필 수 있기 때문이다. 양배추나 당근이 잠길 만큼 물이 넉넉하지 않으면 소금물을 추가하면 된다(물 250밀리리터에 소금 1작은술 듬뿍). 그래도 여전히 윗부분이 물 밖으로 나오면 무거운 물건을 위에 올려두는 게 좋다(심지어 절임용 누름돌을 따로 판다. 적당한 돌을 골라 뜨거운 물에 소독한 뒤 사용해도 된다). 특별한 맛을 원하는 사람은 양배추에 커민 씨앗이나 레드비트(혹은 당근에 생강 약간) 등을 유리병에 같이 넣어도 된다.

발효 중에 유리병을 관찰하면 때때로 작은 기포가 올라오는 것을 볼 수 있다. 박테리아에 대해 몰랐던 옛날 사람들은 발효통 주

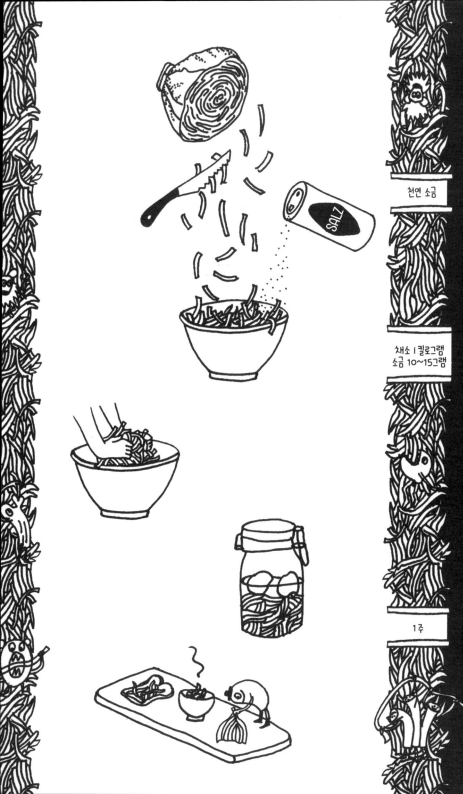

천연 소금

채소 1 킬로그램
소금 10~15그램

1주

위를 돌며 춤을 췄는데 채소에게 기포 만드는 법을 가르쳐야 한다고 생각했기 때문이다. 또 어떤 사람들은 신들의 작업을 행여 방해할까 두려워 아주 조용한 곳에 보관하기도 했다. 발효가 끝나면 적당히 새콤한 맛이 나야지 너무 끈적거리거나 술맛이 나서는 안 된다. 발효가 끝났으면 이제 냉장고에 보관해도 된다. 마트에서 파는 양배추 절임은 대개 발효 후에 박테리아가 더 이상 발효시키지 못하도록 한 번 끓인다. 그러지 않으면 봉지가 부풀고 신맛이 점점 강해진다. 그러나 끓이는 과정에서 박테리아만 죽는 게 아니라 비타민 C도 일부 파괴된다. 그래서 끓인 뒤에 비타민 C 가루를 첨가하기도 한다. 발효는 음식을 오래 저장할 수 있는 가장 안전한 방식이다. 고온 소독에도 죽지 않는 박테리아가 깡통이나 유리병에 남아 질병을 유발하는 경우는 있어도 발효 음식이 유발한 질병은 현재까지 단 한 건도 보고되지 않았다.

직접 만든 양배추 절임(혹은 당근피클)을 모든 요리에 한두 숟가락씩 첨가할 수 있다. 샐러드에 식초 대신, 햄버거에 오이피클 대신, 수프나 탕에(먹기 직전에), 채소 요리와 덮밥 요리에, 실험 정신이 아주 투철한 사람이라면 아침 죽에 꿀과 함께 넣어도 좋다. 그 다음 특별한 신맛이 점점 좋아지고 자꾸 먹고 싶어지는지 지켜보자. 언젠가부터 이 맛이 좋아진다면 당신의 입맛을 최고 심사 기관으로 믿고 따르면 된다.

동생이 없었으면 이 책도 없었을 것이다. 동생의 풍부한 지적 호기심이 없었으면 나는 실수를 통해 배우는 용기와 의지보다 순종과 안정을 선호하는 편한 세계에 갇혀 있었을 터이다. 동생은 바쁜 와중에도 늘 곁에서 내 글을 읽고 새로운 아이디어를 주었으며, 창의적으로 일하는 방법을 알려 주었다. 동생의 지적에 기분이 상할 때도 있었다. 그럴 땐 늘 이렇게 되새기곤 했다. 우리는 같은 뿌리에서 왔지만 연필을 잡는 방식은 서로 다르다!

일 더미에 깔리지 않게 나를 보호해 준 암브로시우스, 숲이 나무를 감싸듯 나를 감싸 주며 이 글을 쓰는 동안 생활비를 지원해 준 가족, 글을 쓰는 동안 종종 멋진 요리로 영양을 보충시켜 준 내 친구 지원 그리고 가장 까다로운 질문들을 내게 던짐으로써 많은 도움을 준 앤 클레어와 앤에게 감사하다.

미카엘라와 베티나에게도 고마움을 표하고 싶다. 그들의 날카로운 감각 덕분에 이 책이 마침내 제자리를 잡을 수 있었다. 의학 공부를 하지 않았다면 이 책에 필요한 지식을 갖지 못했을 터이므로 모든 교수와 대학 등록금을 지원해 준 독일 국가에도 감사하다. 출판 기획자, 출판사, 인쇄소, 편집자, 마케팅 부서, 교정자, 서점, 우편 배달부 그리고 지금 이 책을 읽고 있는 당신에 이르기까지, 모든 사람에게 감사하다.

모두 모두 대단히 감사합니다! 당케 쇤!

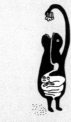

DARM MIT CHARME

제1장

Bandani, A. R.: "Effect of Plant a-Amylase Inhibitors on Sunn Pest, Eurygaster Integriceps Puton (Hemiptera: Scutelleridae), Alpha-Amylase Activity". In: *Commun Agric Appl Biol Sci*. 2005; 70 (4): S. 869-873.

Baugh, R. F. 외: "Clinical Practice Guideline: Tonsillectomy in Children". In: *Otolaryngol Head Neck Surg*. 2011 January; 144 (Suppl. 1): S. 1-30.

Bengmark, S.: "Integrative Medicine and Human Health - The Role of Pre-, Pro- and Synbiotics". In: *Clin Transl Med*. 2012 May 28; 1 (1): S. 6.

Bernardo, D. 외: "Is Gliadin Really Safe for Non-Coeliac Individuals? Production of Interleukin 15 in Biopsy Culture from Non-Coeliac Individuals Challenged with Gliadin Peptides". In: *Gut*. 2007 June; 56 (6): S. 889 이하.

Bodinier, M. 외: "Intestinal Translocation Capabilities of Wheat Allergens Using the Caco-2 Cell Line". In: *J Agric Food Chem*. 2007 May 30; 55 (11): S. 4576-4583.

Bollinger, R. 외: "Bioflms in the Large Bowel Suggest an Apparent Function of the Human Vermiform Appendix". In: *J Theor Biol*. 2007 December 21; 249 (4): S. 826-831.

Catassi, C. 외: "Non-Celiac Gluten Sensitivity: The New Frontier of Gluten Related Disorders". In: *Nutrients*. 2013 September 26; 5 (10): S. 3839-3853

Kim, B. H.; Gadd, G. M.: *Bacterial Physiology and Metabolism*. Cambridge:

Cambridge University Press, 2008.

Klauser, A.G. 외: "Behavioral Modifcation of Colonic Function. Can Constipation Be Learned?". In: *Dig Dis Sci.* 1990 October; 35 (10): S. 1271 – 1275.

Lammers, K. M. 외: "Gliadin Induces an Increase in Intestinal Permeability and Zonulin Release by Binding to the Chemokine Receptor CXCR3". In: *Gastroenterology.* 2008 July; 135 (1): S. 194 – 204.

Ledochowski, M. 외: "Fructose- and Sorbitol-Reduced Diet Improves Mood and Gastrointestinal Disturbances in Fructose Malabsorbers". In: *Scand J Gastroenterol.* 2000 October; 35 (10): S. 1048 – 1052.

Lewis, S. J.; Heaton, K. W.: "Stool Form Scale as a Useful Guide to Intestinal Transit Time". In: *Scand J Gastroenterol.* 1997 September; 32 (9): S. 920 – 924.

Martín-Peláez, S. 외: "Health Effects of Olive Oil Polyphenols: Recent Advances and Possibilities for the Use of Health Claims". In: *Mol. Nutr. Food Res.* 2013; 57 (5): S. 760 – 771.

Paul, S.: *Paläopower – Das Wissen der Evolution nutzen für Ernährung, Gesundheit und Genuss.* München: C.H. Beck-Verlag, 2013 (두 번째 개정판).

Sikirov, D.: "Etiology and Pathogenesis of Diverticulosis Coli: A New Approach". In: *Med Hypotheses.* 1988 May; 26 (1): S. 17 – 20.

Sikirov, D.: "Comparison of Straining During Defecation in Three Positions: Results and Implications for Human Health". In: *Dig Dis Sci.* 2003 July; 48 (7): S. 1201 – 1205.

Thorleifsdottir, R. H. 외: "Improvement of Psoriasis after Tonsillectomy Is Associated with a Decrease in the Frequency of Circulating T Cells That Recognize Streptococcal Determinants and Homologous Skin Determinants"" In: *J Immunol.* 2012; 188 (10): S. 5160 – 5165.

Varea, V. 외: "Malabsorption of Carbohydrates and Depression in Children and Adolescents". In: *J Pediatr Gastroenterol Nutr.* 2005 May; 40 (5): S. 561 – 565.

Wisner, A. 외: "Human Opiorphin, a Natural Antinociceptive Modulator of

Opioid-Dependent Pathways". In: *Proc Natl Acad Sci USA*. 2006 November 21; 103 (47): S. 17 979 – 17 984.

제2장

Agiulera, M. 외: "Stress and Antibiotics Alter Luminal and Walladhered Microbiota and Enhance the Local Expression of Visceral Sensory-Related Systems in Mice". In: *Neurogastroenterol Motil*. 2013 August; 25 (8): S. e515 – e529.

Bercik, P. 외: "The Intestinal Microbiota Affect Central Levels of Brain-Derived Neurotropic Factor and Behavior in Mice". In: *Gastroenterology*. 2011 August; 141 (2): S. 599 – 609.

Bravo, J. A. 외: "Ingestion of *Lactobacillus* Strain Regulates Emotional Behavior and Central GABA Receptor Expression in a Mouse via the Vagus Nerve". In: *Proc Natl Acad Sci USA*. 2011 September 20; 108 (38): S. 16 050 – 16 055.

Bubenzer, R. H.; Kaden, M.: 웹사이트 www.sodbrennen-welt.de, (2013년 10월 현재).

Castrén, E.: "Neuronal Network Plasticity and Recovery from Depression". In: *JAMA Psychiatry*. 2013; 70 (9): S. 983 – 989.

Craig, A.D.: "How Do You Feel – Now? The Anterior Insula and Human Awareness". In: Nat Rev Neurosci. 2009 January; 10 (1): S. 59 – 70.

Enck, P. 외: "Therapy Options in Irritable Bowel Syndrome". In: *Eur J Gastroenterol Hepatol*. 2010 December; 22 (12): S. 1402 – 1411.

Furness, J. B. 외: "The Intestine as a Sensory Organ: Neural, Endocrine, and Immune Responses". In: *Am J Physiol Gastrointest Liver Physiol*. 1999; 277 (5): S.G922 – G928.

Huerta-Franco, M. R. 외: "Effect of Psychological Stress on Gastric Motility Assessed by Electrical Bio-Impedance". In: *World J Gastroenterol*. 2012 September 28; 18 (36): S. 5027 – 5033.

Kell, C. A. 외: "The Sensory Cortical Representation of the Human Penis: Revisiting Somatotopy in the Male Homunculus". In: *J Neurosci*. 2005 June 22; 25 (25): S. 5984 – 5987.

Keller, J. 외: "S3-Leitlinie der Deutschen Gesellschaft für Verdauungs- und Stoffwechselkrankheiten (DGVS) und der Deutschen Gesellschaft für Neurogastroenterologie und Motilität (DGNM) zu Defnition, Pathophysiologie, Diagnostik und Therapie intestinaler Motilitätsstörungen". In: *Z Gastroenterol*. 2011; 49: S. 374 – 390.

Keywood, C. 외: "A Proof of Concept Study Evaluating the Effect of ADX10059, a Metabotropic Glutamate Receptor-5 Negative Allosteric Modulator, on Acid Exposure and Symptoms in Gastro-Oesopha-geal Refux Disease". In: *Gut*. 2009 September; 58 (9): S. 1192 – 1199.

Krammer, H. 외: "Tabuthema Obstipation: Welche Rolle spielen Lebensgewohnheiten, Ernährung, Prä- und Probiotika sowie Laxanzien?". In: *Aktuelle Ernährungsmedizin*. 2009; 34 (1): S. 38 – 46.

Layer, P. 외: "S3-Leitlinie Reizdarmsyndrom: Defnition, Pathophysiologie, Diagnostik und Therapie. Gemeinsame Leitlinie der Deutschen Gesellschaft für Verdauungs- und Stoffwechselkrankheiten (DGVS) und der Deutschen Gesellschaft für Neurogastroenterologie und Motilität (DGNM)". In: *Z Gastroenterol*. 2011; 49: S. 237 – 293.

Ma, X. 외: "Lactobacillus Reuteri Ingestion Prevents Hyperexcitability of Colonic DRG Neurons Induced by Noxious Stimuli". In: *Am J Physiol Gastrointest Liver Physiol*. 2009 April; 296 (4): S.G868 – G875.

Mayer, E. A.: "Gut Feelings: The Emerging Biology of Gut-Brain Communication". In: *Nat Rev Neurosci*. 2011 July 13; 12 (8): S. 453 – 466.

Mayer, E.A. 외: "Brain Imaging Approaches to the Study of Functional GI Disorders: A Rome Working Team Report". In: *Neurogastroenterol Motil*. 2009 June; 21 (6): S. 579 – 596.

Moser, G. (엮음): *Psychosomatik in der Gastroenterologie und Hepatologie*. Wien; New York: Springer, 2007.

참고 문헌

Naliboff, B.D. 외: "Evidence for Two Distinct Perceptual Alterations in Irritable Bowel Syndrome". In: *Gut*. 1997 October; 41 (4): S. 505 – 512.

Palatty, P. L. 외: "Ginger in the Prevention of Nausea and Vomiting: A Review". In: Crit Rev Food Sci Nutr. 2013; 53 (7): S. 659 – 669.

Reveiller, M. 외: "Bile Exposure Inhibits Expression of Squamous Differentiation Genes in Human Esophageal Epithelial Cells". In: *Ann Surg*. 2012 June; 255 (6): S. 1113 – 1120.

Revenstorf, D.: *Expertise zur wissenschaftlichen Evidenz der Hypnotherapie*. Tübingen, 2003; 웹사이트 http://www.meg-tuebingen.de/downloads/Expertise.pdf (2013년 10월 현재).

Simons, C. C. 외: "Bowel Movement and Constipation Frequencies and the Risk of Colorectal Cancer Among Men in the Netherlands Cohort Study on Diet and Cancer". In: *Am J Epidemiol*. 2010 December 15; 172 (12): S. 1404 – 1414.

Streitberger, K. 외: "Acupuncture Compared to Placebo-Acupuncture for Postoperative Nausea and Vomiting Prophylaxis: A Randomised Placebo-Controlled Patient and Observer Blind Trial". In: *Anaesthesia*. 2004 Februar; 59 (2): S. 142 – 149.

Tillisch, K. 외: "Consumption of Fermented Milk Product with Probiotic Modulates Brain Activity". In: *Gastroenterology*. 2013 June; 144 (7): S. 1394 – 1401.

제3장

Aggarwal, J. 외: "Probiotics and their Effects on Metabolic Diseases: An Update". In: *J Clin Diagn Res*. 2013 January; 7 (1): S. 173 – 177.

Arnold, I. C. 외: "Helicobacter Pylori Infection Prevents Allergic Asthma in Mouse Models through the Induction of Regulatory T Cells". In: *J Clin Invest*. 2011 August; 121 (8): S. 3088 – 3093.

Arumugam, M. 외: "Enterotypes of the Human Gut Microbiome". In: *Na-*

ture. 2011 May 12; 474 (7353); 1; S. 174 – 180.

Bäckhed, F.: "Addressing the Gut Microbiome and Implications for Obesity". In: *International Dairy Journal*. 2010; 20 (4): S. 259 – 261.

Balakrishnan, M.; Floch, M. H.: "Prebiotics, Probiotics and Digestive Health". In: *Curr Opin Clin Nutr Metab Care*. 2012 November; 15 (6): S. 580 – 585.

Barros, F. C.: "Cesarean Section and Risk of Obesity in Childhood, Adolescence, and Early Adulthood: Evidence from 3 Brazilian Birth Cohorts". In: *Am J Clin Nutr*. 2012; 95 (2): S. 465 – 470.

Bartolomeo, F.Di.: "Prebiotics to Fight Diseases: Reality or Fiction?". In: *Phytother Res*. 2013 October; 27 (10): S. 1457 – 1473.

Bischoff, S. C.; Köchling, K.: "Pro-und Präbiotika". In: *Zeitschrift für Stoffwechselforschung, klinische Ernährung und Diätik*. 2012; 37: S. 287 – 304.

Borody, T. J. 외: "Fecal Microbiota Transplantation: Indications, Methods, Evidence, and Future Directions". In: *Curr Gastroenterol Rep*. 2013; 15 (8): S. 337.

Bräunig, J.: *Verbrauchertipps zu Lebensmittelhygiene, Reinigung und Desinfektion*. Berlin: Bundesinstitut für Risikobewertung, 2005.

Brede, C.: *Das Instrument der Sauberkeit. Die Entwicklung der Massenproduktion von Feinseifen in Deutschland 1850 bis 2000*. Münster 외: Waxmann, 2005.

독일 정부: 프리드리히 오스텐도르프Friedrich Ostendorff, 배르벨 횐Bärbel Höhn, 니콜레 마이쉬Nicole Maisch 외 여러 독일연방의회의원과 녹색당의 질문에 대한 독일 정부의 답변 – 인쇄물 17/10017. 목축업의 항생제 사용 및 항생제와 다내성 균이 환경에 미치는 영향에 관한 자료. 인쇄물17/10 313, 7. 17. 2012, 웹사이트 http://dip21.bundestag.de/dip21/btd/17/103/1710313.pdf (2013년 10월 현재).

Caporaso, J.G. 외: "Moving Pictures of the Human Microbiome". In: *Genome Biol*. 2011; 12 (5): S. R50.

Carvalho, B. M.; Saad, M. J.: "Infuence of Gut Microbiota on Subclinical Infammation and Insulin Resistance". In: *Mediators Infamm*. 2013; 2013

: 986734.

Charalampopoulos, D.; Rastall, R. A.: "Prebiotics in Foods". In: *Current Opinion in Biotechnology*. 2012, 23 (2): S. 187 –191.

Chen, Y. 외: "Association Between Helicobacter Pylori and Mortality in the NHANES III Study". In: *Gut*. 2013 September; 62 (9): S. 1262 – 1269.

Devaraj, S. 외: "The Human Gut Microbiome and Body Metabolism: Implications for Obesity and Diabetes". In: *Clin Chem*. 2013 April; 59 (4): S. 617 –628.

Dominguez-Bello, M.G. 외: "Development of the Human Gastrointestinal Microbiota and Insights from High-throughput Sequencing". In: *Gastroenterology*. 2011 May; 140 (6): S. 1713 –1719.

Douglas, L. C.; Sanders, M. E.: "Probiotics and Prebiotics in Dietetics Practice". In: *J Am Diet Assoc*. 2008 March; 108 (3): S. 510 –521.

Eppinger, M. 외: "Who Ate Whom? Adaptive Helicobacter Genomic Changes That Accompanied a Host Jump from Early Humans to Large Felines". In: *PLoS Genet*. 2006 July; 2 (7): S. e120.

Fahey, J. W. 외: "Urease from Helicobacter Pylori Is Inactivated by Sulforaphane and Other Isothiocyanates". In: *Biochem Biophys Res Commun*. 2013 May 24; 435 (1): S. 1 –7.

Flegr, J.: "Infuence of Latent Toxoplasma Infection on Human Personality, Physiology and Morphology: Pros and Cons of the Toxoplasma Human Model in Studying the Manipulation Hypothesis". In: *J Exp Biol*. 2013 January 1; 216 (Pt. 1): S. 127 –133.

Flegr, J. 외: "Increased Incidence of Traffc Accidents in Toxoplasma-Infected Military Drivers and Protective Effect RhD Molecule Revealed by a Large-Scale Prospective Cohort Study". In: *BMC Infect Dis*. 2009 May 26; 9: S. 72.

Flint, H. J.: "Obesity and the Gut Microbiota". In. *J Clin Gastroenterol*. 2011 November; 45 (Suppl.): S. 128 –132.

Fouhy, F. 외: "High-Throughput Sequencing Reveals the Incomplete, Short-Term Recovery of Infant Gut Microbiota following Parenteral Antibiotic Treatment with Ampicillin and Gentamicin". In: *Antimicrob Agents Chemother*. 2012 November; 56 (11): S. 5811 −5820.

Fuhrer, A. 외: "Milk Sialyllactose Infuences Colitis in Mice Through Selective Intestinal Bacterial Colonization". In: *J Exp Med*. 2010 December 20; 207 (13): S. 2843 −2854.

Gale, E. A. M.: "A Missing Link in the Hygiene Hypothesis?". In: *Diabetologia*. 2002; 45 (4): S. 588 −594.

Ganal, S. C. 외: "Priming of Natural Killer Cells by Non-mucosal Mononuclear Phagocytes Requires Instructive Signals from the Commensal Microbiota". In: *Immunity*. 2012 July 27; 37 (1): S: 171 −186.

Gibney, M. J., Burstyn, P.G.: "Milk, Serum Cholesterol, and the Maasai − A Hypothesis". In: *Atherosclerosis*. 1980; 35 (3): S. 339 −343.

Gleeson, M. 외: "Daily Probiotic's (Lactobacillus Sasei Shirota) Reduction of Infection Incidence in Athletes". In: *Int J Sport Nutr Exerc Metab*. 2011 February; 21 (1): S. 55 −64.

Goldin, B. R.; Gorbach, S. L.: "Clinical Indications for Probiotics: An Overview". In: *Clinical Infectious Diseases*. 2008; 46 (Suppl. 2): S. S96 −S100.

Gorkiewicz, G.: "Contribution of the Physiological Gut Microfora to Health and Disease". In: *J Gastroenterol Hepatol Erkr*. 2009; 7 (1): S.15 −18.

Grewe, K.: *Prävalenz von Salmonella ssp. in der primären Gefügelproduktion und Broilerschlachtung − Salmonelleneintrag bei Schlachtgefügel während des Schlachtprozesses*. Hannover: Tierärztliche Hochschule Hannover, 2011.

Guseo, A.: "The Parkinson Puzzle". In: *Orv Hetil*. 2012 December 30; 153 (52): S. 2060 −2069.

Herbarth, O. 외: "Helicobacter Pylori Colonisation and Eczema". In: *Journal of Epidemiology and Community Health*. 2007; 61 (7): S. 638 −640.

Hullar, M. A.; Lampe, J. W.: "The Gut Microbiome and Obesity". In: *Nestle Nutr Inst Workshop Ser*. 2012; 73: S. 67 −79.

Jernberg, C. 외: "Long-Term Impacts of Antibiotic Exposure on the Human Intestinal Microbiota". In: *Microbiology*. 2010 November; 156 (Pt.

11): S. 3216 – 3223.

Jin, C.; Flavell, R. A.: "Innate Sensors of Pathogen and Stress: Linking Infammation to Obesity". In: *J Allergy Clin Immunol.* 2013 August; 132 (2): S. 287 – 294.

Jirillo, E. 외: "Healthy Effects Exerted by Prebiotics, Probiotics, and Symbiotics with Special Reference to Their Impact on the Immune System". In: *Int J Vitam Nutr Res.* 2012 June; 82 (3): S. 200 – 208.

Jones, M. L. 외: "Cholesterol-Lowering Effcacy of a Microencapsulated Bile Salt Hydrolase-Active Lactobacillus Reuteri NCIMB 30242 Yoghurt Formulation in Hypercholesterolaemic Adults". In: *British Journal of Nutrition.* 2012; 107 (10): S. 1505 – 1513.

Jumpertz, R. 외: "Energy-Balance Studies Reveal Associations Between Gut Microbes, Caloric Load, and Nutrient Absorption in Humans". In: *Am J Clin Nutr.* 2011; 94 (1): S. 58 – 65.

Katz, S. E.: *The Art of Fermentation: An In-Depth Exploration of Essential Concepts and Processes from Around the World.* Chelsea: Chelsea Green Publishing, 2012.

Katz, S. E.: *Wild Fermentation: The Flavor, Nutrition, and Craft of Live-Culture Foods Reclaiming Domesticity from a Consumer Culture.* Chelsea: Chelsea Green Publishing, 2011.

Kountouras, J. 외: "Helicobacter Pylori Infection and Parkinson's Disease: Apoptosis as an Underlying Common Contributor". In: *Eur J Neurol.* 2012 June; 19 (6): S. e56.

Krznarica, Zeljko 외: "Gut Microbiota and Obesity". In: *Dig Dis.* 2012; 30: S. 196 – 200.

Kumar, M. 외: "Cholesterol-Lowering Probiotics as Potential Biotherapeutics for Metabolic Diseases". In: *Exp Diabetes Res.* 2012; 2012: 902917.

Macfarlane, G.T. 외: "Bacterial Metabolism and Health-Related Effects of Galactooligosaccharides and Other Prebiotics". In: *J Appl Microbiol.* 2008 February; 104 (2): S. 305 – 344.

Mann, G. V. 외: "Atherosclerosis in the Masai". In: *American Journal of Epide-*

miology. 1972; 95 (1): S. 26-37.

Marshall, B. J.: "Unidentifed Curved Bacillus on Gastric Epithelium in Active Chronic Gastritis". In: *Lancet.* 1983 June 4; 1 (8336): S. 1273 이하.

Martinson, V.G. 외: "A Simple and Distinctive Microbiota Associated with Honey Bees and Bumble Bees". In: *Mol Ecol.* 2011 February; 20 (3): S. 619 -628.

Matamoros, S. 외: "Development of Intestinal Microbiota in Infants and its Impact on Health". In: *Trends Microbiol.* 2013 April; 21 (4): S. 167 - 173.

Moodley, Y. 외: "The Peopling of the Pacifc from a Bacterial Perspective". In: *Science.* 2009 January 23; 323 (5913): S. 527 -530.

Mori, K. 외: "Does the Gut Microbiota Trigger Hashimoto's Thyroiditis?". In: *Discov Med.* 2012 November; 14 (78): S. 321 -326.

Musso, G. 외: "Gut Microbiota as a Regulator of Energy Homeostasis and Ectopic Fat Deposition: Mechanisms and Implications for Metabolic Disorders". In: *Current Opinion in Lipidology.* 2010; 21 (1): S. 76 - 83.

Nagpal, R. 외: "Probiotics, their Health Benefts and Applications for Developing Healthier Foods: A Review". In: *FEMS Microbiol Lett.* 2012 September; 334 (1): S. 1 -15.

Nakamura, Y. K.; Omaye, S.T.: "Metabolic Diseases and Pro- and Prebiotics: Mechanistic Insights". In: *Nutr Metab (Lond).* 2012 June 19; 9 (1): S. 60.

Nicola, J. P. 외: "Functional Toll-like Receptor 4 Conferring Lipopolysaccharide Responsiveness is Expressed in Thyroid Cells". In: *Endocrinology.* 2009 January; 150 (1): S. 500 -508.

Nielsen, H. H. 외: "Treatment for Helicobacter Pylori Infection and Risk of Parkinson's Disease in Denmark". In: *Eur J Neurol.* 2012 June; 19 (6): S. 864 -869.

Norris, V. 외: "Bacteria Control Host Appetites". In: *J Bacteriol.* 2013 February; 195 (3): S. 411 -416.

Okusaga, O.; Postolache, T.T.: "Toxoplasma Gondii, the Immune System, and Suicidal Behavior". In: Dwivedi, Y. (엮음): *The Neurobiological Basis of Suicide*. Boca Raton, Florida: CRC Press, 2012: S. 159 – 194.

Ottman, N. 외: "The Function of our Microbiota: Who Is Out There and What Do They Do?". In: *Front Cell Infect Microbiol*. 2012 August 9; 2: S. 104.

Pavlolvíc, N. 외: "Probiotics-Interactions with Bile Acids and Impact on Cholesterol Metabolism". In: *Appl Biochem Biotechnol*. 2012; 168: S. 1880 – 1895.

Petrof, E.O. 외: "Stool Substitute Transplant Therapy for the Eradication of *Clostridium Diffcile* Infection: 'RePOOPulating' the Gut". In: *Microbiome*. 2013 January 9; 1 (1): S. 3.

Reading, N. C.; Kasper, D. L.: "The Starting Lineup: Key Microbial Players in Intestinal Immunity and Homeostasis". In: *Front Microbiol*. 2011 July 7; 2: S. 148.

Roberfroid, M. 외: "Prebiotic Effects: Metabolic and Health Benefts". In: *Br J Nutr*. 2010 August; 104 (Suppl. 2): S. S1 – S63.

Sanders, M. E. 외: "An Update on the Use and Investigation of Probiotics in Health and Disease". In: *Gut*. 2013; 62 (5): S. 787 – 796.

Sanza, Y. 외: "Understanding the Role of Gut Microbes and Probiotics in Obesity: How Far Are We?". In: *Pharmacol Res*. 2013 March; 69 (1): S. 144 – 155.

Schmidt, C.: "The Startup Bugs". In: *Nat Biotechnol*. 2013 April; 31 (4): S. 279 – 281.

Scholz-Ahrens, K. E. 외: "Prebiotics, Probiotics, and Synbiotics Affect Mineral Absorption, Bone Mineral Content, and Bone Structure". In: *J Nutr*. 2007 March; 137 (3 Suppl. 2): S. 838S – 846S.

Schwarz, S. 외: "Horizontal versus Familial Transmission of Helicobacter Pylori". In: *PLoS Pathog*. 2008 October; 4 (10): S. e1000180.

Shen, J. 외: "The Gut Microbiota, Obesity and Insulin Resistance". In: *Mol Aspects Med*. 2013 February; 34 (1): S. 39 – 58.

Starkenmann, C. 외: "Olfactory Perception of Cysteine-S-Conjugates from Fruits and Vegetables". In: *J Agric Food Chem*. 2008 October 22; 56 (20): S. 9575 –9580.

Stowell, S. R. 외: "Innate Immune Lectins Kill Bacteria Expressing Blood Group Antigen". In: *Nat Med*. 2010 March; 16 (3): S. 295 – 301.

Tängdén, T. 외: "Foreign Travel Is a Major Risk Factor for Colonization with Escherichia Coli Producing CTX-M-Type Extended-Spectrum β-Lactamases: A Prospective Study with Swedish Volunteers". In: *Antimicrob Agents Chemother*. 2010 September; 54 (9): S. 3564 –3568.

Teixeira, T. F. 외: "Potential Mechanisms for the Emerging Link Between Obesity and Increased Intestinal Permeability". In: *Nutr Res*. 2012 September; 32 (9): S. 637 –647.

Torrey, E. F. 외: "Antibodies to Toxoplasma Gondii in Patients With Schizophrenia: A Meta-Analysis". In: *Schizophr Bull*. 2007 May; 33 (3): S. 729 –736.

Tremaroli, V.; Bäckhed, F.: "Functional Interactions Between the Gut Microbiota and Host Metabolism. In: *Nature*. 2012 September 13; 489 (7415): S. 242 –249.

Turnbaugh, P. J.; Gordon, J. I.: "The Core Gut Microbiome, Energy Balance and Obesity". In: *J Physiol*. 2009; 587 (17): S. 4153 –4158.

de Vrese, M.; Schrezenmeir, J.: "Probiotics, Prebiotics, and Synbiotics". In: *Adv Biochem Engin/Biotechnol*. 2008; 111: S. 1 –66.

de Vriese, J.: "Medical Research. The Promise of Poop". In: *Science*. 2013 August 30; 341 (6149): S. 954 –957.

Vyas, U.; Ranganathan, N.: "Probiotics, Prebiotics, and Synbiotics: Gut and Beyond". In: *Gastroenterol Res Pract*. 2012; 2012: 872716.

Webster, J. P. 외: "Effect of Toxoplasma Gondii upon Neophobic Behaviour in Wild Brown Rats, Rattus norvegicus". In: *Parasitology*. 1994 July; 109 (Pt. 1): S. 37 –43.

Wichmann-Schauer, H.: *Verbrauchertipps: Schutz vor Lebensmittelinfektionen im Privathaushalt*. Berlin: Bundesinstitut für Risikobewertung, 2007.

Wu, G.D. 외: "Linking Long-Term Dietary Patterns with Gut Microbial Enterotypes". In: *Science.* 2011 October 7; 334 (6052): S. 105 – 108.

Yatsunenko, T. 외: "Human Gut Microbiome Viewed Across Age and Geography". In: *Nature.* 2012 May 9; 486 (7402): S. 222 – 227.

Zipris, D.: "The Interplay Between the Gut Microbiota and the Immune System in the Mechanism of Type 1 Diabetes". In: *Curr Opin Endocrinol Diabetes Obes.* 2013 August; 20 (4): S. 265 – 270.

개정판 추가 문헌

Akkasheh, G. 외: "Clinical and Metabolic Response to Probiotic Administration in Patients with Major Depressive Disorder: A Randomized, Double-Blind, Placebo-Controlled Trial." 2016. In: *Nutrition* 32: S. 315 – 320.

Allen, A. P. 외: "Bifidobacterium longum 1714 as a Translational Psychobiotic: Modulation of Stress, Electrophysiology and Neurocognition in Healthy Volunteers." Transl Psychiatry, 2016. 6, e939; doi:10.1038/tp.2016.191.

Benton, D. 외: "Impact of Consuming a Milk Drink Containing a Probiotic on Mood and Cognition." Eur J Clin Nutr 2007; 61: S. 355 – 361.

Diop, L. 외: "Probiotic Food Supplement Reduces Stress-Induced Gastrointestinal Symptoms in Volunteers: A Double-Blind, Placebo-Controlled, Randomized Trial." 2008. *Nutrition Research* 28: 1.

Kato-Kataoka, A. 외: "Fermented Milk Containing *Lactobacillus casei* Strain Shirota Preserves the Diversity of the Gut Microbiota and Relieves Abdominal Dysfunction in Healthy Medical Students Exposed to Academic Stress." 2016. Appl Environ Microbiol 82: S. 3649 – 3658.

Kelly, J. R. 외: "Transferring the Blues: Depression-Associated Gut Microbiota Induces Neurobehavioural Changes in the Rat." 2016. In: *Psychiatr. Res.* 82, S. 109 – 118.

Kruijt, A. W. 외: "Cognitive Reactivity, Implicit Associations, and the Incidence of Depression: a Two-Year Prospective Study." 2013. PLoS One 8(7), e70245.

McKean, J. 외: "Probiotics and Subclinical Psychological Symptoms in *Healthy Participants*: A Systematic Review and Meta-Analysis." J. Altern Complement Med. 2016; November 2014.

Messaoudi, M. 외: "Beneficial Psychological Effects of a Probiotic Formulation (Lactobacillus helveticus R0052 and Bifidobacterium longum R0175)." In: Healthy Human Volunteers. Gut Microbes 2011; 2: S. 256 – 261.

Romijn, A. R. 외: "Double-Blind, Randomized, Placebo-Controlled Trial of Lactobacillus helveticus and Bifidobacterium longum for the Symptoms of Depression." 2017. In: *Australian & New Zealand Journal of Psychiatry*, S. 1 – 12.

Sarkar, A. 외: "Psychobiotics and the Manipulation of Bacteria-Gut-Brain Signals." Trends Neurosci. November 2016; 39(11): S. 763 – 781.

Steenbergen, L. 외: "A Randomized Controlled Trial to Test the Effect of Multispecies Probiotics on Cognitive Reactivity to Sad Mood." 2015. *Brain, Behavior, and Immunity* 48: S. 258 – 264.

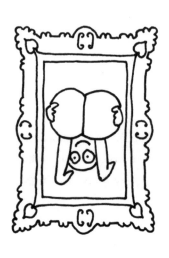